药物新剂型与新技术

全国医药职业技术教育研究会　组织编写

刘素梅　主编　　王质明　主审

U0376459

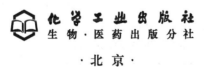

化学工业出版社

生物·医药出版分社

·北京·

本书是全国医药高等职业技术学校教材,由江苏联合职业技术学院徐州医药分院编写。本书共分三部分:第一部分为药物新剂型的制备,主要介绍了比较成熟的新剂型的制备方法、生产过程、质量监控及相关理论;第二部分为药物新剂型的研究、申报与审批,主要介绍了新剂型制剂的设计、试制方法,申报与审批程序;第三部分为新剂型、新技术基本知识与研究进展,主要介绍药物新剂型与新技术的概念、特点、设计原理及研究进展。

本书以职业教育实际需求为目标,实用性强。可供医药高等职业学校药学类专业使用,也可作企业职工培训用教材。

图书在版编目(CIP)数据

药物新剂型与新技术/刘素梅主编 . —北京:化学
工业出版社,2006.7(2024.2重印)
ISBN 978-7-5025-9111-3

Ⅰ. 药… Ⅱ. 刘… Ⅲ. 药物-剂型-新技术应用
Ⅳ. R944-39

中国版本图书馆 CIP 数据核字(2006)第 083754 号

责任编辑:陈燕杰　余晓捷　孙小芳　　　　　文字编辑:焦欣渝
责任校对:宋　玮　　　　　　　　　　　　　装帧设计:关　飞

出版发行:化学工业出版社(北京市东城区青年湖南街 13 号　邮政编码 100011)
印　　装:北京虎彩文化传播有限公司
787mm×1092mm　1/16　印张 11¼　字数 259 千字　2024 年 2 月北京第 1 版第 18 次印刷

购书咨询:010-64518888　　　　　　　　售后服务:010-64518899
网　　址:http://www.cip.com.cn
凡购买本书,如有缺损质量问题,本社销售中心负责调换。

定　　价:29.00 元

《药物新剂型与新技术》编审人员

主　　编　刘素梅（江苏联合职业技术学院徐州医药分院）

主　　审　王质明（江苏联合职业技术学院徐州医药分院）

副主编　牛　森（江苏联合职业技术学院徐州医药分院）

全国医药职业技术教育研究会委员名单

会　长　　苏怀德　国家食品药品监督管理局

副会长　（按姓氏笔画排序）

王书林　成都中医药大学峨眉学院

严　振　广东化工制药职业技术学院

周晓明　山西生物应用职业技术学院

缪立德　湖北省医药学校

委　员　（按姓氏笔画排序）

马孔琛　沈阳药科大学高等职业技术学院

王吉东　江苏省徐州医药高等职业学校

王自勇　浙江医药高等专科学校

左淑芬　河南中医学院药学高职部

付梦生　湖南省药学职业中等专业学校

白　钢　苏州市医药职工中等专业学校

刘效昌　广州市医药中等专业学校

闫丽霞　天津生物工程职业技术学院

阳　欢　江西中医学院大专部

李元富　山东中医药高级技工学校

张希斌　黑龙江省医药职工中等专业学校

陆国民　复旦大学药学院第二分院

林锦兴　山东省医药学校

罗以密　上海医药职工大学

钱家骏　北京市中医药学校

黄跃进　江苏省连云港中医药高等职业技术学校

黄庶亮　福建食品药品职业技术学院

黄新启　江西中医学院高等职业技术学院

彭　敏　重庆市医药技工学校

鼓　毅　长沙市医药中专学校

谭骁彧　湖南生物机电职业技术学院药学部

秘书长　（按姓氏笔画排序）

刘　佳　成都中医药大学峨眉学院

谢淑俊　北京市高新职业技术学院

全国医药高职高专教材建设委员会委员名单

前　言

　　从 20 世纪 30 年代起，我国即开始了现代医药高等专科教育。1952 年全国高等院校调整后，为满足当时经济建设的需要，医药专科层次的教育得到进一步加强和发展。同时对这一层次教育的定位、作用和特点等问题的探讨也一直在进行当中。

　　鉴于几十年来医药专科层次的教育一直未形成自身的规范化教材，长期存在着借用本科教材的被动局面，原国家医药管理局科技教育司应各医药院校的要求，履行其指导全国药学教育为全国药学教育服务的职责，于 1993 年出面组织成立了全国药学高等专科教育教材建设委员会。经过几年的努力，截至 1999 年已组织编写出版系列教材 33 种，基本上满足了各校对医药专科教材的需求。同时还组织出版了全国医药中等职业技术教育系列教材 60 余种。至此基本上解决了全国医药专科、中职教育教材缺乏的问题。

　　为进一步推动全国教育管理体制和教学改革，使人才培养更加适应社会主义建设之需，自 20 世纪 90 年代以来，中央提倡大力发展职业技术教育，尤其是专科层次的职业技术教育即高等职业技术教育。据此，全国大多数医药本专科院校、一部分非医药院校甚至综合性大学均积极举办医药高职教育。全国原 17 所医药中等职业学校中，已有 13 所院校分别升格或改制为高等职业技术学院或二级学院。面对大量的有关高职教育的理论和实际问题，各校强烈要求进一步联合起来开展有组织的协作和研讨。于是在原有协作组织基础上，2000 年成立了全国医药高职高专教材建设委员会，专门研究解决最为急需的教材问题。2002 年更进一步扩大成全国医药职业技术教育研究会，将医药高职、高专、中专、技校等不同层次、不同类型、不同地区的医药院校组织起来以便更灵活、更全面地开展交流研讨活动。开展教材建设更是其中的重要活动内容之一。

　　几年来，在全国医药职业技术教育研究会的组织协调下，各医药职业技术院校齐心协力，认真学习党中央的方针政策，已取得丰硕的成果。各校一致认为，高等职业技术教育应定位于培养拥护党的基本路线，适应生产、管理、服务第一线需要的德、智、体、美各方面全面发展的技术应用型人才。专业设置上必须紧密结合地方经济和社会发展需要，根据市场对各类人才的需求和学校的办学条件，有针对性地调整和设置专业。在课程体系和教学内容方面则要突出职业技术特点，注意实践技能的培养，加强针对性和实用性，基础知识和基本理论以必需够用为度，以讲清概念，强化应用为教学重点。各校先后学习了"中华人民共和国职业分类大典"及医药行业工人技术等级标准等有关职业分类，岗位群及岗位要求的具体规定，并且组织师生深入实际，广泛调研市场的需求和有关职业岗位群对各类从业人员素质、技能、知识等方面的基本要求，针对特定的职业岗位群，设立专业，确定人才培养规格和素质、技能、知识结构，建立技术考核标准、课程标准和课程体系，最后具体编制为专业教学计划以开展教学活动。教材是教学活动中必须使用的基本材料，也是各校办学的必需材料。因此研究会及时开展了医药高职教材建设的研讨和有组织的编写活动。由于专业教学计划、技术考核标准和课程标准又是从现实职业岗位群的实际需要中归纳出来的，因而研究会组织的教材编写活动就形成了几大特点。

1. 教材内容的范围和深度与相应职业岗位群的要求紧密挂钩，以收录现行适用、成熟规范的现代技术和管理知识为主。因此其实践性、应用性较强，突破了传统教材以理论知识为主的局限，突出了职业技能特点。

2. 教材编写人员尽量以产、学、研结合的方式选聘，使其各展所长、互相学习，从而有效地克服了内容脱离实际工作的弊端。

3. 实行主审制，每种教材均邀请精通该专业业务的专家担任主审，以确保业务内容正确无误。

4. 按模块化组织教材体系，各教材之间相互衔接较好，且具有一定的可裁减性和可拼接性。一个专业的全套教材既可以圆满地完成专业教学任务，又可以根据不同的培养目标和地区特点，或市场需求变化供相近专业选用，甚至适应不同层次教学之需。因而，本套教材虽然主要是针对医药高职教育而组织编写的，但同类专业的中等职业教育也可以灵活的选用。因为中等职业教育主要培养技术操作型人才，而操作型人才必须具备的素质、技能和知识不但已经包含在对技术应用型人才的要求之中，而且还是其基础。其超过"操作型"要求的部分或体现高职之"高"的部分正可供学有余力，有志深造的中职学生学习之用。同时本套教材也适合于同一岗位群的在职员工培训之用。

现已编写出版的各种医药高职教材虽然由于种种主、客观因素的限制留有诸多遗憾，上述特点在各种教材中体现的程度也参差不齐，但与传统学科型教材相比毕竟前进了一步。紧扣社会职业需求，以实用技术为主，产、学、研结合，这是医药教材编写上的划时代的转变。因此本系列教材的编写和应用也将成为全国医药高职教育发展历史的一座里程碑。今后的任务是在使用中加以检验，听取各方面的意见及时修订并继续开发新教材以促进其与时俱进、臻于完善。

愿使用本系列教材的每位教师、学生、读者收获丰硕！愿全国医药事业不断发展！

全国医药职业技术教育研究会
2004 年 5 月

说　明

　　本研究会在组织各会员单位共同编写医药职业技能教材供各校通用的同时，也鼓励各校积极编写校本教材。校本教材以各校的特定需要为本，以该地区医药经济的特点为本，因而更能反映学校的特色和地方的特色。但也因此，其教材的成熟需要更长的过程和更多的关注。所以在校本教材经过试用相对成熟的情况下，本研究会也支持其正式出版以便加快其建设。

　　江苏联合职业技术学院十分重视校本教材建设工作，他们专门成立了"医药高等职业教育课程改革实验教材编写委员会"（主任委员马能和，副主任委员金友鹏、王吉东），江苏省徐州医药高等职业学校为江苏联合职业技术学院的医药分院，该校组织编写的校本教材反映了该校对医药职业技术教育的认识和改革成果，同时也是对全国医药职业技术教育的一份贡献。毫无疑问，待他们的探索更有成果，教材更加成熟时，一定会得到其他各会员单位更加热情的支持和肯定，进一步发展成为研究会成员单位通用的教材。

　　受此热望之推动，诚为之说明。

苏怀德
全国医药职业技术教育研究会会长
2006 年 6 月

编 写 说 明

编写本书的目的是提高学生开发新产品与新技术转化的能力，适应岗位工艺革新的需求，增强学生创新能力。本书共分三部分内容：第一部分为药物新剂型的制备，主要介绍了比较成熟新剂型的制备方法、生产过程、质量监控及相关理论，该部分内容是以典型实例贯穿实际生产操作全过程，以生产或实验室操作过程顺序进行内容编排，中间穿插相关知识；第二部分为药物新剂型的研究、申报与审批，主要介绍了新剂型制剂的设计、试制方法，申报与审批程序；第三部分为新剂型、新技术基本知识与研究进展。

本书主要特点是以职场工作过程为主线，以先实践后理论的顺序编排内容，打破学科型编排方式，更加符合职业教育的认知规律。

本教材为医药高等职业教育系列教材，供医药高等职业学校药物制剂技术专业学生使用，也可供其他药学类专业及企业职工培训选用。

本教材在有关内容的编写过程中，质量标准尽量与《中华人民共和国药典》2005 年版一致，内容中涉及《化学药物制剂研究基本技术指导原则》、《药品注册管理办法》皆以2005 年国家食品药品监督管理局颁布的最新版为准。

本教材第一部分、第二部分由刘素梅编写，第三部分由牛森编写。本教材在编写过程中得到中国医药教育学会会长苏怀德教授的指导，在此表示衷心感谢。

以工作过程系统化开发教材在我国尚处尝试阶段，由于编者水平和可供参阅的资料有限，时间仓促，教材中缺点在所难免，欢迎读者提出批评和改正意见，以便进一步修正提高。

编　者
2006 年 5 月

目　录

绪论 ……………………………………………………………………………… 1

第一部分　药物新剂型的制备 ………………………………………………… 3

1　速释制剂的制备 …………………………………………………………… 3

　1.1　分散片生产技术 …………………………………………………… 3

　　1.1.1　项目要求 …………………………………………………… 3

　　1.1.2　制订生产计划 ……………………………………………… 3

　　1.1.3　片剂生产工艺流程及环境区域划分示意图 …………… 3

　　1.1.4　对乙酰氨基酚分散片 ……………………………………… 3

　　1.1.5　原辅料的预处理 …………………………………………… 3

　　1.1.6　配料 ………………………………………………………… 9

　　1.1.7　制粒 ………………………………………………………… 9

　　1.1.8　压片 ………………………………………………………… 17

　　1.1.9　铝塑包装 …………………………………………………… 27

　　1.1.10　相关知识 ………………………………………………… 28

　1.2　泡腾片生产技术 …………………………………………………… 30

　　1.2.1　项目要求 …………………………………………………… 30

　　1.2.2　制订生产计划 ……………………………………………… 30

　　1.2.3　片剂生产工艺流程及环境区域划分示意图 …………… 30

　　1.2.4　维生素C泡腾片 …………………………………………… 30

　　1.2.5　原辅料的预处理 …………………………………………… 30

　　1.2.6　配料 ………………………………………………………… 31

　　1.2.7　制粒 ………………………………………………………… 32

　　1.2.8　压片 ………………………………………………………… 33

　　1.2.9　包装 ………………………………………………………… 34

　　1.2.10　相关知识 ………………………………………………… 35

　1.3　口腔崩解片生产技术 ……………………………………………… 36

　　1.3.1　项目要求 …………………………………………………… 36

　　1.3.2　利福平口腔崩解片 ………………………………………… 36

　　1.3.3　生产工艺 …………………………………………………… 36

　　1.3.4　相关知识 …………………………………………………… 37

2　缓释制剂的制备 …………………………………………………………… 40

　2.1　亲水凝胶骨架片生产技术 ………………………………………… 40

  2.1.1 项目要求 ……………………………………………………………… 40

  2.1.2 双氯芬酸钠缓释片 …………………………………………………… 40

  2.1.3 原辅料的预处理 ……………………………………………………… 40

  2.1.4 制粒 …………………………………………………………………… 41

  2.1.5 湿粒干燥 ……………………………………………………………… 42

  2.1.6 整粒与混合 …………………………………………………………… 42

  2.1.7 压片 …………………………………………………………………… 43

  2.1.8 相关知识 ……………………………………………………………… 43

 2.2 溶蚀性骨架片生产技术 ……………………………………………………… 44

  2.2.1 项目要求 ……………………………………………………………… 44

  2.2.2 硝酸甘油缓释片 ……………………………………………………… 44

  2.2.3 原辅料的预处理 ……………………………………………………… 44

  2.2.4 制备操作 ……………………………………………………………… 45

  2.2.5 相关知识 ……………………………………………………………… 45

 2.3 不溶性骨架片生产技术 ……………………………………………………… 46

  2.3.1 项目要求 ……………………………………………………………… 46

  2.3.2 复方苯巴比妥钠缓释片 ……………………………………………… 46

  2.3.3 原辅料的预处理 ……………………………………………………… 46

  2.3.4 制备操作 ……………………………………………………………… 46

  2.3.5 相关知识 ……………………………………………………………… 46

 2.4 膜控缓释小丸生产技术 ……………………………………………………… 47

  2.4.1 项目要求 ……………………………………………………………… 47

  2.4.2 双氯芬酸钠缓释小丸 ………………………………………………… 47

  2.4.3 原辅料的准备和预处理 ……………………………………………… 47

  2.4.4 双氯芬酸钠缓释小丸的制备 ………………………………………… 48

  2.4.5 相关知识 ……………………………………………………………… 53

 2.5 膜控缓释片生产技术 ………………………………………………………… 56

  2.5.1 项目要求 ……………………………………………………………… 56

  2.5.2 处方 …………………………………………………………………… 56

  2.5.3 片芯的制备 …………………………………………………………… 56

  2.5.4 包薄膜衣 ……………………………………………………………… 57

  2.5.5 相关知识 ……………………………………………………………… 60

3 控释制剂的制备——渗透泵型控释制剂生产技术 ………………………………… 66

 3.1 项目要求 ……………………………………………………………………… 66

 3.2 处方 …………………………………………………………………………… 67

 3.3 片芯制备 ……………………………………………………………………… 67

  3.3.1 所需主要设备、原辅料及要求 ……………………………………… 67

  3.3.2 操作人员进入片剂制备车间 ………………………………………… 67

  3.3.3 生产前的准备 ………………………………………………………… 67

  3.3.4 领料 …………………………………………………………………… 67

3.3.5 原辅料的验收 ··· 67

3.3.6 粉碎、过筛与混合 ··· 67

3.3.7 制软材 ·· 67

3.3.8 制湿颗粒 ··· 68

3.3.9 湿颗粒的干燥 ·· 68

3.3.10 整粒与混合 ·· 68

3.3.11 压片 ·· 68

3.3.12 结束工作 ··· 68

3.4 包衣 ··· 68

3.4.1 所需主要设备、原辅料及要求 ······························· 68

3.4.2 进入包衣车间 ·· 68

3.4.3 包衣前的准备 ·· 68

3.4.4 领料 ·· 68

3.4.5 原辅料的验收 ·· 69

3.4.6 包衣液的配制 ·· 69

3.4.7 用空气悬浮包衣技术包衣 ····································· 69

3.4.8 打孔 ·· 70

3.4.9 结束工作 ··· 70

3.5 相关知识 ··· 70

3.5.1 渗透泵控释片的概念 ·· 70

3.5.2 渗透泵控释片的特点 ·· 70

3.5.3 渗透泵控释片的分类和控释原理 ······························ 70

3.5.4 组成渗透泵片的材料 ·· 71

3.5.5 影响渗透泵片释放药物的因素 ································· 72

第二部分 药物新剂型的研究、申报与审批 ······························· 73

1 药物新剂型的设计 ··· 73

1.1 查阅资料 ··· 73

1.2 可行性评价和市场调研 ·· 73

1.3 实验仪器设备和实验材料的准备 ····································· 73

1.4 制剂处方前的研究 ·· 74

1.5 药物剂型实验设计的数学方法 ······································· 74

1.5.1 正交设计法 ··· 74

1.5.2 均匀设计法 ··· 75

1.5.3 因子分析法 ··· 75

2 实验室研究与小量试制 ··· 75

2.1 处方筛选与生产工艺研究 ··· 75

2.1.1 亲水性凝胶骨架片的处方和工艺研究 ·························· 76

2.1.2 不溶性骨架片的处方和工艺研究 ······························ 79

2.1.3 包衣缓释制剂 ··· 81

    2.2　实验室样品的制备 ……………………………………………………………… 82

3　放大试验与初步质量研究 …………………………………………………………… 82

    3.1　放大试验 ……………………………………………………………………… 82

    3.2　质量研究 ……………………………………………………………………… 83

4　临床前研究 …………………………………………………………………………… 84

    4.1　非临床药代动力学研究 ……………………………………………………… 84

    4.2　非临床研究 …………………………………………………………………… 84

5　临床研究 ……………………………………………………………………………… 84

    5.1　Ⅰ、Ⅱ、Ⅲ期临床研究 ……………………………………………………… 84

    5.2　Ⅳ期临床试验与正式生产 …………………………………………………… 85

6　新制剂与新药注册办法 ……………………………………………………………… 85

    6.1　注册分类 ……………………………………………………………………… 85

        6.1.1　中药与天然药物 ……………………………………………………… 85

        6.1.2　化学药品 ……………………………………………………………… 86

    6.2　新药制剂的申报 ……………………………………………………………… 86

        6.2.1　综述资料 ……………………………………………………………… 86

        6.2.2　药学研究资料 ………………………………………………………… 87

        6.2.3　药理毒理研究资料 …………………………………………………… 87

        6.2.4　临床试验资料 ………………………………………………………… 87

    6.3　新药制剂的主要研究内容 …………………………………………………… 87

第三部分　新剂型、新技术基本知识与研究进展 ……………………………………… 89

1　固体分散技术 ………………………………………………………………………… 89

    1.1　概述 …………………………………………………………………………… 89

        1.1.1　固体分散体的定义与特点 …………………………………………… 89

        1.1.2　固体分散体的发展 …………………………………………………… 89

    1.2　载体材料 ……………………………………………………………………… 89

        1.2.1　水溶性载体材料 ……………………………………………………… 90

        1.2.2　难溶性载体材料 ……………………………………………………… 90

        1.2.3　肠溶性载体材料 ……………………………………………………… 91

    1.3　固体分散体的类型 …………………………………………………………… 91

        1.3.1　固体溶液 ……………………………………………………………… 91

        1.3.2　简单低共熔混合物 …………………………………………………… 91

        1.3.3　共沉淀物 ……………………………………………………………… 91

    1.4　常用固体分散技术 …………………………………………………………… 92

        1.4.1　熔融法 ………………………………………………………………… 92

        1.4.2　溶剂法 ………………………………………………………………… 92

        1.4.3　溶剂-熔融法 ………………………………………………………… 92

        1.4.4　研磨法 ………………………………………………………………… 93

    1.5　固体分散体的物相鉴别 ……………………………………………………… 93

    1.5.1　溶解度及溶出速率 …………………………………………………… 93

    1.5.2　热分析法 ……………………………………………………………… 93

    1.5.3　X射线衍射法 ………………………………………………………… 93

    1.5.4　红外光谱法 …………………………………………………………… 93

    1.5.5　核磁共振法 …………………………………………………………… 93

  1.6　固体分散体的速效与缓释原理 …………………………………………… 94

    1.6.1　速效原理 ……………………………………………………………… 94

    1.6.2　缓释原理 ……………………………………………………………… 94

  1.7　固体分散体的制备与应用举例 …………………………………………… 95

    1.7.1　磺胺噻唑-PVP共沉淀物 …………………………………………… 95

    1.7.2　吲哚美辛滴丸 ………………………………………………………… 95

2　包合技术 ……………………………………………………………………… 96

  2.1　概述 ………………………………………………………………………… 96

    2.1.1　包合物的定义与特点 ………………………………………………… 96

    2.1.2　包合物的种类 ………………………………………………………… 96

  2.2　包合材料 …………………………………………………………………… 97

    2.2.1　环糊精 ………………………………………………………………… 97

    2.2.2　环糊精衍生物 ………………………………………………………… 97

  2.3　包合作用的影响因素 ……………………………………………………… 98

    2.3.1　药物与环糊精的比例 ………………………………………………… 98

    2.3.2　对药物的要求 ………………………………………………………… 98

    2.3.3　药物的极性或缔合作用的影响 ……………………………………… 98

  2.4　常用的包合技术 …………………………………………………………… 98

    2.4.1　饱和水溶液法 ………………………………………………………… 98

    2.4.2　研磨法 ………………………………………………………………… 99

    2.4.3　超声波法 ……………………………………………………………… 99

    2.4.4　冷冻干燥法和喷雾干燥法 …………………………………………… 99

    2.4.5　液-液法和气-液法 …………………………………………………… 99

  2.5　包合物的验证 ……………………………………………………………… 99

    2.5.1　X射线衍射法 ………………………………………………………… 99

    2.5.2　红外光谱法 …………………………………………………………… 99

    2.5.3　核磁共振法 …………………………………………………………… 99

    2.5.4　荧光光谱法 …………………………………………………………… 99

    2.5.5　圆二色谱法 …………………………………………………………… 100

    2.5.6　热分析法 ……………………………………………………………… 100

    2.5.7　薄层色谱法 …………………………………………………………… 100

    2.5.8　紫外分光光度法 ……………………………………………………… 100

    2.5.9　溶出度法 ……………………………………………………………… 100

  2.6　包合技术在药剂学中的应用 ……………………………………………… 100

  2.7　包合物的制备举例——薄荷油 β-环糊精包合物 ……………………… 101

    2.7.1　制备方法 ·· 101

    2.7.2　制备操作 ·· 101

    2.7.3　注意事项 ·· 101

3　微型包囊技术 ·· 101

  3.1　概述 ·· 101

    3.1.1　微型包囊的相关概念 ·· 101

    3.1.2　药物微囊化的应用特点 ·· 101

    3.1.3　药物微囊化的发展 ·· 102

  3.2　囊心物与囊材 ·· 102

    3.2.1　囊心物 ·· 102

    3.2.2　囊材 ·· 103

  3.3　药物微囊化方法 ·· 104

    3.3.1　物理化学法 ·· 104

    3.3.2　物理机械法 ·· 106

    3.3.3　化学法 ·· 107

  3.4　影响微囊粒径的因素 ·· 107

  3.5　微囊中药物的释放 ·· 108

    3.5.1　微囊中药物释放的机制 ·· 108

    3.5.2　影响微囊药物释放速率的因素 ·· 109

  3.6　微囊质量的评定 ·· 109

    3.6.1　微囊的形态与粒径 ·· 109

    3.6.2　微囊的药物含量与包封率 ·· 110

    3.6.3　微囊药物的释放速率 ·· 110

  3.7　微囊制备举例 ·· 110

    3.7.1　活性炭微囊 ·· 110

    3.7.2　液状石蜡微囊 ·· 111

4　口服速释制剂 ·· 112

  4.1　概述 ·· 112

    4.1.1　口服速释制剂定义与研究进展 ·· 112

    4.1.2　口服速释制剂的特点 ·· 113

    4.1.3　口服速释制剂的种类 ·· 113

  4.2　自乳化口服释药系统 ·· 113

    4.2.1　自乳化口服释药系统定义与特点 ·· 113

    4.2.2　影响自乳化口服释药系统中药物口服吸收的因素 ·························· 114

    4.2.3　处方组成 ·· 114

    4.2.4　制备实例 ·· 114

    4.2.5　质量评价 ·· 115

    4.2.6　自乳化口服释药系统目前存在的问题与发展前景 ·························· 115

  4.3　速液化咀嚼片 ·· 115

    4.3.1　速液化咀嚼片的辅料 ·· 115

　　4.3.2　制备工艺 ……………………………………………………… 115
5　口服缓控释制剂 ………………………………………………………… 115
　5.1　概述 ………………………………………………………………… 115
　　5.1.1　口服缓控释制剂的定义 …………………………………… 115
　　5.1.2　缓控释制剂的种类 ………………………………………… 116
　　5.1.3　口服缓控释制剂的特点 …………………………………… 116
　　5.1.4　口服缓控释制剂的发展 …………………………………… 116
　5.2　口服缓控释制剂的设计 …………………………………………… 117
　　5.2.1　缓控释制剂设计时应考虑的问题 ………………………… 117
　　5.2.2　药物的物理化学性质对缓控释制剂设计的影响 ………… 117
　　5.2.3　药物的动力学性质对缓控释制剂设计的影响 …………… 118
　5.3　口服缓控释制剂的制备原理与方法 ……………………………… 121
　　5.3.1　控制溶出速度来控制药物释放 …………………………… 122
　　5.3.2　控制扩散过程控制药物释放 ……………………………… 122
　　5.3.3　溶出过程和扩散过程同时控制药物释放 ………………… 125
　　5.3.4　离子交换树脂型缓控释制剂 ……………………………… 125
　　5.3.5　非 pH 依赖型控释制剂 …………………………………… 126
　　5.3.6　渗透泵型控释制剂 ………………………………………… 126
　　5.3.7　延长胃肠转运时间的缓释制剂 …………………………… 127
　5.4　口服缓控释制剂的体外释放度评价 ……………………………… 129
　　5.4.1　溶出介质 …………………………………………………… 130
　　5.4.2　溶剂 pH 对释放度的影响 ………………………………… 130
　　5.4.3　搅拌速率 …………………………………………………… 131
　　5.4.4　取样时间点的设计 ………………………………………… 131
　　5.4.5　释药机制的分析 …………………………………………… 131
　5.5　口服缓控释制剂的体内过程评价 ………………………………… 132
　5.6　体内外相关性 ……………………………………………………… 133
　　5.6.1　整个相关 …………………………………………………… 133
　　5.6.2　参数相关 …………………………………………………… 133
　　5.6.3　单点相关关系 ……………………………………………… 133
6　靶向制剂 ………………………………………………………………… 133
　6.1　概述 ………………………………………………………………… 133
　　6.1.1　靶向制剂的分类 …………………………………………… 134
　　6.1.2　制备靶向制剂的目的 ……………………………………… 134
　　6.1.3　靶向制剂的研究进展 ……………………………………… 135
　　6.1.4　靶向性评价 ………………………………………………… 135
　6.2　被动靶向制剂 ……………………………………………………… 136
　　6.2.1　脂质体 ……………………………………………………… 136
　　6.2.2　微球 ………………………………………………………… 138
　　6.2.3　纳米球、纳米囊 …………………………………………… 138

　　6.2.4　注射用乳剂、微乳 ……………………………………… 138

　6.3　主动靶向制剂 ………………………………………………… 138

　　6.3.1　修饰的药物载体 ………………………………………… 138

　　6.3.2　前体药物 ………………………………………………… 139

　6.4　物理靶向制剂 ………………………………………………… 139

　　6.4.1　磁性靶向制剂 …………………………………………… 139

　　6.4.2　栓塞靶向制剂 …………………………………………… 140

　　6.4.3　热敏靶向制剂 …………………………………………… 140

　　6.4.4　pH 敏感脂质体 …………………………………………… 140

　6.5　多功能靶向制剂 ……………………………………………… 140

7　透皮给药系统 ……………………………………………………… 141

　7.1　概述 …………………………………………………………… 141

　　7.1.1　透皮给药系统的定义 …………………………………… 141

　　7.1.2　透皮给药系统的特点 …………………………………… 141

　　7.1.3　透皮给药系统的组成与种类 …………………………… 141

　7.2　透皮给药系统的设计 ………………………………………… 142

　　7.2.1　开发透皮吸收制剂要考虑的因素 ……………………… 142

　　7.2.2　透皮给药系统吸收的影响因素 ………………………… 143

　7.3　透皮给药制剂的制备 ………………………………………… 144

　　7.3.1　透皮给药制剂的常用材料 ……………………………… 144

　　7.3.2　透皮贴剂的生产工艺 …………………………………… 146

　7.4　药物聚合物薄膜的通透性和经皮渗透性的实验方法 ……… 151

　　7.4.1　体外渗透性实验薄膜 …………………………………… 152

　　7.4.2　体外通透性及渗透性实验 ……………………………… 152

　　7.4.3　体内渗透性的测定 ……………………………………… 153

　7.5　透皮给药制剂的评价 ………………………………………… 154

　　7.5.1　透皮贴剂释放速率、透皮速率和释放度测定法 ……… 155

　　7.5.2　黏贴性能的测定 ………………………………………… 155

　　7.5.3　透皮吸收贴剂含量与生物利用度的测定 ……………… 156

8　脉冲式给药系统 …………………………………………………… 157

　8.1　脉冲式给药系统的释药原理 ………………………………… 157

　　8.1.1　磁性触发式释药 ………………………………………… 157

　　8.1.2　超声波触发式释药 ……………………………………… 158

　　8.1.3　温度控制释药 …………………………………………… 158

　8.2　脉冲式给药系统的特点 ……………………………………… 158

　8.3　脉冲式给药系统的类型 ……………………………………… 158

　　8.3.1　按用药途径分类 ………………………………………… 158

　　8.3.2　按控制释药机理分类 …………………………………… 159

参考文献 ……………………………………………………………… 161

绪　　论

药物剂型是药物存在和给入机体的形式。任何药物都是以制剂的形式应用于治疗、预防或诊断疾病。因此，药物剂型质量的优劣直接关系到治病救人的速度和质量。药物制剂的有效性、安全性、合理性和精密性等不仅决定了用药的效果，同时也标志着一个国家医药和医疗科学水平的高低。优良的药物剂型能最大限度地发挥药物的疗效和尽可能减少不良反应，同时便于贮运和使用。随着时代的发展，人类需要不断开发出更多质量可靠、疗效确切、性能优异、使用方便的药物制剂，这就对药物制剂的新剂型与新技术提出了更高的要求。随着科学技术的飞速发展，各学科之间相互渗透、相互促进，新辅料、新设备、新工艺不断涌现，药物载体的修饰、单克隆抗体广泛应用，大大促进了药物新剂型与新技术的发展和完善。20 世纪 90 年代以来，药物新剂型与新技术已进入了一个新的阶段，可以认为，这一阶段的特点是理论发展和工艺研究已趋于成熟，药物新型的给药系统（drug delivery system，DDs）在临床较广泛的应用即将或已经开始。

根据剂型的发展历程和作用机理，药剂学界习惯上将其划分为以下几代：

第一代，以简单加工制备而成，供口服与外用的传统剂型，如丸、散、膏、丹等。

第二代，以工业化机械加工制备而成的常规剂型，如片剂、注射剂、胶囊剂等。

第三代，减少用药次数，延长药效的缓释、控释剂型。

第四代，使药物浓集于靶器官、靶组织、靶细胞，提高疗效并降低全身毒副作用的靶向制剂。

第五代，时间脉冲释药剂型，即将时辰生物学技术与生理节律同步结合，根据所接受的反馈信息，依据病情，自动调节释放药量的剂型。

正在研究的随症调控式个体化给药剂型可称为第六代。

通常将第三代及以后的剂型统称为新剂型。新剂型与常规剂型相比具有许多优点：高效、低毒、可控和方便使用等，它可以克服常规剂型疗效低、不良反应大、长期频繁用药、服用贮存不便等缺点。但新剂型造价高，生产实践和推广应用具有一定难度。表 1 将新剂型与常规剂型的部分特性进行了比较。

药物新剂型的应用将使缓释和控释制剂进一步代替具有明显血药峰谷现象的普通剂型，靶向性、脉冲式、自调式给药系统也将逐步增多。但由于疾病的复杂性及药物性质的多样性，适合于某种疾病和某种药物的给药系统不一定适合于另一种疾病和药物，因此必须发展多种给药系统以适应不同的需要。如治疗心血管疾病的药物最好做成缓释、控释给药剂型，抗癌药宜制成靶向制剂，胰岛素更适于制成自调式或脉冲式给药制剂等。虽然在相当长的时期内，第二代剂型仍将是人们使用的主要剂型，但是第二代剂型会不断与第三、第四、第五代等新剂型、新技术相结合，形成具有新特点的给药系统。

目前我国医药产业的生产能力已经位居世界前列，其中制剂加工能力位居世界第一，化学原料药产量排名世界第二，但由于缺乏核心竞争力，医药产业大而不强的问题（企业数量多、规模小、重复生产多、经济效益低、研发能力薄弱等）比较突出。我国 6700 多家上规

表 1　新剂型与常规剂型部分特性的比较

项　目	常规剂型	缓控速释药剂型	方向性控释给药系统	时间性控释给药系统
疗效	较低	较高	较高	较高
不良反应	较大	较小	小	较小
有效血浓维持时间	短	长	较长	较合适
AUC	较大	较大	靶区(血)药浓度高	较大
血药峰谷	大	小	较小	较大
载体(辅料)	淀粉、蔗糖等	不溶性聚合物:乙基纤维素(EC)、乙烯-醋酸乙烯共聚物(EVA)、聚氯乙烯(PVC)。水凝胶:羟丙基甲基纤维素(HPMC)、羟乙基纤维素(HEC)、聚乙烯醇(PVA)。生物降解聚合物:聚酯、蛋白质	可生物降解的聚合物:(高分子)蛋白质、磷脂类、聚氨基酸等	同控速释药剂型(辅助编程控制、生物调节装置)
药物	常用药物	$t_{1/2}$短,治疗指数(TI)小,需长期使用的药物,如茶碱、避孕药等	毒性较大的药物,如抗癌药	符合时辰药理学使用的药物
应用	普遍,易接受	较普遍,主要用于需长期用药预防和治疗的疾病	较窄,主要是肿瘤化疗,不便接受	主要是时辰节律变化疾病:哮喘、糖尿病、心血管、高血压等
制备	简单、粗糙	复杂、精良	较复杂	较复杂、精良
质量控制	只需普通仪器或凭经验	难控制,需先进的仪器监测	同控释剂型	同控速释药剂型
造价	低廉	昂贵	贵	昂贵
发展状况	已到高水平	发展中	在发展	刚刚起步

模的医药工业企业的销售总收入尚不及国际上最大一家跨国制药企业的规模。一般国外一种原料药有5～7种制剂,我国只有1～2种,制剂与原料药销售价格比国际上为10:1,我国约为3:1。国外不少制药企业把新剂型的开发利用作为重点发展方向,如 Merck、BMS、Ciba、Glaxo、Alza、Key 等公司纷纷开发新剂型产品,抢占国际市场。2000 年新剂型产品销售额突破 300 亿美元。制剂比原料药附加值高,新剂型制剂附加值更高,是常规制剂的10～50 倍不等。1993 年我国开始实施药品专利保护,相对而言,许多普通研究机构的新药研究范围受到一定限制,同时合成新药中三废治理和环境保护问题日益突出。国家虽已按《药品非临床研究质量管理规范》(GLP)、《药品临床试验管理规范》(GCP) 等标准规划建设研究中心(重点实验室),但尚处于萌芽阶段,与国际标准还有较大差距。因此,现阶段我国药物研究的重点应放在药物剂型系列化创新上。

改革剂型一方面满足了临床用药的需要,另一方面优良的剂型可给企业带来活力、带来市场、带来可观的经济效益。新剂型能为企业赢得市场,赢得声誉,赢得效益。近年来,我国政府开始加大力度开发制剂新剂型与新技术。国家科技部、国家新药基金委员会已把发展药物制剂研究作为新药开发和重点攻关的重要组成部分;国家自然科学基金委员会将剂型研究置于药学科学发展的优先资助领域;中药剂型改革已列为国家中药现代化的核心内容。中国医药科研项目和批准的新药中,剂型改革(四类新药)占的比例在逐年上升。中国的制药公司也以剂型改革创新求发展,与"学研"结合,加速新型制剂开发进程。剂型的开发和利用在医药工业和医疗卫生实践中发挥着越来越重要的作用,收到了良好的社会效益和经济效益。

第一部分 药物新剂型的制备

1 速释制剂的制备

1.1 分散片生产技术

1.1.1 项目要求

制备对乙酰氨基酚分散片 10000 片。

对乙酰氨基酚为一安全有效的解热镇痛药，口服片因片型较大，难以吞咽，特别是老人、婴幼儿及吞咽困难的人群。若制成液体制剂，该药在水中不稳定，且运输贮存不便，剂量也不易掌握。为此，考虑制成遇水能迅速分散成均匀混悬液的对乙酰氨基酚分散片。

1.1.2 制订生产计划

（1）销售预测　根据"以销定产"的原则，销售部门根据产品的订货单与市场预测数据，定期制订销售预测表，一般以月为基础制订销售预测表。

（2）生产计划　生产计划部门以销售预测表为依据，作出某种产品（如对乙酰氨基酚分散片成品）生产计划，即对乙酰氨基酚分散片每批 10000 片，1 个月需多少批。以批数为基础，计算原辅料、包装材料需求量，制订原辅料需求表，作出生产指令单和包装指令单。

（3）生产部门生产　生产部门根据生产指令单和包装指令单领取物料，按工艺规程及有关标准操作规程（SOP）进行生产。

1.1.3 片剂生产工艺流程及环境区域划分示意图

片剂生产工艺流程及环境区域划分示意图见图 1-1-1。

1.1.4 对乙酰氨基酚分散片

【处方】

对乙酰氨基酚	5000g	预胶化淀粉（Starch-1500）	600g
交联聚乙烯吡咯烷酮	450g	硬脂酸镁	20g
聚乙烯吡咯烷酮[PVP(K_{30})]	400g	共制 10000 片	

1.1.5 原辅料的预处理

1.1.5.1 所需主要设备、原辅料及其要求

（1）主要设备　锤击式粉碎机、圆盘分筛机、电子秤、天平、盛器。设备和用具应处于该产品生产要求的可运行状态。

（2）原辅料　对乙酰氨基酚、交联聚乙烯吡咯烷酮、PVP(K_{30})、Starch-1500、硬脂酸镁。细度要求 80 目。

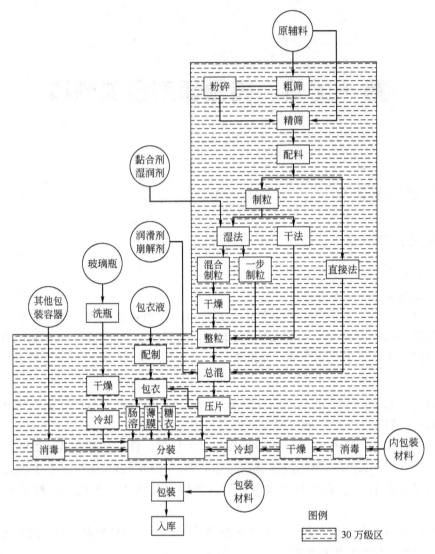

图 1-1-1　片剂生产工艺流程及环境区域划分示意图

1.1.5.2　操作人员进入预处理车间

进入 30 万级洁净区更衣规程如下：

（1）进入门厅，将携带物品（雨具等）存放于指定位置。

（2）在一更（第一更衣室，以下简称）更鞋区，将自己的鞋放入指定鞋柜内，然后转身180°穿上拖鞋。

（3）在一更脱衣间脱去外衣，用流动的水、液体肥皂或洗涤剂洗手，然后用烘干器把手烘干。

（4）进入一更穿衣间，穿上一更工作服，然后穿过缓冲间，走出一更室。

（5）在二更更鞋区，将拖鞋放入指定鞋柜内，然后转身180°穿上二更工作鞋。

（6）在二更脱衣间脱去一更工作服，用流动的水、液体肥皂或洗涤剂洗手，然后用烘干器把手烘干。

（7）进入二更穿衣间，穿上洁净服。穿戴洁净服的顺序自上而下，先戴洁净帽（戴帽时必须将头发完全包在帽内，不外露），然后分别穿上衣、下衣，并在衣镜前检查洁净服穿戴

4

是否符合要求。

（8）然后在缓冲间用消毒液（如 75% 的乙醇溶液）喷洒于手，进行手消毒后，经气闸室进入非无菌洁净区。

（9）进岗位操作间，拉开操作间门，进入，立即关门。若操作间正在进行生产，操作人员应带上口罩。

【附 1-1-1】 洗手的方法：卷上袖筒，摘下饰物→湿润双手，取适量液体肥皂或洗涤剂→双手揉搓手掌、手背和各手指之间→除去手上的油脂和污垢→用流动水冲尽泡沫，以除去污垢、皮屑和细菌→检查手各部位是否留有污渍，否则重新洗涤→将手用烘手机烘干。

1.1.5.3　生产前的准备

检查生产场所是否符合该区域清洁卫生要求。检查室内温度和相对湿度并记录。在生产过程中需控制室温在 18~26℃，相对湿度为 45%~65%。

检查更换生产品种及规格前是否清过场，清场者、检查者是否签字，未取得《清场合格证》不得进行另一个品种的生产。

检查设备状态标志是否准确、明显，是否按规程进行清洁、洗涤、灭菌。

对所用计量容器、度量衡器及仪器仪表进行检查或校正准确。

检查与生产品种相应的生产指令、标准操作规程（SOP）等生产管理文件是否齐全。

检查工具、容器清洗是否符合标准。

1.1.5.4　领料

生产部门按生产指令单向仓库限额领用原辅料；生产部门材料员按生产指令单填写送料单，交仓库备料，仓库所发原辅料有合格标志，并有检验报告单，原辅料包装要完好，送料员将原辅料送到生产部门指定地点，码放整齐，由生产部门材料员点收。发料、送料、收料人均应在需料送料单上签字。

1.1.5.5　原辅料的验收

（1）生产部门材料员应根据送料单核对原辅料的品名、规格、批号、数量、供货单位。只有包装完好并贴有合格证才可收货。

（2）生产用的原辅料应包装严密、标志明显，内外包装层均有标明品名、规格、供货单位及批号的凭证。

（3）确认原辅料符合要求后，填写生产部门收料记录。

1.1.5.6　存放

（1）领用的原辅料按定置管理要求，各自放置在不同的存放区。

（2）为避免原辅料的外包装上的尘埃和微生物污染生产环境，在去外包装间脱去外包装，通过传递窗进入备料室。不能去外包装的物料，应除去表面尘埃，或用其他方法清洁后方可进入生产区。

注：原辅料备料室的环境和空气洁净度与生产一致。

1.1.5.7　称量、配料

将领来的物料进行称量、配料，称量时质量检查员进行复核，剩余物料封好，在标签上填写有关数据后退回仓库。

1.1.5.8　粉碎

用带有防尘装置的锤击式粉碎机（图 1-1-2）粉碎对乙酰氨基酚。

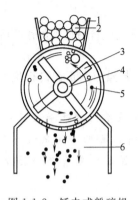
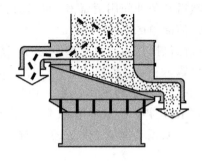

图 1-1-2　锤击式粉碎机　　　　　　　图 1-1-3　圆盘分筛机示意图

1—料斗；2—原料；3—锤头；4—旋转轴；

5—未过筛颗粒；6—已过筛的粉末

（1）基本操作　检查料斗是否有杂物，集料袋是否已扎紧，整机是否清洁，有无螺栓松动。调换干净的 80 目筛网，检查筛网磨损和破裂情况，发现问题及时更换。本机必须空载启动，待运转正常后，方可由少至多开始加料，加料前必须注意清除铁钉等掺杂物。对粉碎黏性大或硬度大的物料，需特别小心，及时观察安培计的情况，防止发生事故。停机时必须先停止加料，待 10min 或不再出料后再停机。

（2）维护保养

■ 定期检查所有外露螺栓螺母，并拧紧。

■ 发现异常响声或其他不良现象，应立即停机检查。

■ 物料严禁混有金属物，超过莫氏硬度 5 度的物料将使粉碎机的维护周期缩短。物料含水分不应超过 5%。

■ 运转中，不得超过负载电流，如有超过，应停止加料，待正常后再加料工作。

■ 最后，按清洁 SOP 清洁本设备，当更换品种时应彻底清扫机腔、沉降器及管路。

1.1.5.9　过筛

用圆盘分筛机（图 1-1-3）将对乙酰氨基酚及各辅料分别过 80 目筛。该机过筛处理过程在全封闭的条件下进行，杜绝了物料的污染，并减轻劳动强度和粉尘飞扬，消除了敞口振动筛的弊端。

操作方法如下：

（1）原辅料在使用前应目测，核对品名、代号、批号、规格和重量。

（2）过筛前检查筛网磨损和破裂情况，发现问题及时更换。

（3）出料口下方放置干净的盛料桶。

（4）接通电源，使其启动。先听一下有无杂音，观察振幅是否合适，待认定正常后可以加入物料进行筛析。

（5）工作完毕，切断电源，清理现场。

1.1.5.10　结束工作

通过粉碎、过筛得到符合要求的对乙酰氨基酚及辅料细粉。

所得细粉装桶，称重，每件盛器附标签，标明品名、批号、规格、重量、日期和工号等，转下一工段备用或送中间站。待做半成品检验。

本工序质量控制项目：细度、异物。每批检查一次。

本批产品粉碎、过筛完毕，按 SOP 清场，质检人员作清场检查，发《清场合格证》。待后续不同规格或不同产品的生产。填写粉碎和过筛工序原始生产记录。

1.1.5.11　设备维护保养

经常检查螺栓、螺母是否松动，予以拧紧。严禁金属制品等杂物在筛仓内出现。经常检查电机运转情况，如有不正常及时报工程部维修。做好设备清洗工作，保证设备表面光洁。已清洗的设备容器作好状态标识。

1.1.5.12　工作结束更衣

按工作前更衣的程序逆向顺序更衣。需要清洗洁净服时，要把洁净服装入衣袋中，统一收集，贴挂"待清洗"标示卡。

【附 1-1-2】　10 万级及 30 万级生产区域清洁工作内容

每日：清除并清洗废物贮器；擦门窗、地面、室内用具及设备外壁；擦除墙面污迹。

每周：以消毒剂擦拭门窗、墙面、室内用具及设备外壁；以消毒剂刷洗地面、废物贮器、地漏、排水道等。

每月：全面擦拭工作场所、墙面、顶棚、照明、排风及其他附属设施；室内消毒，或根据室内菌检情况决定消毒周期。

【附 1-1-3】　清场管理制度

1. 清场有效期❶、清洁实施条件及频次

（1）同一工序每个批号产品生产完成后。

（2）停产 3 天。

2. 清场的内容及要求

（1）工作间内无前次产品遗留物，设备无油垢。

（2）地面无积灰、无污垢，门窗、室内照明灯、风管、墙面、开关箱外壳无积灰。

（3）使用的工具、容器、衡器无异物，无前次产品的遗留物。

（4）包装工序调换品种、规格或批号前，多余的标签、说明书及包装材料应全部按《剩余包装材料处理规程》处理。

（5）室内不得存放与生产无关的杂物，各工序的生产尾料、废弃物按规定处理好，整理好生产记录。

（6）各工序调换品种时彻底清洗设备、工具、墙壁、门窗及地面等。

3. 清场的方法及程序

（1）设备的清洗：按设备清洁标准操作规程进行清洗，清洗前必须首先切断电源。

① 凡能用水冲洗的设备，可先用饮用水（水中加有清洁剂）抹洗一次，再用饮用水冲洗至无污水，然后用纯化水冲洗两次。

② 不能直接用水冲洗的设备，扫除设备表面的积尘，凡是直接接触药物的部位可用纯化水浸湿抹布擦抹直到干净；能拆下的零部件拆下按附 1-1-6 洗涤，其他部位用抹布擦抹干净。

③ 凡能在清洗间清洗的零部件和能移动的小型设备尽可能在清洗间清洗晾干。

（2）工具、容器的清洗一律在清洗间清洁，先用饮用水清洗干净，再用纯化水清洗两次，移至烘箱烘干，贴上状态标记。

（3）门窗、灯具、风管、地面、墙壁等的清洗。

---

❶ 超过有效期后再生产前必须重新清洁和清场。

① 门、窗、墙壁、灯具、风管等先用干抹布擦抹掉其表面灰尘，再用饮用水浸湿抹布擦抹直到干净；擦抹灯具时应行先关闭电源。

② 凡是设有地漏的工作室，地面用饮用水冲洗干净，必要时进行消毒，无地漏的工作室用拖把抹干净（洁净区用洁净区专用拖把）。

4. 清场结束

清场者及时填写相应的工序清场记录，纳入批生产记录，QA质监员进行清场检查，如果合格则签发《清场合格证》并将《清场合格证》副本插在工作室的状态标示牌内。如检查不合格，不得签发《清场合格证》，要重新清场直到合格。

5. 清场记录、清场合格证

工序清场记录、《清场合格证》均一式二份，正本存本批批生产记录，副本存下批批生产记录。

6. 检查方法

根据该制度和各工序清场工作记录的内容采取"一看二摸"的检查方法：

(1) 一看　查看工作间及设备内外有无上批产品遗留物、油垢；查看工具、容器、衡器有无异物及上批产品遗留物；查看门窗、墙壁、排风管道表面、开关箱外壳有无积灰、粉灰；查看工作间地面有无积灰、积水；检查尾料、废弃物是否清除；检查生产记录是否整理好；包装工序还要检查有文字说明的内包材料、标签、说明书、合格证、中、小盒是否按规定处理并作好记录。

(2) 二摸　凡直接与药品接触的设备部件、盛装容器、计量器具等，与药品直接接触的部位应无油污、灰尘。

7. 凡清场合格的工序，必须发《清场合格证》，在下次生产前，操作人员应对设备直接接触药品的部位、工具容器等用75％乙醇清洁消毒，并填好各工序生产前消毒记录，生产部工艺员和车间质监员检查合格后再进行生产。

8. 凡清场合格的工作室，门应常闭，人员不得随意进入。

【附 1-1-4】　常用消毒剂的应用（见表 1-1-1）

表 1-1-1　常用消毒剂的应用

名　称	常　用　量	用　途
乙醇	①70％～75％乙醇水溶液 ②0.5％洗必泰溶于70％乙醇，加入2％甘油	常用于皮肤、地面和墙面等消毒 供洗手消毒用
新洁尔灭	0.1％的新洁尔灭水溶液	用于皮肤、黏膜、器械、塑料、橡胶、棉织物清洁消毒
杜灭芬	0.05％～0.1％水溶液	皮肤、伤口消毒及橡胶、塑料和棉织物的消毒
过氧乙酸	①0.2％～0.5％水溶液 ②0.5％水溶液 ③1g/m³	用于塑料、织物等消毒 用于皮肤消毒 用于空间熏蒸
乳酸	①0.33～1mol/L 喷雾 ②1～1.5ml/m³ 熏蒸 ③1～1.5ml 乳酸与等量石炭酸合用	用于空气消毒 用于无菌室空气消毒 每立方米空间熏蒸后，密闭12h以上
甲醛	37％～40％甲醛溶液 8～9ml，再加入 4～5g 高锰酸钾	每立方米空间熏蒸后，密闭12～24h

【附 1-1-5】　设备的清洗周期

调换品种或同一产品不同剂量调换应全面清洗；连续生产同一品种，至少每周清洗2次或每3批清洗一次。

8

【附1-1-6】 设备清洗方法（表1-1-2）

表1-1-2 设备清洗方法

清 洗 方 法	适 用 设 备	清 洗 要 求
超声清洗机	小零件,如冲头、冲模等	效果好
真空吸尘器	粉尘量大	仅能除去设备表面的粗粒子和粉尘
高压水泵或蒸汽、热水	不锈钢容器、管道	使用后立即清洗
设备拆开清洗	调换品种、药品黏度大的设备	使用对设备无影响无残渣的清洁剂或热水

1.1.6 配料

1.1.6.1 所需主要设备、原辅料及要求

（1）主要设备 混合机、电子秤、天平和容器等。设备、容器符合生产要求。

（2）原辅料 对乙酰氨基酚、交联聚乙烯吡咯烷酮。经质检部门半成品检验合格。

1.1.6.2 操作人员进入配料车间

操作人员按GMP一更、二更净化程序进入配料车间。步骤同第1部分1.1.5.2节内容。

1.1.6.3 配料前的准备

同第1部分1.1.5.3节内容。

1.1.6.4 领料

按领料单核对原辅料品名、规格、代号、批号、生产厂及包装情况。

1.1.6.5 计算与称量

根据生产处方卡计算原辅料的用量,然后称量、投料。原辅料的用量、称量及投料须复核,操作者和复核者均应在记录上签字。

将80目的对乙酰氨基酚和交联聚乙烯吡咯烷酮混合均匀,装在清洁的容器中,内外都应有标签,写明品名、规格、批号、重量、日期和操作者。转入下一工序。

1.1.7 制粒

1.1.7.1 所需主要设备、物料及其要求

（1）主要设备 制粒机、混合机、沸腾干燥机、整粒机、金属探测仪等。不同的制粒方法选择不同设备。设备状态符合生产要求。

（2）物料 80目的对乙酰氨基酚和交联聚乙烯吡咯烷酮的均匀混合物、PVP（K_{30}）、Starch-1500、硬脂酸镁、纯水。符合生产质量要求。

1.1.7.2 操作人员进入车间

操作人员按GMP一更、二更净化程序进入制粒车间。步骤同第1部分1.1.5.2节内容。

1.1.7.3 制粒前的准备

同第1部分1.1.5.3节内容。

1.1.7.4 黏合剂的配制

称取PVP（K_{30}）400g,撒入3600ml纯水中,待充分湿润后,搅拌均匀,即得10%的PVP（K_{30}）黏合剂。

1.1.7.5 制粒方法

（1）摆动式颗粒机制湿颗粒

① 槽形混合机制软材

a. 准备工作

■ 使用槽形混合机（图 1-1-4）前检查混合箱是否清洁，给机器各部位加入润滑油。

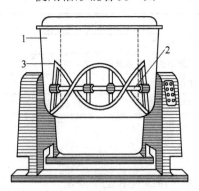

图 1-1-4　槽形混合机

1—混合槽；2—固定轴；3—搅拌桨

■ 根据药物性质不同把延时继电器的预置开关，预置成不同时间，开机后，搅拌机将按照预置时间自动停机，如果不需要预定时，就把定时开关 SA 置于关的位置。

b. 槽形混合机操作程序

■ 接通电源，打开设备开关 SB。

■ 加入已混合好的对乙酰氨基酚和交联聚乙烯吡咯烷酮，物料量以浸没搅拌桨为宜。然后加入已配制好的 10% PVP(K$_{30}$) 黏合剂，盖好口盖。按 SB$_1$、SB$_2$ 两个启动按钮实现开车，停止按钮 SB$_0$ 既是一般停止按钮，也可作为急停按钮。待物料达到工艺要求后（轻握成团，一压即散），停止搅拌。倒出物料。先将盛料箱放入机架前，将口盖取下，按动倒料电机正反点动按钮 SB$_3$、SB$_4$（但这两个按钮切不可同时按下以免造成相同的补修），使混合箱倾斜将物料倒出。

■ 工作完毕后，将料仓及搅拌桨上的余药清理干净。

c. 槽形混合机的维护与保养

■ 不得过载运行，混合时的负载电流不超过 6A 为正常。

■ 在使用过程中如发现机器有异常情况，应立即停止，待排除故障后，方可开车。

■ 搅拌桨两轴端应保持清洁，混合槽两端外档的方孔必须畅通，否则会引起反压力，造成污物渗入轴心污染槽内物料。

■ 经常检查三角带是否松弛，加以调节。

■ 避免电器线路受潮。

■ 注意对设备做到日日清洗，灭菌。

② 摇摆式颗粒机（如图 1-1-5）制粒

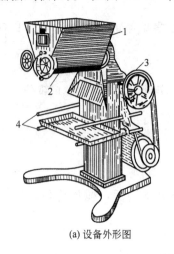

(a) 设备外形图　　　　　　　　　　(b) 制粒过程示意

图 1-1-5　摇摆式颗粒机

1—加料斗；2—滚轴；3—皮带轮；4—置盘架；5—材料；6—加料斗；7—筛网；8—往复转动轴；9—颗粒

a. 摇摆式颗粒机　基本操作如下：

■ 根据生产操作规程要求，选择 20 目筛网并安装。开动机器必须空机转 3～5min，然后将上述软材倒入料斗内，加入量以不超过料斗容积 2/3 为宜。由旋转滚筒的正反转作用，通过筛网形成颗粒，落入盛器中，检查湿粒（手掭应有沉重感，并可见细小颗粒）。湿颗粒应及时干燥。如粉碎块状物，物料应逐渐加入，不宜加满，以免受压过大，而使筛网易损。

■ 速度选择：干品宜用快挡，湿品宜用慢挡。

■ 注意事项：安装筛网时，使其端口与料仓端口紧贴，防止漏料；粉斗内如粉末停滞不下，切不可用手去铲，以免造成伤手事故，应用竹片铲或停车后工作；最后，按清洁 SOP 清洁本设备。

b. 摇摆式颗粒设备维护与保养

■ 本机使用自动润滑，使用中不需加油，但需经常注意，润滑系统的管路不能堵塞，随时观看机身上段的视镜中输油情况。

■ 全部润滑油存贮在减速器内，其存油量必须保持在油标视镜的中线上，油质必须保持清洁，如经常使用，必须保持每隔 6 个月换新油一次。听见异常杂音及时停机检查排除。

■ 定期检查机件，每月进行一次，检查蜗轮蜗杆、齿条、轴承等活动部分是否转动灵活及其磨损情况，检查油泵管路是否畅通，发现缺陷应及时修复。

■ 正常保持机器清洁，在一次使用完毕或停工时，应拆下前轴承座取出旋转滚筒进行清洗，旋转滚筒前轴承及料斗部分都可直接用水冲洗。

■ 如停用时间长，必须将机器全身揩擦清洁，机件的光面上涂上防锈油。

■ 运行中箱体升温不超过 50℃。

（2）高速混合制粒机制湿颗粒

① 准备工作　打开容器盖，并将气 ←→ 水转换阀门开到"水"位置，彻底清洗容器，将玻璃转子流量计流量调节到适当位置。油雾器中加入 1/3 容积的食用植物油，开启压缩空气，并将气 ←→ 水转换阀开至"气"的位置，待吹扫出密封道内的余水后，关闭气阀。开启电源，并调节好出料口汽缸运行速度（缓慢为宜），关闭出料口。加入物料，关闭容器盖并拧紧，将气 ←→ 水转换阀开至"气"的位置。

② 开机

■ 接通电源，三个显示窗显示搅拌时间、切割时间和运行状态。

■ 用"▲"键对闪烁位的数值进行加运算，在 0～9 间循环，用"◀"键对闪烁位进行移位。设定参数应依次顺序设定。一直回到原始状态，设置才完毕。总的时间以搅拌（高低速）的时间和、等待时间与切割（高低速）时间和，这两个时间中短的为准，只要任何一个到时间，系统自动关闭。

③ 高速混合制粒机操作

■ 系统的搅拌、切割动作，只有在"正常"灯亮了以后，才起作用，卸料除外。

■ 停止阶段，按"自动"键后，系统按照设置好的时序自动运行转换。

■ 运行阶段，按"自动"键后，系统搅拌、切割输出关闭，停止运行。

■ 上电以后，系统处于"手动"阶段，可以手动进行搅拌（高低速）、切割（高低速），时序❶不起作用。

---

❶ "时序"是指设备处于自动状态时，事先设置的搅拌时间、切割时间及搅拌到切割的延时等运行的先后顺序。在手动状态下，时序不再起作用。

■ 制粒结束后，关闭"搅拌停"、"切割停"，整机停止运行，若未用自动搅拌、制粒，待设定程序完毕后，整机停止运行。

④ 出料 打开出料口，按"点动"按钮即可出料。如自动出料不能出净，可按下面板"急停"开关，然后打开容器盖清理容器内的剩余物料。在不关闭"急停"开关的前提下容器盖一旦打开，设备的搅拌、切割将自动停止，以防止误操作可能产生人身安全事故。出料完毕后，关闭气←→水转换开关。

⑤ 高速混合制粒机的维护与保养 搅拌、混合、制粒操作时，必须将容器锁紧，并将气←→水转换阀开至"气"的位置。经常检查减速机润滑油液位，及时按需要添加，一般以3个月需要更换润滑油并清洗蜗轮蜗杆。经常检查各运动部位连接是否牢固，三角皮带是否过松，蜗轮蜗杆是否有不正常磨损，设备运转中有无异响，予以排除。经常检查搅拌轴密封圈和密封环。切粒轴密封圈和密封环的密封效果，予以及时更换。设备处于运行状态时，操作人员切勿离开操作的现场，以免设备出现异常状况时无人及时处理造成不必要的损失。

（3）流化床制粒 是利用气流使粉末悬浮呈流态状，喷入液态黏合剂使凝结成粒，即将混合、制粒、干燥等工序在一台设备中完成的方法。本方法简化了生产工艺，自动化程度高，工艺参数明确，条件可控。所制颗粒粒度均匀，流动性好，色差小，可塑性好。若用于压片，片剂硬度、崩解性、溶化性好，片面光洁。特别适宜于黏性大、湿法制粒不能成型及对湿、热敏感的物料制粒。有时制粒后，还可在同机内包衣，是目前应用较多的一种制粒方法。

流化床制粒机（如图1-1-6）主要构造由容器、气体分布装置（如筛板等）、喷嘴、气固分离装置（如捕集袋）、空气进口和出口、物料排出口组成。操作人员应掌握其安装与使用要点，以保证设备的完好和生产的顺利进行。

① 关键安装步骤和操作注意事项

a. 打开压缩空气开关后，应在压缩空气压力达到设备生产要求后方可继续下一步的操作。

b. 捕集袋安装完毕后，应检查袋筒是否全部竖直向下，不得有倾斜和扭转，否则物料易聚集在捕集袋的筒内。

c. 捕集袋整体安装到位后，方可打开"上密封"充气，否则会使其密封圈充气膨胀爆裂，或密封不严密，生产过程中漏粉。

d. "上密封"打开后，切记将绞车反转两圈，否则生产过程中捕集袋振摇时，钢丝绳会被拉断。此外，也不可将钢丝绳松得过多，否则钢丝绳易扭曲缠绕。

e. 上升捕集袋整体时，头、手及人体其他部位严禁进入机体内部，防止部件意外高位坠落时，造成人身伤害。

f. 停机、更换或清洗捕集袋时，在捕集袋整体尚未降到底部的情况下，头、手及人体其他部位严禁进入机体内部。

g. 若捕集袋整体在高位被粘住不能降下时，应用长杆去顶松，手、头及人体其他部位严禁进入机体内部，防止松动后意外高位坠落，造成人身伤害。

h. 在料车移至正确位置后，方可开启"下密封"，否则也会使其密封圈充气膨胀爆裂。

i. 卸下捕集袋整体时，先转动绞车拉紧钢丝绳，再关闭"下密封"，松开锁扣。否则捕集袋整体急速下落时容易拉断钢丝绳。

② 流化床制粒工艺操作要点 流化喷雾制粒时，先将药物粉末与各种辅料装入料车中，

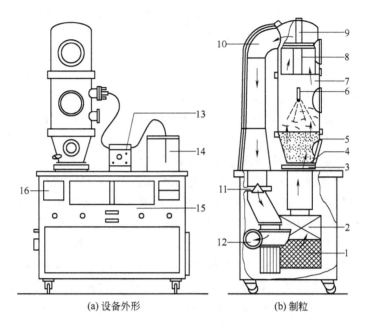

(a) 设备外形　　　　　　(b) 制粒

图 1-1-6　流化床制粒机

1—进风过滤；2—加热器；3—压力环；4—分布板；5—料斗；6—喷嘴；7—流化室；
8—袋滤器；9—摇振汽缸；10—出风口；11—排气风门；12—风机；13—输液泵；
14—贮槽；15—控制面板；16—四针记录仪

从床层下部通过筛板吹入适宜温度的气流，使物料在流化状态下混合均匀，然后均匀喷入黏合剂液体，粉末开始逐渐聚结成粒，经过反复喷雾和干燥，至颗粒大小符合要求时停止喷雾，形成的颗粒则继续在床层内送热风干燥，出料送至下一步工序。在整个工艺过程的操作中，关键应注意以下几点：

a. 压缩空气必须经过除湿除油处理，否则会造成机器损坏和产品污染。

b. 投料前，须检查筛板，应完整无破损。若有破损应更换后方可使用，以防断裂的细小金属丝混入颗粒中。

c. 流化床制粒又称沸腾制粒，是固体物料呈沸腾状态与雾滴接触聚集成粒。因此，必须注意观察物料是否保持沸腾状态，并要防止结块。当物料或物料中较大的团块出现不沸腾现象时，应停止喷雾，进行干燥；必要时出料，取出结块物料，用快速整粒机将团块适当粉碎或干燥后再将团块粉碎，与原物料混合后重新制粒。

d. 流化床制粒是颗粒成型与干燥一步完成，必须保持一定的进风温度与物料温度。因此，必须保证温度不能低于一定值，以防止结块。在流化制粒正常进行时，一般出风温度比物料温度低 1～2℃，两者不会相差很大。当两温度相差较大时，极有可能是物料已结块，应出料检查并采取相应措施。

e. 流化床制粒时，捕集袋两侧有较大的压差。若此时捕集袋有裂缝或密闭不严，则会造成大量的物料飞散。因此，必须注意随时观察上视窗内是否有物料飞扬。

f. 喷雾流速是影响雾化效果的一个重要因素，而输液泵的工作情况直接影响喷雾流速。因此，必须注意输液泵的工作状况，保证药液流速稳定。同时应将雾化压力调节至一适宜值，并保持其稳定，因为雾化压力也是影响药液雾化效果的重要因素。

g. 为保证物料处于良好的沸腾状态，湿颗粒应及时干燥，沸腾床内必须保持一定的负压。

可通过调节风门大小来调节负压，但风门不可设置过大，否则较大的负压会损坏料槽底网。

③ 影响流化床制粒质量的因素　流化床制粒是流化床内的物料粉末受一定温度的气流鼓动，在流化床内呈沸腾状态悬浮、混合，与通过喷枪雾化的黏合剂接触，靠黏合剂的架桥作用相互聚结成粒的过程。根据此制粒机制，将影响流化床制粒的因素分述如下：

a. 原辅料　原辅料中细粉、吸湿性材料多至超过 50% 时，易阻塞筛孔，结块成团。一般亲水性原辅料制粒时，粉末除被黏合剂液体润湿外，还可能相互融合，由粒子核凝集成粒，故此种材料较适宜流化床制粒。疏水性材料制粒时，粉粒之间靠黏合剂黏合架桥作用粘在一起，干燥后溶剂蒸发，粉末间成固体架桥，形成颗粒。

b. 黏合剂　黏合剂黏度大，经雾化形成的液滴也大，所制颗粒粒径增大，脆性减小，流动性下降。若浓度增大，黏性也会增大。黏合剂喷入速度增大则用量增加，形成的雾滴大，润湿和渗透辅料的能力大，制得的颗粒粒径也大，脆性小，松密度和流动性波动小，稳定性好；黏合剂喷入速度小，形成的雾滴小，制得的颗粒粒径小，细粉偏多，颗粒松散。

c. 温度　在颗粒形成过程中，进风温度高，则黏合剂溶剂蒸发速度快，使黏合剂对粉末的润湿能力和渗透能力降低，制得的颗粒粒径小，脆性增加，松密度和流动性减小。但若进风温度过高，则黏合剂在雾化中被干燥，不能成粒，制得的颗粒带有较多的细粉；进风温度过高也易使热敏成分破坏，甚至使低熔点的物料熔融，黏结在物料槽的透风底网上，下面的热风透不上来，于是热量在底网附近积聚，将更多的物料熔融，直至底网被彻底封堵，沸腾停止，制粒过程被阻断。进风温度低，则制得的颗粒粒径大。但温度过低，颗粒不能及时被干燥，会逐渐形成大的、潮湿的团块，最终也会使沸腾停止。

d. 喷雾空气压力　黏合剂的雾化多采用有气喷雾，雾化的程度是由喷嘴内空气和液体混合的比例来决定的。增大喷雾空气压力，则空气比例增加，黏合剂雾滴变小，颗粒也变小，而脆性增大，松密度和流速波动小，稳定性好。但雾化压力过高会改变设备内气流的流化状态，气流紊乱，有可能导致湿粒局部结块。

e. 喷嘴在流化床中的位置　制粒时为了减少细粉的存在空间，喷嘴应朝下。喷嘴在流化床中的位置高低会影响颗粒的大小和脆性，对松密度和流化性的影响不大。喷嘴越接近流化床，越容易促进颗粒的形成，但过低时，会影响雾滴形状，而且喷嘴经常受到粉末的冲击而易阻塞。若位置过高，雾滴会在喷飞过程中被干燥，对颗粒形成不利。

f. 床内负压　控制负压的目的是保持物料处于良好的流化状态。负压偏低，物料沸腾状态不佳，颗粒干燥不及时，易结块；负压偏高，会有更多的粉尘黏附在捕集袋上，影响收率及颗粒粒度。

g. 静床深度　指物料装入沸腾床后占有的高度，它的大小取决于机械设计的生产量。若静床深度太小，则难以取得适当的流化状态，或者气流直接穿透物料层，不能形成沸腾状流化态。在确定静床深度时，必须考虑到物料的性状，如密度、粉末的粗细、亲水性和亲脂性等影响因素。

h. 捕集袋振摇时间间隔与振摇次数　减少振摇时间间隔，增加振摇次数，可使更多黏附在捕集袋上的细粉抖落至物料槽内，使制得的颗粒更加均匀，提高得率。

1.1.7.6　湿颗粒干燥

(1) 热风循环烘箱 (图 1-1-7) 干燥

① 热风循环烘箱操作程序

■ 检查烘箱各部位是否正常：阀门连接是否泄漏，打开放水阀放尽管内积水，关闭阀

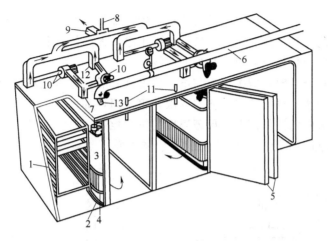

图 1-1-7　热风循环烘箱

1—烘车；2—烘车轨道；3—加热器外罩；4—加热器；5—门；6—蒸汽管；7—空气进口；8—闸门；
9—废气出口；10—鼓风机；11—温度计；12—空气出口；13—蒸汽进口

门；检查风机叶片是否碰壳，转动是否灵活，有无异常噪声；风机转向是否正确；检查电源线连接是否牢固，电热管的连线是否牢固。

■ 将湿颗粒均匀铺在烘盘内，厚度不超过 1.5cm，将烘盘按由上至下顺序放入托架并将其推入烘箱，关闭箱门。

■ 合上控制箱内空气开关，检查保险丝是否正常，通电时控制器面板左侧"控制"绿灯显示亮。

■ 控制器开关均为乒乓开关，按一下则接通，再按则关闭，都有相对应的指示灯显示。

■ 控制器报警分为两种形式：一种为内部报警，面板显示报警红灯亮，里面蜂鸣器发出"嘟嘟"声；另一种为普通电铃。只有当温度超过设定值时报警才有效。

■ 当左侧"控制"相对应的绿灯亮时，说明通电正常。这时按一下电源总开关，相应指示灯亮。数字显示窗显示测量温度。再按一下风机的"启动"键，这时风机进入正常运行。控制器加热方式有三种：汽加热；电加热；汽、电同时加热。根据需要选择加热方式，所配置的烘箱功能如果只有一种，那么按一下"选择"乒乓开关，确定加热方式。

■ 物料所需干燥温度的设定：此品种干燥温度设置为 80℃。按循环键 3s，当上面红色数码显示窗显示"5U"时，用移位键（"<"）升降键（"∨"、"∧"）进行调节，下面绿色显示窗显示相应温度。调节完恢复正常窗口。

■ 上限报警温度的设定：同时按循环键和上升键（"∧"）3s，窗口显示"RL"，然后再按循环键，窗口显示上限报警数字"RH"，用升降键（"∨"、"∧"）对上限温度进行设定，设定值比使用温度高 10~15℃。

■ 按产品工艺要求经常开门检查烘箱情况，并按要求翻料、倒盘，定时检查烘箱温度，按工艺要求严格控制温度。干燥大约需 2h。

■ 出箱前先关闭蒸汽阀门或关闭电加热电源，根据加工工艺要求继续鼓风一定时间后，关闭鼓风电机，将物料按先下后上的顺序出料。按热风循环烘箱清洁 SOP 进行清洁。

② 热风循环烘箱设备维护与保养

■ 操作人员应严格按本操作规程进行操作。

■ 本设备应由专人进行操作及维护保养。

■ 操作人员每天班前班后对烘箱进行检查，确认部件、配件齐全，检查各连接有无松脱现象；确认管路无跑、冒、滴、漏；保持设备内干净，无油污、灰尘、铁锈、杂物。

■ 工作完毕对整个烘箱及烘盘进行彻底清场。

■ 使用中，出现异常时，应关闭汽与电，待维修好后，方可重新进行操作。

■ 以维修人员为主，烘箱每半年检修一次，更换损坏部件。

■ 经常检查电磁阀的工作情况，保证温度的正常控制。

（2）GFG高效沸腾干燥机（如图1-1-8）沸腾干燥

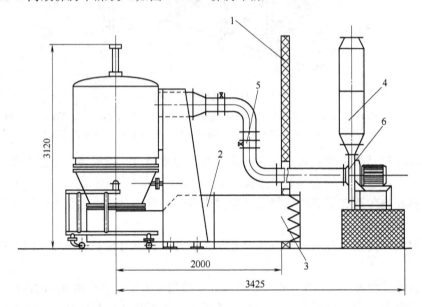

图 1-1-8　GFG 高效沸腾干燥机
1—隔墙；2—加热器；3—过滤器；4—消声器；5—调风门；6—风机

① GFG 高效沸腾干燥机准备工作

■ 检查空气压缩机润滑油是否加入到位；贮气罐内是否有冷却水，并排尽；油雾器内是否有食用植物油，并加注到位。

■ 设定菜单 1 按左边第一号 "SET" 键。

■ 设定要控制的温度，范围在 0～400℃。

■ 设定控制进风温度的参数：反映系统灵敏度的参数 P；消除静差所需的时间常数 I；微分时间常数 D，按温度的变化趋势进行超前调节；控制周期参数 T，本系统为 20～30s。

■ 风机三角形启动的延时时间，风机的接触器共有 3 个（A、B、C），当启动风机时先打开 A 和 B，当延时时间到就关闭 B，同时打开 C。

■ 设定菜单 2，按右边第二号 "SET" 键，设定振打的次数、一次振打的周期（振打一次开或一次关的周期）、左右间隔时间、运行时间。

② 设置 GFG 高效沸腾干燥机基本操作　可以用 "▲" 键对闪烁位进行数值循环（0～9），用 "◀" 键对闪烁位进行移位。设定参数时应依次顺序设定，一直回到原始状态，设定值才键入。在一号设置菜单中，按二号 "SET" 键，不保存退出；在二号设置菜单中，按一号 "SET" 键，不保存退出。

③ GFG 高效沸腾干燥机系统基本操作

■ 按 "开启" 键后，系统才能开始运行，按 "关闭" 键后系统全部关闭。

■ 系统启动以后，按"运行"键，开始进行振打控制，按"停止"键则关闭时序，在振打运行状态再按"运行"键，则进入暂停过程，输出关闭，T_3（总运行时间）继续计时。

■ 只有风机启动以后，按"运行"键，才进入振打运行状态。在振打运行状态时，关闭风机，则振打过程结束。

④ GFG 高效沸腾干燥机工作流程

```
                    ┌→加热
                    ├→清灰───→自动清灰
开"顶升"──→风机──┤          手动清灰
                    ├→搅拌
                    └→搅拌点动
```

关机时按从后往前顺序依次进行。如不按流程操作，有很多程序都开不起来。

⑤ 干燥操作　将原料容器推车推入到主塔，开"顶升"开关，密封主塔。关闭微风调风门，启动风机。逐步开启微风调风门，直至物料抛至适当位置后锁死手柄。以上工作就绪后，即可用自动程序进行干燥作业。搅拌装置严禁带负荷静态启动，以延长齿轮使用寿命，只是在物料处于流化状态，但流化不良时才启动搅拌，且搅拌时间不宜太长。

⑥ GFG 高效沸腾干燥机关机　按"搅拌停"关闭搅拌电机，按"搅拌点动"使使动轴与搅拌电机间离合器滑槽处于与地面垂直位置。按"风机停"关闭风机，手动清灰数次后，按"顶降"，即可拉出物料车出料。

⑦ GFG 高效沸腾干燥机维护与保养

设备控制元件、仪器、仪表应保持清洁、干燥，避免受潮。

设备主塔在每次操作完毕后均需清洗，干燥。

压缩空气过滤器每 6～12 个月应清洗检修一次，进风过滤器应经常检查，予以及时清洗和更换。原料容器下部的不锈钢双面席形分布板筛网如发生堵塞，会成流化不良，应及时加以清洗。

1.1.7.7　整粒与混合

（1）整粒和混合前的准备　同第 1 部分 1.1.5.3 节内容。

（2）整粒　颗粒干燥后，用颗粒机或整粒机 20 目筛网整粒。整粒机的落料漏斗应装金属探测器，以除去意外进入颗粒中的金属屑。摇摆式制粒机的使用与保养见第 1 部分 1.1.7.5 节（1）内容。

（3）总混　将整粒后的颗粒、预胶化淀粉（Starch-1500）和硬脂酸镁加入混合机中，混合机内的装量一般不宜超过该机总容积的 2/3。混匀后装入洁净的容器内，称重。容器内外均有标签，注明品名、规格、批号、重量、日期和操作者等，经半成品检验合格后及时送中间站。

1.1.7.8　结束工作

本批产品整粒与混合完毕，按 SOP 清场，质检人员作清场检查，发《清场合格证》。待后续不同规格或不同产品的生产。填写整粒和混合工序原始生产记录。

本工序质量控制项目：黏合剂的浓度、温度、药物含量、水分、颗粒粗细。每批检查一次。

1.1.8　压片

1.1.8.1　所需主要设备、物料及要求

（1）主要设备　GZPL-265 高速压片机、电子秤、盛器。

（2）物料　颗粒，已混匀并经半成品检验合格。

1.1.8.2　操作人员进入压片车间

操作人员按 GMP 一更、二更净化程序进入压片车间。步骤同第 1 部分 1.1.5.2 节内容。

1.1.8.3 压片前的准备工作

同第 1 部分 1.1.5.3 节内容。

1.1.8.4 领料

按生产指令，将领核料单送至仓库及中间站，仓库及中间站根据领料单备齐物料，压片岗领料员核对物料名称、规格、批号、数量，核对无误后将物料移至内压片间。整齐摆放，并有明显标志。其他要求同第 1 部分 1.1.5.4 节内容。

1.1.8.5 原辅料（颗粒）的验收

步骤同第 1 部分 1.1.5.5 节内容。

1.1.8.6 GZPL-265 系列高速压片机压片

（1）GZPL-265 系列高速压片机的使用条件

■ 颗粒均匀、不潮湿，颗粒比例不少于 2/3。

■ 颗粒大小范围：14～60 目，具有良好的可压性及流动性。

■ 设备应贮存在相对湿度不大于 86％，室温不高于 35℃，并有遮蔽和通风性好的场所。

■ 高速压片机工作环境条件应符合 GMP 要求。

■ 电源制式应为 380V，50Hz，三相五线制，N 线和 PE 线不能相互干扰。

（2）GZPL-265 系列高速压片机主要性能指标

■ 该压片机采用可编程控制器与触摸屏全自动控制，自动控制药片重量，具有自动批量剔废功能。

■ 采用彩色触摸屏，可自动显示故障，并自动停机、报警及帮助菜单。

■ 三个手轮自左至右分别调整主压力（片厚）、填充深度和预压力。

■ 控制主压力、预压力的液压系统压力连续可调，具有自动保压和压力过载保护功能。

■ 稀油自动润滑系统的润滑油量可通过调整时间间隔自动控制，具有润滑油不足显示报警、润滑压力故障报警和自动停机保护功能；甘油润滑系统采用集中手动泵控制方式。

■ 主电机、加料电机采用变频调速，转速连续可调并有上、下限控制功能。

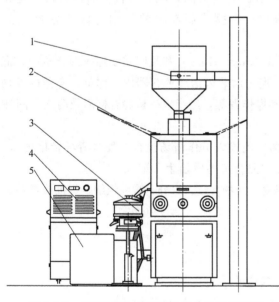

图 1-1-9 GZPL-265 系列高速压片机系统配置

1—上料机；2—压片机；3—筛片机；4—吸尘器；5—成品桶

■ 采用单层加料器强迫给料系统，下冲杆具有阻尼装置，双提升导轨盘结构。

■ 压片室采用三柱式支撑框架结构，气弹簧上翻式有机玻璃门窗，具有门窗开启保护功能。压片室内油管线缆内藏，上护罩有上预压轮观察窗；顶部装有不锈钢顶罩。

■ 与药品接触的零部件（如给料系统、中冲盘及出片装置等）全部采用不锈钢或无毒高分子材料。

■ 具有主压力过载保护功能。

■ 具有电控系统保护、主电机过载保护、加料电机过载保护、上下冲过紧保护与上下导轨安装保护等多种自动保护功能，以及减载启动功能、紧急停车、累计运行时间、机器参数修改权限密码设置等功能。

■ 具有自动调整填充控制片重和压力，并有填充过大、填充过小和冲头压力单值上下限超差报警功能。

■ 整机外露表面采用拉丝处理。

（3）GZPL-265 系列高速压片机系统配置　如图1-1-9。该机有以下功能：①单层加料器强迫给料系统和料桶振荡功能，能有效改善粉末在饲粉器中的流动性问题；②具有自动批量剔废功能；③较好的除尘功能；④该压片机采用可编程控制器与触摸屏全自动控制，自动控制片重。

（4）GZPL-265 系列高速压片机的结构特征　机器主体结构如图 1-1-10 所示。

从结构上看，机器主要由底座、前后底支架、蜗轮箱、机座、冲盘、支撑块、顶板、玻璃门、侧门、后门、前框架、控制柜等结构部件组成。底座、前后底支架和蜗轮箱通过内六角螺钉连接组成一个坚固的框架，作为压片机的基础。

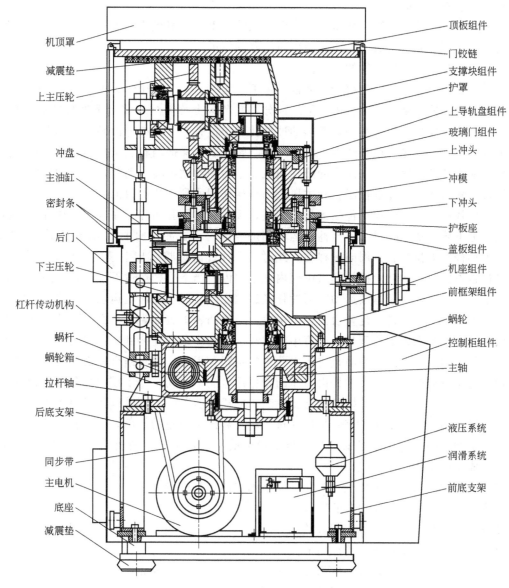

图 1-1-10　GZPL-265 系列高速压片机主体结构示意图

机座固定在蜗轮箱上，同时，机座也成为了蜗轮箱的上端盖。以机座为基础，出片凸轮、过渡块、下拉凸轮、填充凸轮组合、盖板组件、预压油缸和下主压轮等部件安装在机座上。

支撑块通过左右立柱拉杆和穿过主轴的拉杆轴与机座及蜗轮箱连接，形成稳固的三立柱式框架结构，具有极高的抗弯曲和抗扭转能力，满足压片机的承载要求。支撑块上装有导轨盘、下压凸轮、上预压轮和上主压轮。顶板在支撑块的上部，顶板与支撑块之间装有减振装置。顶板的四边装有四扇玻璃门。每扇玻璃门的上面均装有气弹簧，气弹簧为玻璃门的开启和关闭提供支撑和锁紧力。

从功能上看，以盖板组件为界可将压片机分为上下两部分：压片机的上部是压片室；下部是传动室。压片室与传动室之间通过护板座结构防止交叉污染。

压片室完全密封，是完成整个压片工序的部分，它包括强迫加料系统、冲压组合、出片系统、吸粉组合。压片室由顶板、盖板组件及玻璃门通过密封条将压片室完全密封，以防止外界对压片过程的污染。

传动室装有主传动系统、液压系统、润滑系统、手轮调节机构，由后门、侧门及控制柜通过密封条将下部完全密封，以防止粉尘对机器的污染。

下面将对各个部分作详细的介绍。

（5）冲压组合　包括冲盘组合、冲模、上下主压轮、上下预压轮、填充凸轮组合、导轨盘、下压凸轮。冲盘组合分上、中、下三部分，其节圆上均匀分布着上下冲杆孔和中模孔，而上下冲杆及中模分别安装在冲盘节圆的冲杆孔和中模孔内。上冲杆由导轨盘和下压凸轮引导，下冲杆由下拉凸轮、填充凸轮、填充导引凸轮、填充保护凸轮、出片凸轮、出片保护凸轮引导，上下冲杆的尾部嵌在固定的凸轮曲线上。当冲盘做旋转运动时，上下冲杆即随着凸轮曲线做升降运动，并通过预压轮和主压轮的挤压作用达到压片的目的。

（6）压片机的工作流程　包括加料、定量、预压、主压和出片工序。上下冲杆由冲盘带动分别沿上下导轨逆时针运动。当冲模运动到加料段时，上冲杆向上运动绕过强迫加料器，同时，下冲杆经下拉凸轮作用向下移动。此时，下冲杆的型腔面与中模内孔形成一个空腔，物料经过强迫加料器的叶轮搅拌填入中模内孔空腔内，当下冲杆经过下拉凸轮的最低点时形成过量填充。冲模随冲盘继续运动，下冲杆经过填充凸轮时逐渐向上运动，并将空腔内多余的物料推出中模内孔，进入定量段。在定量段，填充凸轮上表面为水平面，下冲杆保持水平运动状态，由料粉刮板上的刮片组合将中模内孔上平面多余的物料刮出，保证了每一个中模内孔中的物料填充量一致。为防止中模内孔中的物料被甩出，刮片组合后面安装了压板。填充保护凸轮将下冲杆拉下，上冲杆由下压凸轮作用也向下运动，当中模内孔移出压板时，上冲杆冲头进入中模内孔。当冲模经过预压轮时，完成预压工序；再继续经过主压轮，通过主压轮的挤压作用，完成主压工序；最后通过导轨盘和出片凸轮的作用，上冲杆和下冲杆均向上运动，下冲杆冲头将压制好的药片推出中模内孔，药片进入出药机构，从而完成出片工序，即完成整个压片工作流程。

（7）冲模常用术语　压片机冲头和冲模结构如图 1-1-11 所示。

冲头：冲杆与中模内孔配合的部分。

冲身：冲杆与上、下冲盘孔配合的部分。

尾部：冲杆与凸轮及压轮接触的部分。

粘冲：药片成型后脱模时，有部分物料粘于上、下冲杆型腔面上。

吊冲：出片后下冲杆不能被正常拉下。

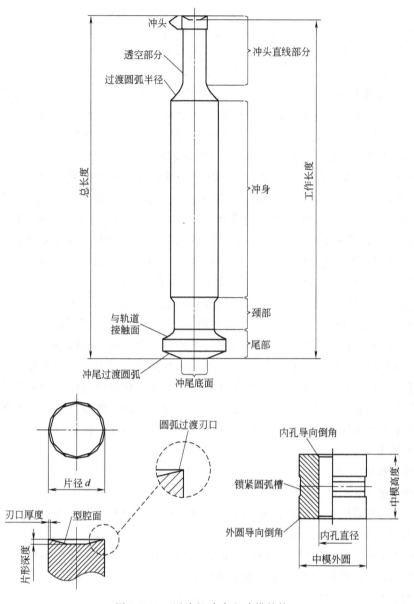

图 1-1-11　压片机冲头和冲模结构

工作长度：冲尾底面至型腔面最低点的长度。

（8）冲头冲模常见问题原因分析

吊冲：冲头与中模内孔配合过紧；物料的黏度或湿度过大引起塞冲；冲身与冲盘孔配合过紧。

冲头弯曲：压力过大；冲杆硬度不够。

裂冲：压力过大；冲杆硬度过高；冲杆疲劳，应力集中。

与导轨接触面磨损大：吊冲；润滑不足；冲身与冲杆孔配合过紧。

飞边：冲头与中模内孔配合间隙过大；冲头或中模内孔磨损。

裂片：中模内孔呈鼓形；物料的成形性差。

揭盖：上冲刃口卷刃；物料的成形性差。

片重超差；冲杆的工作长度超差；物料颗粒不均匀；填充不均匀；物料流动性差。

药片硬度不够；压力不够；颗粒成型性差；物料为纯细粉或细粉比例大。

（9）冲模的正确使用与维护　药片冲模的正确安装、使用和精心的维护是保证药厂生产出合格药片、提高药片冲模使用寿命的重要环节，为此特作如下说明：

① 开箱验货及保养　药片冲模到药厂1周内必须开箱验货，检查所收到的药片冲模规格等是否与订货一致；检查药片冲模的外观，不要擦去模具外表的防锈油，并对包装的药片冲模进行清整，放置于专用模具柜中。注意药片冲模头部的塑料保护套不要取下（高速机药片冲模头部有塑料保护套），以免发生药片冲头不必要的撞伤。

② 药片冲模的安装　药片冲模在装机前要进行彻底的清洗（不要将冲杆头部保护套丢弃，以备拆卸后再次使用），以确保药片冲模没有油污，然后逐个进行安装。安装的顺序为先装中模、上冲杆，后装下冲杆。在安装异形冲模时应将上冲头与中模内型腔的配合间隙调整到最佳状态。因药片冲模片形刃口部分十分脆弱，在安装药片冲模过程中不要相互碰撞，以保证药片质量。在安装中模时，冲盘中模孔必须清理干净，可用专用中模清角器进行清理；可用专用的装模器，以确保中模安装到位；同时将中模的锁紧螺钉锁紧，以免发生中模松动上蹿现象，损坏压片机。药片冲模安装完毕后要进行手盘车一周以上，起动压片机前必须卸压和减填充。

③ 药片冲模的更换与保养　药片冲模在压完药片后进行清车和更换药片品种时，要进行冲模拆卸。药片冲模的拆卸顺序：必须先拆下冲杆、上冲杆，再拆中模。因药片冲模片形刃口部分十分脆弱，所以在拆卸冲模过程中不要相互碰撞，以保证冲模完好；拆卸后的冲模要逐个进行清洗和检查，如发现有问题的冲模要及时进行修复或更换；冲模型腔面的表面粗糙度可用专用的抛光刷和抛光膏进行修复，修复后要进行防护处理（上 F20-1 薄层防锈油），然后将冲模冲头部用保护套套好，放置在专用的药片冲模柜中，以备下次使用。

（10）冲模安装

① 圆形冲模的安装

a. 中模安装

■ 旋松冲模固紧组合，但冲模紧固组合头部不应露出中冲盘外圆表面。

■ 用中模清理刀，清除中模孔内污物。

■ 在中模外壁涂少许润滑油，将中模放置在中模孔上方对正，用手柄轴先轻打，使中模正确导入 2/3 深度，再加中模安装垫重击使其到位。

■ 用刀口尺检查中模端面与中冲盘工作台面 $0\sim-0.05$mm。

■ 旋紧冲模固紧组合。

b. 下冲安装

■ 将下冲杆清理干净，涂油。

■ 右手持下冲插入下冲孔，左手按下压片，右手上推，使下冲进入中模孔内。

■ 调整下冲顶柱，使下冲运动灵活，而不自由滑落。

c. 上冲安装

■ 将上冲杆清理干净，涂油。

■ 在导轨盘缺口处将上冲插入上冲孔即可。

② 异形冲模的安装

a. 中模安装

■ 旋松冲模固紧组合，但冲模固紧组合头部不应露出冲盘端面。

■ 用中模清理刀,清除中模孔内污物。

■ 将导轨盘正面中部部分块卸下,上冲杆清理干净,涂油,从导轨缺口处插入上冲孔,然后将中模套入上冲头内,以上冲为导杆轻打使中模导入中模孔 2/3 时,再用中模手柄轴组合重击,使其到位。用上冲试认模,如正常,将上冲装在导轨盘上即可,上冲与中模应一一对应。不正常则卸下中模重新安装。

■ 用刀口尺检查中模端面与中冲盘工作台面 0～-0.05mm。

■ 旋紧冲模固紧组合。

b. 下冲安装

■ 将下冲杆清理干净,涂油。

■ 右手持下冲插入下冲孔,左手按下压片,右手上推,使下冲进入中模孔内。

■ 调整顶柱,使之运动灵活,而不自由滑落。

注:中模全部安装完毕后,应再检查一遍冲模固紧组合,确保中模紧固正常。

(11) 压片室内零部件安装

① 挡料杆

■ 挡料杆底部距中冲盘工作台面≥0.40mm。

■ 有单片剔废的机器,则吹气孔应距片剂外沿 5mm 左右。

② 料粉刮板

■ 将挡环与料粉刮板用销钉连接,安装在冲盘右侧。

■ 调整支板使料粉刮板平整的压在冲盘上。

■ 检查料粉刮板前侧与冲盘配合情况,应无缝隙且有弹性。

③ 强迫加料器安装

■ 将清理干净的加料器沿平台表面推入冲盘。

■ 用压紧柄将加料器锁住、紧固。

■ 料桶接口与加料器接口用轴套连接。

■ 扳动空心轴连接长轴与轴套。

■ 检查出片侧挡粉架,应为自由状态。

■ 检查粉料刮板是否正常。

④ 动态检查

■ 手动盘车 1～2 圈,检查运行中有无异常。

■ 点动运行,检查运行中有无异常。

(12) 开车前准备工作

■ 认真复核交班记录,并在接班人处签字。

■ 检查压片机零部件安装是否正确,机器上有无工具及其他物品,所有防护、保护装置是否安装好。

■ 用手转动手轮将机器冲盘转动一圈,检查无故障,观察加料器是否与冲盘相磨,然后再进行试开车,装药片的桶和布袋要干净,清洁无异味,易吸潮的品种桶内要垫好塑料袋。

■ 取物料时,要物料、小条、卡片三核对。对好天平零点,按照卡片所定的片重放好砝码,并要经二人核对。

(13) 开车步骤

■ 将物料在桶内搅拌均匀后,添入料桶。

■ 打开主电源开关后，打开控制器电源开关。按下"手动加料"按键，使物料在加料器内转动 30s 左右。

■ 在"运行"菜单下，触摸"手动"按键，将运行设定在手动工作方式。

■ 打开液压开关，使液压表压力显示到规定值，如表 1-1-3。

表 1-1-3　冲头规格与表头压力

冲头规格 φ/mm	表头指示/MPa	冲头规格 φ/mm	表头指示/MPa
5.5	3	11	4.5
6	3	12	5
7	3.5	13	6
8	3.5	14	7
9	4	15	8
10	4	16	8

■ 检查片剂外观（黑色、油点、飞边、掉盖、麻面、薄厚、裂嘴、磕边、粘冲、花面、色点等）。

■ 试好崩解度、溶出度、脆碎度，称好片差。

■ 根据电脑显示的平均压力相对值和压力偏差相对值，设定好压力和偏差的相应值。

■ 按下"自动"按键，以"自动"工作方式，正常开车。

（14）开车后的具体工作

■ 开车后 1h 内要经常核对剂量，观察电脑显示的压力值和偏差值，剂量自动调节的行程，与片剂硬度、剂量的关系，以及自动润滑，自动剔废功能是否正常。料桶内物料不得少于 1/3（结批例外[●]）。

■ 经常检查机器运转情况，有无杂音，零部件有无松动及温升情况。机器正常运转中，不得抹、擦运转部位。

■ 压好的片剂要及时填写好小条（布袋内外各放一张）卡片，捆好口袋嘴送交中间站。

■ 每班产品统计表各一张附在交接班本上。

■ 中途换批时，除按开车步骤执行外，必须注意物料大小，均匀程度和颜色的差异，以免造成药片重量变化或花片。

■ 机器转速的增减，一定经班组长同意后方可改变，不允许随便更改，以确保完成产量计划。中途换冲模时，要认真填写冲头领用记录，在交接班本上，注明换下冲模在机器上的位置号，核对其冲模规格。

■ 停车时，压力减小，车速减为最低后，方可停车。正常生产途中的突然停车，须查找出原因后，方可继续开车。注意：按开车步骤中"点动开车"至"自动开车"步骤操作。

（15）停车后的工作

■ 认真填写交班记录、生产日报。备好物料，料桶中要添满物料。

■ 检查好工具、砝码、天平，整理好卫生，为下班正常生产打下良好基础。

■ 每班清理吸尘装置，保证吸尘机正常工作。

（16）倒车换药

① 拆洗

■ 首先清理吸尘机电磁振动器、过滤布及吸尘管道。不锈钢件用水洗后，擦干，放在蒸

● 即每批的最后例外。

24

发器上干燥，塑料件清理干净即可。

■ 取下料桶，将压片机压力减小至零，将加料器内物料放出，取下加料器并清理干净。

■ 将冲盘、压片室内残存粒、粉、片清理干净。

■ 取下挡料杆、料粉刮板及左保护罩，并清理干净，按由上向下的顺序进行。

■ 左手顺时针方向盘车，右手逐一从导轨盘上开口处取出上冲杆，放在木盒内。

■ 打开机器左盖板，拆下下冲杆过渡块，左手顺时针方向盘车，右手逐一取下下冲杆，放在木盒内。

■ 用六角扳手逐一松开冲模固紧组合，用专用工具将冲模顶出，放在木盒内。擦干净上、下冲孔。用专用工具清理中模孔中的异物。

■ 将换下的冲头、冲模、集油环及倒车人的姓名、倒车日期、班次、车号写在卡片上并放在换下的冲模盒里，如数送回保管室。

■ 将拆下的所有零部件进行清洗、擦干、烘干，备用。搞好机台、室内环境卫生。

② 安装

■ 从冲模室领取冲模。二人核对冲模规格，抽查冲模质量。

■ 安装冲模。

■ 安装料桶和加料器。

■ 安装好挡料杆。注意与下冲杆的间隙要适宜。

■ 安装好各种防护罩、窗、门。

■ 安装好吸尘装置及吸尘管路。

■ 搞好机台、室内环境卫生，请有关人员检查合格后方可开车。

（17）维护保养

① 日常维护及保养

■ 清洁压片室内的卫生。清洁下冲盘阻尼组合件部位的卫生，清洁传动仓内的卫生。

■ 每日接班时检查润滑油液面位置，当显示"润滑油不足"故障报警时，应及时补加润滑油，加油点为润滑油泵。

■ 每班用手动泵加润滑脂 1 次（方法是推动手动泵手把 2 次）。

■ 清洁吸尘机集粉仓，每周清洁吸尘机电机仓。

■ 每次装卸加料器时应保持加料器与冲盘工作台面间隙为 0.05mm。

■ 每次拆卸上、下冲杆时，应检查防尘圈及调整下冲阻尼。

■ 冲模的维护保养参照第 1 部分 1.1.8.6 节内容（9）（本书 21 页）。

② 定期检查与维护

■ 定期检查机器各机构的紧固件，新设备工作 48h 检查一次，连续三次。正常工作后，300h 检查一次。

■ 定期吹扫配电柜内粉尘，300h 检查电器元件、插接件、紧固接线端子。

■ 液压泵油压最高时，油标液面不能少于 5cm，否则应及时加液压油。

■ 蜗轮箱润滑油应定期检查，磨合期内 400h 换油，磨合期后 1000h 换油。

■ 工作 400h，检查手轮连杆传动机构，齿面加少许润滑脂。

■ 工作 400h，检查易损件磨损情况，进行调整或更换。

■ 工作 1000h 应给机体下轴承油杯加润滑脂一次。

（18）润滑油脂的选择

■ 稀油润滑使用 N46 机械油。

■ 脂润滑使用 00 号极压锂基润滑脂。

■ 液压油使用 N46 液压油。

■ 蜗轮蜗杆油：黏稠等级 460 号（冬季）、680 号（夏季）。

（19）压片机对物料的要求　物料是由药物和辅料两部分组成的，而药片又是通过压片机冲压而制成的，因此，对物料有以下要求：

■ 具有一定的流动性，确保填充量均匀。

■ 具有一定的黏合性，使之易于成型。

■ 具有一定的润滑性，使片剂外表光洁美观，且易脱模。

■ 具有一定的崩解性及硬度。

要使物料达到以上要求，可以采用以下方法：

■ 调整辅料，如润滑剂、黏合剂、填充剂、崩解剂等。

■ 调整物料结晶后的粒度，使其粒度均匀，具有良好的流动性。

■ 调整物料中粒、粉的比例，根据生产实践认为：片重在 0.3g 以上时，含细粉量可控制在 20% 左右；片重在 0.1～0.3g 时，含细粉量可控制在 30% 左右；片重在 0.1g 以下时，含细粉量可控制在 40% 左右。

细粉过多时，流动性差，易产生松片，粘冲及加大片重差异，但细粉又有能填补物料间的孔隙的作用，使片面光滑平整。

■ 控制物料的含水量在 3% 左右。

■ 物料硬度适中，一般以用手指轻捻能碎并有粗糙感为宜。物料硬度过高，片剂表面易产生麻点；过小则易产生裂片。

（20）注意事项

■ 机器设备上不可拆的部件，不可随意拆卸。

■ 细粉多的物料不要使用，不干燥物料不要使用。

■ 使用中如发现有机器震动或声音异常情况，应立即停车、检查。

■ 严禁空车带冲模高速运转。

■ 电控柜内元件不要拆、拔。

■ 冲模固紧组合上紧后要严格检查。

（21）压片机电脑控制系统操作规程

■ 接通电源主机冲盘旋转，手动调整压片机直至生产出所希望重量、厚度和硬度的药片，此时，在生产参数菜单中，依据显示的药片平均压力数值设置"设定压力"数据。

■ 在手动调整状态下电脑控制系统只检测并显示药片平均压力，而不实施控制功能。

■ 根据精度要求适当设置好标准偏差、单值上限、单值下限。通常标准偏差应置为 5～10；单值上限置为此时显示最大值加 5～10；单值下限置为此时显示的最小值减 5～10。

■ 调整次数可置为 10～30；超差次数可置为 5～9；测量范围须与放大器量程一致；间隙补偿可置为 1～5。

■ 在"生产运行"菜单下按下"自动"键，机器进入自动控制方式。此时开始累计并显示合格的药片数量。

■ 在自动控制方式下，如重新设置生产参数，须按"保存"键，以免关机后当前数据丢失。

（22）压片工序质量控制项目

① 外观 目测检查药片的外观是否符合片剂外观质量要求。每班随时检查。

② 片重 平均片重每班定时检查。片重差异检查，每班 3～4 次。

③ 崩解度、硬度和脆碎度 观察其结果，决定是否符合要求。正常生产中，由质量检查人员抽样进行各项指标分析。每班 1 次以上。

④ 含量、均匀度和溶出度（规定品种） 每批检查 1 次。

⑤ 温度、相对湿度 每班随时检查。

1.1.8.7 结束工作

通过高速自动压片机压片得到 0.64g/片的对乙酰氨基酚分散片。

所得对乙酰氨基酚分散片装桶，称重，每件附标签，标明品名、重量、日期、工号，并做半成品检验，合格后转下一工段或中间站备用。

写压片工序原始生产记录。

本批产品压制完毕，按 SOP 清场，质检人员作清场检查，发《清场合格证》。待后续不同规格或不同产品的生产。

【附 1-1-7】 分散片的质量评定

（1）性状 本品为白色或类白色圆柱形片。

（2）崩解时限 按片剂和胶囊剂崩解时限检查法检查，除另有规定外，在 19～21℃ 水中，均应在 3min 内崩解。

（3）分散均匀性检查 按 2005 年版《中华人民共和国药典》（以下简称《中国药典》）（二部）附录ⅠA 规定方法检查，应符合规定。检查方法为：取供试品 2 片，置（20±1）℃ 的 100ml 中，振摇 3min，应全部崩解并通过 2 号筛。分散形成的混悬液要较均一，并具有良好的外观。

（4）溶出度测定 按 2005 年版《中国药典》（二部）附录ⅩC 溶出度测定法规定检查，15min 累积溶出百分率 97.7%。

（5）片重差异 按片重差异检查法检查应符合有关规定。

其他应符合片剂项下有关的规定。

1.1.9 铝塑包装

1.1.9.1 所需主要设备、材料及要求

（1）主要设备 滚板式铝塑泡罩包装机。处于完好可运行状态，符合工艺生产技术要求。

（2）待包装物 对乙酰氨基酚分散片。经质检部门检验符合要求，并有合格标志。

（3）内包材料 铝箔、PVC 板。经质检部门检验符合要求，并有合格标志。

1.1.9.2 领料

按生产指令，将领料单送至仓库及片剂中间站，仓库及片剂中间站根据领料单备齐物料，铝箔包装岗领料员核对物料名称、规格、批号、数量，核对无误后将物料移至内包存放间。整齐摆放，并有明显标志。

外包装材料由仓库人员送至外包装间门口，领料员根据领料单核对包装材料名称、规格、批号、数量，核对无误后将包材移至外包材存放间，码放整齐并有明显标志。生产收尾时，包装材料若短缺，按"物料超额发放管理工作程序"进行补领。

1.1.9.3 操作人员进入包装车间

内包装人员按 GMP 一更、二更净化程序进入内包岗。步骤同第 1 部分 1.1.5.2 节内容。

外包装属于一般生产区，操作人员按 GMP 一更要求进入外包间。步骤同第 1 部分 1.1.5.2 节内容。

1.1.9.4 生产前的准备

同第 1 部分 1.1.5.3 节内容。

1.1.9.5 半成品、包装材料的验收

（1）核对包装材料的品名、规格、批号、有效期等。只有包装完好并贴有合格证才可收货。

（2）半成品应包装严密、标志明显，内外包装层均有标明品名、规格、重量、批号、日期和操作者等的凭证，附半成品检验合格证。

（3）确认半成品、包装材料符合要求后，填写生产部门收料记录。

1.1.9.6 包装

将上述对乙酰氨基酚分散片置于铝塑泡罩包装机料斗内，按其标准操作规程操作，待设备调试完成后，进行操作。操作时要注意 PVC 泡罩和铝箔热合密封程度，不得有漏气、烂药现象。操作完成后将铝塑板通过传递窗转入外包装工序。

外包过程中要求装箱数量准确，标签、说明书内容正确，封口符合要求。

本工序质量控制要点：泡罩与铝箔热合情况、装盒装箱数量。随时检查。

1.1.9.7 结束工作

产品：对乙酰氨基酚分散片，每板 6 片，每盒一板。

包装好的产品置于待验区。向质检部门填交请验单。

统计包装材料的实用数、损坏数与剩余数并记录。剩余包装材料按规定处理。

本批产品包装完毕，按 SOP 清场，质检人员作清场检查，发《清场合格证》。待后续不同规格或不同产品的生产。填写包装工序原始生产记录。

1.1.10 相关知识

1.1.10.1 分散片的概念

分散片系指在水中能迅速崩解并均匀分散的片剂。它属于口服速释固体制剂。最早源于《英国药典》（BP），该药典 1988 年版收载了阿司匹林分散片、复方阿司匹林分散片和复方磺胺甲噁唑分散片。因其具有分散状态佳、崩解时间短、药物溶出迅速、吸收快、生物利用度高、服用方便等特点，日益受到人们的关注。我国亦有多种分散片开发上市。

1.1.10.2 分散片的特点

分散片既可以加水分散后口服，也可以含于口中吮服或吞服。普通片剂常因崩解和药物溶出缓慢而影响药物的充分吸收，老人、儿童和吞咽困难的患者服用时多有困难；而液体制剂虽服用方便，但稳定性较差，包装、运输、贮存均不便。分散片兼有片剂和液体制剂的优点，并克服了两者的不足。

（1）崩解迅速，吸收快 普通片剂大多存在崩解速度慢的缺点，因而影响药物的吸收。分散片可在 19～21℃水中 3min 内完全崩解。崩解后形成均匀的混悬液，所以吸收快，起效快，生物利用度较普通片剂明显提高，故适用于急症患者。

（2）服用方便 普通片剂和胶囊剂因体积较大或一次需服用多片（粒），要用水冲服，特别是老人、儿童和吞咽困难的人群，服用不便。分散片放入水中可迅速分散成均匀的混悬液吞服，也可以咀嚼或含吮服用，服用方便，特别适用于儿童。

（3）制备工艺简单 生产工艺与普通片剂相同，生产条件亦无特殊要求。对辅料不要求选择泡腾剂和水溶性辅料。

1.1.10.3 辅料的选择与崩解效果

分散片处方设计的原则是使片剂遇水后在尽可能短的时间内变成小颗粒并形成均匀混悬

液，选择能提供快速崩解的适宜辅料，并控制药物辅料的粒度大小，是保证分散片质量的关键。

崩解剂的种类及用量对分散片的崩解效果至关重要，是制备分散片首先要考虑的因素。一般要求选用的崩解剂溶胀度应大于 5ml/g，常用的崩解剂有羧甲基淀粉钠（CMS-Na）、低取代羟丙基纤维素（L-HPC）、羧甲基纤维素钠（CMC-Na）、交联羧甲基纤维素钠（CCMC-Na）、交联聚乙烯吡咯烷酮（PVPP）等。PVPP 是最佳的崩解剂，最大用量可达到 20%，但其缺点是吸湿性较强，对包装条件要求比较高。研究证实，CMS-Na 用量为 1%～2% 时对法莫替丁片剂崩解的影响不明显；3%～7% 时可明显加快崩解，8%～10% 反而延迟了崩解。当崩解剂用量较大或成本较高时，可考虑几种崩解剂联合应用，如将 PVPP 和 CCMC-Na 按一定比例合用替代单用 PVPP，可同样达到良好的速崩效果。

黏合剂的处方选用也直接影响分散片的崩解。某些药物本身或与辅料混合后缺乏黏性或黏性较小，此时可采用羧甲基纤维素（CMC）、聚乙烯吡咯烷酮（PVP）和羟丙基甲基纤维素（HPMC）等亲水性聚合物的稀醇溶液或水溶液为黏合剂，其中以 PVP 最为常用（很少采用淀粉浆）。采用 PVP 作黏合剂制得的颗粒表面亲水性较大，压片后水分易渗入片芯使其快速崩解溶出。有研究者采用 5%PVP 的不同浓度乙醇溶液为黏合剂制备法莫替丁分散片，结果显示随着乙醇浓度的降低，崩解时间从 6.2min（无水乙醇）缩短到 0.8min（水溶液）。10%PVP 水溶液制得片剂的崩解时间为 5.2min，随 PVP 比例的减少，崩解加快；浓度 1%～3% 差别不显著（0.8～0.9min）。因此，制备时也应考虑黏合剂的合适组成与比例，以利于分散片的崩解。

除了崩解剂和黏合剂，其他辅料对分散片的崩解也有一定影响。譬如溶胀性好的填充剂可对崩解剂产生协同作用，如微晶纤维素（MCC）、处理琼脂等；采用胶体二氧化硅作为助流剂，由于它的强极性和亲水性，有利于水分透入片剂，加速片剂药物的崩解；难溶性药物表面活性剂是分散片处方中必不可少的，较多采用十二烷基硫酸钠、吐温-80 等，可促进片剂药物的崩解。

1.1.10.4 制备工艺特点

（1）药物在制备成分散片前一般要经微粉化处理，粒径大小应在 $100\mu m$ 以下。药物单独微粉化虽可减小粉末的粒度，增大比表面积，但随着表面积的增大，粒子的表面自由能也随之增大，达到一定程度后自由能会自动减低，小粒子又会重新聚集，反而阻碍了药物的溶出，所以又不能过分微粉化处理。某些难溶性药物与亲水性辅料一起研磨，可防止粒子聚集，并增加粒子表面的润湿性，从而提高药物的溶出。

（2）很多药物有苦味或其他异味，直接制成分散片不易让人接受，因此可先将药物与水分散型黏合剂或其他包衣材料混合包裹后再与稀释剂混匀压片。分散片不仅要求崩解快，溶出同样也要求快。很多分散片虽然崩解很快，但溶出较慢，即使加入表面活性剂［如十二烷基硫酸钠（SLS）、聚乙二醇 6000（PEG 6000）等］，仍未能很好改善溶出。在这种情况下，可以考虑先将原药预先做成固体分散体。

（3）制备分散片一般要求颗粒粒径要小，湿颗粒在 1mm（18 目）以下，干颗粒在 0.6mm（30 目）以下。如采用流化床一步制粒，可使颗粒的质量大大提高，压得的分散片能更好地崩解、溶出。

（4）分散片的崩解经常采用内外结合加入方法，可以一种崩解剂一部分内加，另一部分外加；也可以内加一种崩解剂，外加另一种崩解剂。其目的在于，外加崩解剂促使分散片崩解为粗颗粒，内加崩解剂促使粗颗粒崩解为细颗粒，形成均匀的混悬液，综合提高其崩解度。

（5）分散片应在尽可能短的时间内崩解并溶出，因此片剂硬度要比普通片小，以保证片剂有足够的孔隙率而快速崩解和溶出，但又要能维持外观、改善光洁度等。有时为避免分散片吸潮，还要进行薄膜包衣处理，这就要求片剂具有适当硬度。因此要综合考虑压片压力和各辅料的配比，以使获得的崩解时间、硬度、溶出度都符合分散片的要求。试验表明，法莫替丁分散片硬度[❶]在 3.0～7.5kg 范围内，对崩解和溶出无明显影响；当硬度较大（9～10.5kg）时，则崩解减慢，溶出降低。

1.2　泡腾片生产技术

1.2.1　项目要求

制备维生素 C 泡腾片 10000 片。

1.2.2　制订生产计划

（1）销售预测　根据"以销定产"的原则，销售部门根据产品的订货单与市场预测数据，定期制订销售预测表，一般以月为基础制订销售预测表。

（2）生产计划　生产计划部门以销售预测表为依据，作出某种产品（如维生素 C 泡腾片成品）生产计划，即维生素 C 泡腾片每批 10000 片，1 个月需多少批。以批数为基础，计算原辅料、包装材料需求量，制订原辅料需求表。作出生产指令单和包装指令单。

（3）生产部门生产　生产部门根据生产指令单和包装指令单领取物料，按工艺规程及有关 SOP 进行生产。

1.2.3　片剂生产工艺流程及环境区域划分示意图

片剂生产工艺流程及环境区域划分示意图见图 1-1-1。

1.2.4　维生素 C 泡腾片

【处方】

维生素 C	1000g	色素	适量（QS）
酒石酸	4500g	香精	QS
碳酸氢钠	6500g	单糖浆	QS
糖粉	16000g	水溶性润滑剂	QS
糖精钠	200g	共制 10000 片	
氯化钠	200g		

1.2.5　原辅料的预处理

1.2.5.1　所需主要设备、原辅料及其要求

（1）主要设备　粉碎机、圆盘筛粉机、电子秤、天平、盛器。设备和用具应处于该产品生产要求的可运行状态。

（2）原辅料　维生素 C（80 目）、酒石酸（80 目）、碳酸氢钠（80 目）、糖粉（80 目）、水溶性润滑剂（100 目）。

1.2.5.2　操作人员进入预处理车间

操作人员按 GMP 一更、二更净化程序进入预处理车间。步骤同第 1 部分 1.1.5.2 节内容。

---

❶ 用孟山都硬度仪测得的值。

1.2.5.3 生产前的准备

同第 1 部分 1.1.5.3 节内容。

1.2.5.4 领料

同第 1 部分 1.1.5.4 节内容。

1.2.5.5 原辅料的验收

同第 1 部分 1.1.5.5 节内容。

1.2.5.6 存放

同第 1 部分 1.1.5.6 节内容。

1.2.5.7 粉碎、过筛与混合

（1）蔗糖的粉碎

① 领料 按生产指令将领料单送仓库备料，仓库根据领料单，备齐蔗糖，送至制剂车间外清室门口，车间领料员根据领料单核对数量无误外清后通过缓冲间转入原辅料存放间。

② 粉碎 粉碎操作间人员将蔗糖用粉碎机进行粉碎，过 80 目筛，用干净的不锈钢桶盛放，容器内外都附上状态标志，存放时间不得超过 2 天。

（2）过筛 操作方法如下：

a. 原辅料在使用前应目测，核对品名、代号、批号、规格和重量。

b. 根据生产要求，维生素 C、酒石酸、碳酸氢钠和水溶性润滑剂分别过 80 目筛和 100 目筛。调换干净的筛网，检查筛网磨损和破裂情况，发现问题及时更换。

c. 出料口下方放置干净的盛料桶。

d. 接通电源，使其启动，先听一下有无杂音，观察振幅是否合适，待认定正常后可以加入物料进行筛析。过筛结束，分别存放，并注意封口防潮。

e. 工作完毕，切断电源，清理现场。

1.2.5.8 结束工作

通过过筛分别得到符合要求的维生素 C、糖粉、酒石酸、碳酸氢钠和水溶性润滑剂细粉。

所得细粉装桶，称重，每件盛器附标签，标明品名、批号、规格、重量、日期和工号等，并作半成品检验，合格后送中间站或转下一工段备用。

本工序质量控制项目：细度、异物。每批检查一次。

本批产品粉碎、过筛完毕，按 SOP 清场，质检人员作清场检查，发《清场合格证》。待后续不同规格或不同产品的生产。填写粉碎和过筛工序原始生产记录。

1.2.5.9 设备维护保养

同第 1 部分 1.1.5.11 节内容。

1.2.6 配料

1.2.6.1 所需主要设备、原辅料及其要求

（1）主要设备 混合机、电子秤、天平和容器等。设备、容器符合生产要求。

（2）原辅料 维生素 C、糖粉、酒石酸、碳酸氢钠细粉。经质检部门半成品检验合格。

1.2.6.2 操作人员进入配料车间

操作人员按 GMP 一更、二更净化程序进入配料车间。步骤同第 1 部分 1.1.5.2 节内容。

1.2.6.3　配料前的准备

同第 1 部分 1.1.5.3 节内容。

1.2.6.4　领料

根据制剂生产指令,将领料单送细粉中间站,中间站根据领料单备齐维生素 C、糖粉等细粉,领料人员根据核料单核对物料名称、数量、批号、规格,核对无误后移至原辅料存放间。

1.2.6.5　计算、称量与配料

根据生产处方卡计算原辅料的用量,然后称量、投料。原辅料的用量、称量及投料须复核,操作者和复核者均应在记录上签字。

分别称取 80 目维生素 C 和酒石酸,置于 V 形混合机或多向运动混合机中混合均匀,装在清洁的容器中,内外都应有标签,写明规格、批号、重量、日期和操作者。

另分别称取碳酸氢钠和糖粉于洁净的混合机中混合均匀,装在清洁的容器中,内外都应有标签,写明规格、批号、重量、日期和操作者。

1.2.7　制粒

1.2.7.1　所需主要设备、物料及其要求

(1) 主要设备　同第 1 部分 1.1.7.1 节 (1) 内容。

(2) 物料　80 目维生素 C 和酒石酸均匀混合物、95％的乙醇、色素、碳酸氢钠和糖粉的混合物、氯化钠、糖精钠、单糖浆、水溶性润滑剂和纯水等。符合生产质量要求。

1.2.7.2　操作人员进入制粒车间

操作人员按 GMP 一更、二更净化程序进入预处理车间。步骤同第 1 部分 1.1.5.2 节内容。

1.2.7.3　制粒前的准备

同第 1 部分 1.1.5.3 节内容。

1.2.7.4　色素溶液和糖精钠溶液的配制

(1) 色素溶液的配制　根据需要,取适量色素加入纯水中,溶解,制成色素溶液,备用,或用 1％的色素溶液稀释而成。

(2) 糖精钠溶液的配制　取纯水适量,加入糖精钠使其溶解,加入少量色素,搅拌均匀即得。

1.2.7.5　制粒方法

(1) 摇摆式颗粒机制湿颗粒

① 槽型混合机制软材　将 80 目维生素 C 和酒石酸均匀混合物加入槽型混合机中,物料量以浸没搅拌桨为宜。然后加入 95％的乙醇和适量色素溶液,盖好口盖。按 SB_1、SB_2 两个启动按钮实现开车,停止按钮 SB_0 既是一般停止按钮,也可作为急停按钮。待物料达到工艺要求后(轻握成团,一压即散),停止搅拌,倒出物料。先将盛料箱放入机架前,将口盖取下,按动倒料电机正反点动按钮 SB_3、SB_4(但该两按钮切不可同时按下以免造成相同的补修),使混合箱倾斜将物料倒出。

工作完毕后,将料仓及搅拌桨上的余药清理干净。

按上述方法,同理将碳酸氢钠、糖粉和氯化钠用单糖浆、糖精钠水溶液制成软硬适中的软材。

② 摇摆式颗粒机制粒　根据生产操作规程要求,选择筛网并安装,制备维生素 C 湿颗

粒宜用 14 目尼龙筛网，制备碳酸氢钠湿颗粒用 12 目尼龙筛网。其他操作参见第 1 部分 1.1.7.5 节（1）② a 内容。

（2）用高速湿法混合制粒机制湿颗粒　容器中加入物料，设定参数，分别制备 14 目维生素 C 湿颗粒和 12 目碳酸氢钠湿颗粒。

高速湿法混合制粒机的操作方法与维护保养同第 1 部分 1.1.7.5 节（2）内容。

1.2.7.6　湿颗粒干燥

（1）热风循环烘箱干燥　维生素 C 颗粒和碳酸氢钠颗粒分别于 50℃ 左右干燥，干燥大约需 3h。控制颗粒中含水量小于 0.2%。按产品工艺要求经常开门检查烘箱情况，并按要求翻料、倒盘，定时检查烘箱温度，按工艺要求严格控制温度。

热风循环烘箱的操作方法和维护保养见第 1 部分 1.1.7.6 节（1）内容。

（2）GFG 高效沸腾干燥机干燥　将维生素 C 湿颗粒放入原料容器，然后将原料容器推车推入到主塔，开"顶升"开关，密封主塔。关闭微风调风门，启动风机。逐步开启微风调风门，直至物料抛至适当位置后锁死手柄。以上工作就绪后，即可用自动程序进行干燥作业。搅拌装置严禁带负荷静态启动，以延长轮使用寿命，只是在物料处于流化状态，但流化不良时才启动搅拌，且搅拌时间不宜太长。

碳酸氢钠颗粒亦可按上述方法干燥。

1.2.7.7　整粒与混合

（1）整粒和混合前的准备　检查生产场所是否符合该区域清洁卫生要求。检查室内温度和相对湿度并记录。泡腾片在整粒和混合过程中需控制室温低于 20℃，相对湿度小于 30%。

其他参见第 1 部分 1.1.5.3 节内容。

（2）整粒　将两种干粉混合后，用整粒机 12 目筛网整粒，加入适量香精醇溶液，烘片刻。整粒机的落料漏斗应装金属探测器，以除去意外进入颗粒中的金属屑。摇摆式制粒机的使用与保养见第 1 部分 1.1.7.5 节（1）内容。

（3）总混　将 100 目水溶性润滑剂加入整粒后的颗粒中，于高效混合机中混匀。混合机内的装量一般不宜超过该机总容积的 2/3。混匀后装入洁净的容器内，注意封口防潮。称重。容器内外均有标签，注明品名、规格、批号、重量、日期和操作者等，经半成品检验合格后及时送中间站。

1.2.7.8　结束工作

本产品颗粒生产完毕，按各工序按 SOP 清场，质检人员作清场检查，发《清场合格证》。待后续不同规格或不同产品的生产。填写制粒各工序原始生产记录。

本工序主要质量控制项目：药物含量、水分、颗粒粗细。每批检查一次。

1.2.8　压片

1.2.8.1　所需主要设备、物料及要求

同第 1 部分 1.1.8.1 节内容。

1.2.8.2　操作人员进入压片车间

操作人员按 GMP 一更、二更净化程序进入压片车间。步骤同 1.1.5.2 节内容。

1.2.8.3　生产前的准备工作

同第 1 部分 1.2.7.7 节（1）内容。

1.2.8.4 领料

按生产指令，将领核料单送至中间站，中间站根据领料单备齐颗粒，压片岗领料员核对物料名称、规格、批号、数量，核对无误后将物料移至内压片间。整齐摆放，并有明显标志。其他要求同第1部分1.1.5.4节内容。

1.2.8.5 原辅料（颗粒）的验收

步骤同第1部分1.1.5.5节内容。

1.2.8.6 压片

用GZPL-265高速压片机压制维生素C泡腾片，片重3g。

本工序质量控制项目如下：

① 外观 同第1部分1.1.8.6节（22）内容。

② 片重 同第1部分1.1.8.6节（22）内容。

③ 崩解度、硬度和脆碎度 同第1部分1.1.8.6节（22）内容。

④ 含量或均匀度 每批检查1次。

⑤ 温度、相对湿度 每班随时检查。

1.2.8.7 结束工作

通过高速压片机压片得到每片3g的维生素C泡腾片。

所得维生素C泡腾片装桶，封口防潮，称重，每件附标签，标明品名、重量、日期、工号，并做半成品检验，合格后转下一工段或中间站备用。

填写压片工序原始生产记录。

本批产品压制完毕，按SOP清场，质检人员作清场检查，发《清场合格证》。待后续不同规格或不同产品的生产。

【附1-1-8】 泡腾片质量评定

(1) 性状 本品为有色圆柱形片。每片片重3g。

(2) 崩解时限 取本品6片，分别加15℃水100ml，应在3min内崩解。

(3) 酸度 取本品1片，加15℃水100ml使崩解，1min后依法测定 [2005年版《中国药典》（二部）附录Ⅵ H]，pH应为3.8～4.8。

其他应符合片剂项下有关的各项规定。

1.2.9 包装

1.2.9.1 所需主要设备、材料及要求

(1) 主要设备 铝塑泡罩包装机、复合膜外包装机。处于完好可运行状态，符合工艺生产技术要求。

(2) 待包装物 维生素C泡腾片。经质检部门检验符合要求，并有合格标志。

(3) 包装材料 铝箔、PVC、复合膜。经质检部门检验符合要求，并有合格标志。

1.2.9.2 进入包装车间

同第1部分1.1.9.3节内容。

1.2.9.3 包装前的准备

检查生产场所是否符合该区域清洁卫生要求。检查室内温度和相对湿度并记录。泡腾片在内包装过程中需控制室温低于20℃，相对湿度控制在30%以下。

其他参见第1部分1.1.5.3节内容。

1.2.9.4 半成品、包装材料的验收

同第1部分1.1.9.5节内容。

1.2.9.5 包装

（1）内包 将上述维生素C泡腾片置于铝塑泡罩包装机料斗内，按其标准操作规程操作，待设备调试完成后，进行包装操作。用泡罩包装机将维生素C泡腾片包装，每板6片。操作时要注意PVC泡罩和铝箔热合密封程度，不得有漏气、烂药现象。操作完成后将铝塑板通过传递窗转入外包装工序。

（2）外包 用复合膜外包装机对已铝塑包装的维生素C泡腾片再外包复合膜。每袋一板。然后装小盒。外包过程中要求装箱数量准确，标签、说明书内容正确，封口符合要求。

（3）本工序质量控制要点 泡罩与铝箔热合质量，复合袋封口质量，装盒装箱数量。随时检查。

1.2.9.6 结束工作

产品：维生素C泡腾片，每板6片，每袋1板。

其他参见第1部分1.1.9.7节内容。

1.2.10 相关知识

1.2.10.1 泡腾片的概念与特点

泡腾片系指含有碳酸氢钠和有机酸，遇水可产生气体而呈泡腾状的片剂。泡腾片中的药物应是易溶性的，加水产生气泡后溶解形成溶液，因此泡腾片应选用水溶性辅料。泡腾片特别适用于儿童、老人和不能吞服固体制剂的患者。因其以溶液的形式服用，药效迅速，生物利用度高，与液体制剂相比，携带方便。另外，还可根据临床特殊需要，制成特殊的泡腾片（如阴道泡腾片），用于局部治疗，提高疗效，降低副作用。泡腾片和普通片剂相比，生产工艺较复杂，生产条件要求控制室温和相对湿度。

1.2.10.2 辅料的选择

（1）泡腾崩解剂 是指遇水能产生二氧化碳气体达到崩解作用的酸碱系统，是决定泡腾片质量的重要因素。它主要由有机酸和碳酸盐组成。常用的有机酸有枸橼酸、酒石酸、富马酸、己二酸、苹果酸等；常用的碳酸盐有碳酸钠、碳酸氢钠、碳酸钾、碳酸氢钾、碳酸钙等。最常用的有机酸是枸橼酸；最常用的碱是碳酸氢钠、碳酸钠和碳酸氢钾。酸与碳酸盐的比例一般为：枸橼酸与碳酸氢钠0.76：1（质量之比），有的认为溶解最快的比例是0.6：1。其中酸的用量大于理论用量有利于稳定，且口感好。

（2）黏合剂和润湿剂 泡腾片常用的黏合剂和润湿剂有水、无水乙醇、聚乙烯吡咯烷酮（PVP）的水溶液或不同浓度的乙醇溶液、单糖浆、聚乙烯吡咯烷酮（PVP）与聚醋酸乙烯酯的共聚物、聚乙二醇（12000～20000）的异丙醇或乙醇溶液、聚乙二醇（4000～6000）等。

（3）润滑剂 常用的润滑剂有硬脂酸镁（钙）、十二烷基硫酸镁、微粉化的聚乙二醇（4000～6000）、氢化植物油、硬脂酸钠、油酸钠、苯甲酸钠等。泡腾片的有效成分为可溶性，应尽可能选用适宜的水溶性润滑剂。

（4）甜味剂 泡腾片中常用的甜味剂有蔗糖、糖精钠（钙）、甜蜜素、蛋白糖、环乙烷氨基磺酸（钠）、天冬酰胺、甘草甜素等。一般天然甜味剂用量不超过5%，合成甜味剂用量不超过1%。

（5）矫臭剂 常用的有薄荷油、各种香精等，一般用量为0.5%～3%。

1.2.10.3 制备工艺特点

(1) 湿法制粒　将酸和碱分别制粒，在压片前混合。

(2) 非水制粒　处方中组分用非水液体（如乙醇、异丙醇）制粒。

(3) 直接压片　选择适宜的辅料和原料品种，制成流动性和可压性好的混合物，直接压片，可以省去制粒操作。

(4) 干法制粒压片　用滚压或重压法制粒后压片。

(5) 用枸橼酸水合物代替无水物压片　控制制粒的水分含量，以使部分成分溶解形成颗粒。为此，通常用适量的枸橼酸水合物代替无水物，当该混合物加热时，即释放出结晶水，此时释放出的结晶水量比制粒时加入的水量易控制，湿润的颗粒立即压片，然后将片剂干燥。

(6) 微囊工艺制粒　用聚乙二醇将药物和碳酸氢钠通过微囊包裹方法包裹，然后与酸和其他成分制成的颗粒混合，压片。此法可避免与酸接触，增加了稳定性，同时也解决了压片时的粘冲问题。

(7) 流化喷雾制粒　将制备泡腾片所需的原辅料磨成细粉，混合后放入沸腾床的热风中悬浮，向流化室喷入适量水雾，使泡腾粉末发生轻微反应，使颗粒膨胀成10～20目的粒子。收集干燥的颗粒备用。

1.3　口腔崩解片生产技术

1.3.1　项目要求

制备利福平口腔崩解片5000片。

1.3.2　利福平口腔崩解片

【处方】

利福平	150g	铝镁原粉(100目)	25g
微晶纤维素(100目)	125g	硬脂酸镁(60目)	9g
淀粉(120目)	20g	共制1000片	
羧甲基纤维素钠(80目)	5g		

1.3.3　生产工艺

1.3.3.1　实验所需主要设备、原辅料及要求

(1) 主要设备　小型粉碎机、药筛一套（60目、80目、100目、120目）、V形混合机、高速压片机及盛器等。

(2) 原辅料　利福平、微晶纤维素、淀粉、羧甲基纤维素钠、铝镁原粉、硬脂酸镁。

1.3.3.2　实验前的准备

检查实验所需的仪器设备是否齐全，是否处于可运行状态，其性能和技术参数是否符合该实验品种要求，若不能满足实验需要，及时更换，没有备用件时及时购买或自制。

口腔崩解片在生产过程中需控制室温18～26℃，相对湿度为50%以内。

检查实验场所是否符合清洁卫生要求。

检查设备、工具、容器和用具清洗是否符合标准。无异物。

对所用计量容器、度量衡器及仪器仪表进行检查或校正准确。

1.3.3.3　领料

按领料单核对原辅料品名、规格、代号、批号、数量、生产厂及包装情况。

1.3.3.4 计算与称量

根据处方卡和项目要求计算原辅料的用量，然后称量。原辅料的用量、称量及投料须复核，操作者和复核者均应在记录上签字。

1.3.3.5 粉碎与过筛

细度不符合要求的物料先用粉碎机粉碎后，按要求过筛。利福平 80 目、微晶纤维素 100 目、淀粉 120 目、羧甲基纤维素钠 80 目、铝镁原粉 100 目、硬脂酸镁 60 目。

1.3.3.6 混合

将已过筛的各种原辅料于 V 形混合机中混匀后备用。

1.3.3.7 压片

将已混合均匀的物料直接用高速压片机压片即得。

粉末直接压片时要注意两个方面的问题：

（1）物料的流动性问题　通过选择适宜的辅料使物料具有良好的流动性和可压性。

（2）压片机的性能　通过改善压片机的饲料功能，在饲料器上加振荡装置或加强制饲料装置，以解决片重差异；增加预压功能，以解决成形问题；改善除尘机构，以解决粉尘问题。

1.3.4 相关知识

1.3.4.1 口腔崩解片的概念

口腔崩解片是指不需用水或只需用少量水，无需咀嚼，片剂置于舌面，遇唾液迅速溶解或崩解后，借吞咽动力，药物即可入胃起效的片剂。因其在口腔中能快速崩解或溶解，因而目前对其命名较为混乱。其命名包括：口腔片（orally dissolving tablets）；速溶片、口腔速溶片（fast dissolving tablets）；速溶剂型（fast dissolving dosage form, fast dissolving drug form, FDDF）；速崩片（rapidly disintegrating tablets）；速液化咀嚼片（quick-liquifying chewable tablets）等。且进行新药注册中也有以速释片、口腔速溶片、口腔崩解片等命名进行申报。2000 年版《中国药典》（二部）附录中有速释片的收载，因而有厂家以"速释片"的名称申报，后来有商家以"口腔速溶片"的名称进行进口药品注册申报。对此命名混乱的现象，国家新药审批中心专门组织相关的专家进行论证后认为："速释片"已收入 2000 年版《中国药典》附录，但未规定明确的技术要求，故国家新药审批中心将在口腔中快速崩解（或溶解）的片剂统一定义为"口腔崩解片"（orally disintegrating tablets）。

1.3.4.2 口腔崩解片的特点

（1）吸收快、生物利用度高　口腔崩解片可影响药物的溶解速率，特别是对难溶药物溶解速率的影响，故制成口腔崩解片可提高药物的生物利用度；小剂量（小于 60mg 或分子量小的水溶性药物），如调节 pH 使药物在口腔内以非离子形式存在，也可以提高其生物利用度。因此，口腔崩解片适用于需急速起效，且有效浓度与中毒浓度相差较大的药物，如一些战伤急救药、非甾体抗炎药、解痉止吐药及镇痛药等都比较适合制成口腔崩解片；另外一些药物如血药浓度长期处于较平稳状态，则易产生耐药性，制成口腔崩解片后，则可克服此问题，产生良好的治疗效果。

（2）服用方便　口腔崩解片不必用水送服，唾液即可使其崩解或溶解，既可按普通片剂吞服，又可放于水中崩解后送服，还可以不需用水吞咽服药。尤其为老人、小儿、吞咽困难的病人及取水不便者服药提供了方便，如果在制备时采用一定的方法改善制剂的口感，则可大大提高儿童患者的服药依从性，解决婴幼儿服药难的问题。

（3）肠道残留少，副作用低　如吡罗昔康口腔崩解片比双氯芬酸和萘普生普通片的胃肠道反应率低。解热镇痛药阿司匹林、布洛芬口腔崩解片在药物到达胃肠道之前能迅速崩解并分散成细微的颗粒，造成药物在胃肠道大面积分布，吸收点增多，从而降低了药物对胃肠道的局部刺激。

（4）避免肝脏的首过效应　由于口腔崩解片在口中迅速崩解，除大部分随吞咽动作进入胃肠道外，也有相当部分经口腔吸收，因而起效快、首过效应小。

（5）局部治疗作用　普通口服固体制剂（片剂、胶囊剂）到达胃底部迅速排空，难以达到胃的靶向效果。含阴离子交换树脂的口腔崩解片，因其在口腔内溶解，树脂在胃内分布均匀，10%的药物在胃内滞留5.5h，可对幽门螺杆菌进行局部治疗。

1.3.4.3　口腔崩解片的发展简况

泡腾片、溶液片、分散片、舌下片和颊含片，它们各有优缺点，有待完善。随着喷雾干燥技术、固态溶液技术和全粉末直接压片技术的发展，以及优良辅料的开发，口腔崩解片借助其独有的特点而迅速发展，目前国内在新药审批中心审评的口腔崩解片已达19个，而且许多研究单位还在大量开发此类品种。美国FDA目前已批准的有30多个品种。

1.3.4.4　辅料选择

由于口腔崩解片要求在口腔内迅速崩解，所以其制备过程中最重要的是选择稀释剂和崩解剂。

稀释剂决定片剂的成型度、均匀度和光洁度等，因而稀释剂应有较好的流动性和可压性。常用的有甘露醇、山梨醇、糖粉、葡萄糖、乳糖中的一种或几种与微晶纤维素合用，用量一般为37%～68%。

崩解剂主要决定片剂的崩解时间。口腔崩解片中的崩解剂应选用具有良好口感和具有良好崩解性能的辅料。常用的崩解剂有交联聚乙烯吡咯烷酮（PVPP）、交联羧甲基纤维素钠（CCMC-Na）、羧甲基淀粉钠（CMS-Na）、低取代羟丙基纤维素（L-HPC）、微晶纤维素（MCC）等，其中交联聚乙烯吡咯烷酮崩解效果最好。崩解剂最好采用内外加法。速崩制剂中崩解剂的用量一般为16%～18%。另外还要注意矫味剂的选用，如甜味剂（阿斯巴甜、糖精钠、甜菊苷等）、香味剂、薄荷油等。

1.3.4.5　制备工艺特点

（1）直接压片工艺　为口腔崩解片的常用生产工艺。通常选用可压性和崩解性较强的填充剂，加入崩解性能较强的崩解剂，使片剂在短时间内崩解。该工艺主要应解决物料的流动性，以控制片重差异。

（2）湿法制粒工艺　制粒后压片工艺中制粒方式对崩解时间影响很大，以挤出滚圆制粒法制得的片剂可以在短时间内崩解成颗粒，但以摇摆式制粒机制得的颗粒，压片后崩解时间较长，因此以湿法制粒制备口腔崩解片的工艺尚须进一步研究。

（3）冷冻干燥工艺　利用冷冻干燥工艺制备口腔崩解片在国外已是一项十分成熟的技术。主要制备工艺如下：将不溶性药物（小于400mg）或水溶性药物（小于60mg）同水溶性基质（包括多糖、明胶、多肽等）及其他一些辅料（如混悬剂、润湿剂、着色剂等）的混悬液定量分装于一定模具中，冷冻成固态，再减压升温，通过升华作用除去水分，得到高孔隙率的固体制剂。该工艺有其特殊性，对工艺条件和设备要求比较高。

1.3.4.6 口腔崩解片的技术要求

2002 年 5 月国家新药审批中心对口腔崩解片初步拟定的技术要求如下：

■ 应在口腔内迅速崩解、无砂砾感、口感良好、容易吞咽，对口腔黏膜无刺激性。并订入质量标准中"性状"项。

■ 建立合适的崩解时限测定方法和限度，并订入标准。

■ 对难溶性药物，应建立合适的溶出度测定方法和限度，并订入质量标准。

■ 其他应符合"片剂"项下制剂通则有关要求。

1.3.4.7 口腔崩解片生产中存在的问题

（1）直接压片工艺问题　主要是物料的流动性。如果加入过多微粉硅胶，片剂重量差异控制有好转，但在口内会出现白色残留，恐患者难以接受；微粉硅胶过少，片剂重量差异不稳。最好把微粉硅胶加入量控制在 5%～8%（质量分数）。改为乙醇制粒，用 20 目筛，外加崩解剂和滑料的总量应不超过全部物料量的 30%，这样重量差异较好控制，能比较稳定地连续生产。国外采用冻干法，而在国内多数企业不具备生产条件。

（2）包装问题　由于口腔崩解片遇水即崩，即使有少量水汽，也会反映在药片表面上，在有效期内可能出现珠头、麻面、软化等质量问题，一旦出现，大量的返工退货将会来临。一般应采用双铝包装，需双铝包装机。生产过程中，房间的相对湿度应能控制在 50% 左右，这样生产成本会相应增大，但必须严格控制湿度。

（3）崩解控制问题　筛选到合适的组合崩解剂需做大量工作。如果是难溶性药物，还需首先解决水溶性。

（4）质量控制问题　经过细致入微的生产条件控制，通常能生产，但产品在有效期内的质量稳定性很难保证。

1.3.4.8 质量评定

由于口腔崩解片的特性及其生产工艺的复杂性，对其工艺条件的严格控制及生产过程中半成品、成品的质量检查显得尤为重要。对药物混悬液，应检查其黏度、含量、均匀度等；冻干后应检查外观，并按药典崩解度改进方法检查崩解时限、溶出度、均匀度、水分含量等；封装后应对内包装的严密性与可剥离性、外包装等进行抽样检查。

崩解度的检查一般采用两种方法，即药典崩解度改进法和志愿者口服实验法。

（1）药典崩解度改进法　由于该剂型崩解太快，可参考日本药局方第 12 版溶出装置测定口腔崩解片的崩解时间，如图

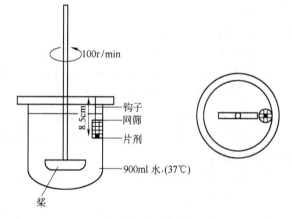

图 1-1-12　药典崩解度改进法崩解装置示意图

1-1-12 所示。900ml 水，水温 37℃，转速 100r/min，转篮底部为 10 目不锈钢网。用秒表测定颗粒完全通过不锈钢网的时间即为崩解时间。

（2）志愿者口服实验法　一般应分别制备含药颗粒和含原料药的口腔崩解片。22～37 岁的健康自愿受试者口服后，测定片剂的崩解时间、苦味、刺激性和口感等。评价指标分四级：3 级有强烈的苦味和刺激性，口感不良；2 级有中等程度的苦味和刺激性，口感一般；1

级有轻微的苦味和刺激性，口感良好；0级无苦味和刺激性，口感好。

2 缓释制剂的制备

2.1 亲水凝胶骨架片生产技术

2.1.1 项目要求

制备双氯芬酸钠（DC-Na）缓释片 10000 片。

双氯芬酸钠（DC-Na）为第三代非甾体抗炎药，DC-Na 具有疗效好、副作用低的特点，是世界畅销药之一。但其半衰期短，$t_{1/2}$ 为 $1.2 \sim 1.8h$，普通片使血浆浓度短暂上升，很快又从血浆消除，每天需服药 3 次。制成缓释片可维持释药 12h，减少服药次数。处方中加入十八醇可以减慢水渗透的速率，从而可以控制药物释放速率。

2.1.2 双氯芬酸钠缓释片

【处方】

双氯芬酸钠(DC-Na)	500g	乳糖	300g
羧甲基纤维素钠	650g	磷酸氢钙	4160g
甲基纤维素	300g	硬脂酸镁	30g
十八醇	300g	共制 10000 片	

2.1.3 原辅料的预处理

2.1.3.1 所需主要设备、原辅料及要求

（1）主要设备 粉碎机、高效筛粉机、盛器及衡器等。设备和用具应处于该产品生产要求的可运行状态。

（2）原辅料 双氯芬酸钠、羧甲基纤维素钠、甲基纤维素、十八醇、乳糖、磷酸氢钙、硬脂酸镁。

2.1.3.2 生产前的准备

检查所需的仪器设备是否齐全，是否处于可运行状态，其性能和技术参数是否符合该实验品种要求，若不能满足生产需要，及时更换，没有备用件时及时购买或自制。

检查生产场所是否符合清洁卫生要求。

检查设备、工具、容器和用具清洗是否符合标准。无异物。

对所用计量容器、度量衡器及仪器仪表进行检查或校正准确。

2.1.3.3 领料

按领料单核对原辅料品名、规格、代号、批号、数量、生产厂及包装情况。

2.1.3.4 计算与称量

根据处方卡计算原辅料的用量，然后称量。原辅料的用量、称量及投料须复核，操作者和复核者均应在记录上签字。

2.1.3.5 粉碎与过筛

细度不符合要求的物料先用粉碎机粉碎后，按要求过筛。DC-Na、羧甲基纤维素钠、甲基纤维素、十八醇、乳糖、磷酸氢钙、硬脂酸镁均通过 80 目筛。

2.1.3.6 混合

将已过筛的 DC-Na 400g、羧甲基纤维素钠 400g、甲基纤维素 300g、十八醇 300g、乳

糖 100g 于 V 形混合机或多向运动混合器中混匀后，得混粉（Ⅰ），装在清洁的容器中，内外都应有标签，写明品名、规格、批号、重量、日期和操作者，备用。同理将 DC-Na 100g、乳糖 200g、磷酸氢钙 4160g 混匀，得混粉（Ⅱ），装在清洁的容器中，内外都应有标签，写明品名、规格、批号、重量、日期和操作者，备用。

2.1.3.7 结束工作

将上述混粉（Ⅰ）、混粉（Ⅱ）送下一工序或中间站。

按 SOP 清场，并作好记录。填写原辅料预处理工序原始生产记录。

本工序质量控制：粉碎细度、异物检查，每批一次；配料时检查品种和数量，每班一次。

2.1.4 制粒

2.1.4.1 所需主要设备、原辅料及要求

（1）主要设备 搅拌机、摇摆式制粒机或高速混合制粒机或流化喷雾制粒机、盛器等。不同的制粒方法选择不同设备。设备状态符合生产要求。

（2）原辅料 混粉（Ⅰ）、混粉（Ⅱ）、羧甲基纤维素钠、纯水等。

2.1.4.2 操作人员进入制粒车间

操作人员按 GMP 一更、二更净化程序进入制粒车间。步骤同第 1 部分 1.1.5.2 节内容。

2.1.4.3 制粒前的准备

同第 1 部分 1.1.5.3 节内容。

2.1.4.4 领料

按领料单核对中间站所送半成品品名、规格、代号、批号、操作者及包装情况。并要有《半成品合格证》。

2.1.4.5 计算与称量

根据生产处方卡计算原辅料的用量，然后称量、投料。原辅料的用量、称量及投料须复核，操作者和复核者均应在记录上签字。

2.1.4.6 黏合剂的配制

称取羧甲基纤维素钠 250g，撒在约 4750ml 温水上，待其充分吸水膨胀后，搅拌均匀，即得 5％的羧甲基纤维素钠胶浆。

2.1.4.7 缓释颗粒的制备

将混粉（Ⅰ）加入混合机中，加入适量 5％羧甲基纤维素钠胶浆，制成软硬适中的软材，用摇摆式制粒机 20 目筛制湿粒。制粒设备的原理和操作方法见第 1 部分 1.1.7.5 节。

2.1.4.8 速释颗粒的制备

将混粉（Ⅱ）加入混合机中，加入适量 5％羧甲基纤维素钠胶浆，制成软硬适中的软材，用摇摆式制粒机 20 目筛制湿粒。

2.1.4.9 结束工作

将制好的湿粒立即干燥。

按 SOP 清场，并作好记录。填写制粒工序原始生产记录。

湿颗粒的质量要求：湿颗粒应密实，细粉少，无长条。每班检查湿颗粒的粗细和松紧情况。经验方法为将颗粒置掌心颠动，有沉重感。

除采用上述方法制粒外，还可以用高速混合制粒机制粒或流化制粒。

2.1.5 湿粒干燥

2.1.5.1 所需主要设备、原辅料及要求

（1）主要设备 热风循环烘箱或沸腾干燥器。

（2）物料 缓释湿颗粒、速释湿颗粒。

2.1.5.2 操作人员进入干燥车间

操作人员按 GMP 一更、二更净化程序进入制粒车间。步骤同第 1 部分 1.1.5.2 节内容。

2.1.5.3 干燥前的准备

同第 1 部分 1.1.5.3 节内容。

2.1.5.4 干燥

检查干燥盘中的湿粒厚度、数量。

制得的湿颗粒立即于热风循环烘箱中干燥，干燥温度设置为 45℃。

干燥过程中每 30min 翻料一次，并记录。严格控制干燥温度，防止颗粒熔融、变质，定时记录温度。

如用流化床干燥，操作中应随时注意流化室的温度及颗粒的流动情况，检查有无结料现象。

待干颗粒含水量达规定范围，即可关闭汽阀。

用洁净的周转桶收放干颗粒，封口，贴签。

2.1.5.5 结束工作

按 SOP 清场，并作好记录。填写干燥工序原始生产记录。

2.1.6 整粒与混合

2.1.6.1 所需主要设备、原辅料及要求

（1）主要设备 摇摆式制粒机或整粒机、V 形混合机或多向运动混合机、盛器等。

（2）物料 已干燥的缓释颗粒和速释颗粒、硬脂酸镁。

2.1.6.2 操作人员进入车间

操作人员按 GMP 一更、二更净化程序进入整粒车间。步骤同第 1 部分 1.1.5.2 节内容。

2.1.6.3 整粒和混合前的准备

同第 1 部分 1.1.5.3 节内容。

2.1.6.4 整粒

将上述两种干颗粒分别用摇摆式制粒机或整粒机 20 目筛整粒。使干颗粒大小均匀，以利压片。整粒机的落料漏斗应装金属探测器，以除去意外进入颗粒中的金属屑。

整粒时筛网的孔径一般比制粒时的要小一些，因为颗粒干燥后体积缩小，但选用时要根据干颗粒的性质灵活掌握，如干颗粒较疏松宜用较粗的筛网，以免破坏颗粒，增加细粉；如干颗粒较硬，可用较细的筛网。

2.1.6.5 混合

将整粒后的速释颗粒、缓释颗粒和润滑剂硬脂酸镁于 V 形混合机或多向运动混合机中充分混匀，混合机内的装量一般不宜超过该机总容积的 2/3。混匀后装入洁净的容器内，封口防潮，称重。容器内外均有标签，注明品名、规格、批号、重量、日期和操作者等，经半成品检验合格后及时送中间站。每混合一次为一个批号。

本工序质量控制项目：药物含量、水分、颗粒粗细。每批检查一次。

2.1.6.6 结束工作

本批产品整粒与混合完毕，按 SOP 清场，检查人员作清场检查，发《清场合格证》。待后续不同规格或不同产品的生产。填写整粒和混合工序原始生产记录。

2.1.7 压片

2.1.7.1 所需主要设备、物料及要求

（1）主要设备 GZPL-265 系列高速压片机、电子秤、盛器。

（2）物料 颗粒，已混匀并经半成品检验合格。

2.1.7.2 进入压片车间

操作人员按 GMP 一更、二更净化程序进入压片车间。步骤同第 1 部分 1.1.5.2 节内容。

2.1.7.3 压片前的准备工作

同第 1 部分 1.1.5.3 节内容。

2.1.7.4 原辅料（颗粒）的验收

步骤同第 1 部分 1.1.5.5 节内容。

2.1.7.5 压片

称颗粒总重量，根据工艺卡计算片重。

用 GZPL-265 高速压片机压片，压片机的操作方法及维护保养参见第 1 部分 1.1.8.6 节内容。

通过高速压片机压片，制得片重 0.58g 的双氯芬酸钠（DC-Na）缓释片。

本工序质量控制项目：

① 外观 目测检查片子的外观是否符合片剂外观质量要求。每班随时检查。

② 片重 平均片重每班定时检查。片重差异每班 3～4 次。

③ 释放度、硬度和脆碎度 观察其结果，决定是否符合要求。正常生产中，由 QA 人员抽样进行各项指标分析。每班 1 次以上。

④ 含量、均匀度和释放度 每批检查 1 次。

⑤ 温度、相对湿度 每班随时检查。

2.1.7.6 结束工作

所得双氯芬酸钠（DC-Na）缓释片装桶，加盖封好后，称重，桶内外附标签，标明品名、重量、日期、工号，并作半成品检验，合格后转下一工段或中间站备用。

写压片工序原始生产记录。

本批产品压制完毕，按 SOP 清场，质检人员作清场检查，发《清场合格证》。待后续不同规格或不同产品的生产。

2.1.8 相关知识

2.1.8.1 亲水凝胶骨架片的概念

亲水凝胶骨架片是指药物与亲水性高分子骨架材料以及其他辅料，通过制片工艺制成的片状缓释制剂。亲水凝胶是指亲水性高分子材料遇水后，表面发生水化作用形成的凝胶。亲水凝胶骨架片与体液接触后，亲水性高分子骨架材料在片剂的表面产生凝胶层，药物要逐渐扩散到表面而释出，故凝胶层控制着药物的释放，且保护片芯不受体液的影响而崩解。

2.1.8.2 亲水凝胶骨架片的特点

该类片剂缓慢释放药物，减少用药次数；由于释药缓慢，药物与胃肠黏膜接触浓度小，可减少某些药物对胃肠的刺激性；生产工艺简单，服用安全。

2.1.8.3 亲水凝胶骨架片的释药机理

亲水凝胶骨架片的药物释放过程可分以下几个步骤：①骨架片的润湿；②亲水性骨架材料的水化、膨胀及凝胶层的形成；③已溶解药物的扩散及凝胶层的溶蚀。

药物自亲水凝胶骨架中的释放一般是两种机制的综合效应：一种为药物的扩散；另一种为凝胶骨架的溶蚀。如果药物在水中溶解度较大，其释药机理主要是药物的扩散和凝胶层的溶蚀；若药物难溶于水，其释药机理主要表现为凝胶层的溶蚀。

2.1.8.4 常用骨架材料

骨架材料的种类、理化性质、用量、黏度、粒径等是影响亲水凝胶骨架片药物释放速率的主要因素，通过选择不同性能的骨架材料及其与药物用量间的比例，可以调节该类制剂的释药速率。常用的骨架材料有：①天然胶类，如海藻酸钠、琼脂等；②纤维素衍生物类，如甲基纤维素（MC）、羟丙基甲基纤维素（HPMC）、羧甲基纤维素钠（CMC-Na）、羟乙基纤维素（HEC）等；③乙烯聚合物和丙烯酸树脂，如聚乙烯醇和聚羧乙烯等。

2.1.8.5 制备工艺

（1）湿法制粒压片　由于亲水性高分子材料黏度较大，通常先将各成分干粉混匀后加水或有机溶剂制粒，不另加黏合剂。制粒时有两种方法：一种为将高分子骨架材料加入适当的稀释剂如乳糖，再加入药物混匀，制颗粒压片；另一种为将高分子骨架材料加入适当的稀释剂（如乳糖）制颗粒，将药物加入颗粒中混匀后压片。

（2）直接压片　将药物粉末混匀后直接压片。

一般不同的制备方法对亲水凝胶骨架片的药物释放影响不大，但仍需根据药物的性质选用合适的方法。

2.2 溶蚀性骨架片生产技术

2.2.1 项目要求

制备硝酸甘油缓释片1000片。

2.2.2 硝酸甘油缓释片

【处方】

硝酸甘油	2.6g	微粉硅胶	5.4g
硬脂酸	60g	乳糖	49.8g
十六醇	66g	滑石粉	24.9g
聚乙烯吡咯烷酮(PVP)	31g	硬脂酸镁	1.5g
微晶纤维素	58.8g	共制1000片	

2.2.3 原辅料的预处理

2.2.3.1 实验所需主要设备、原辅料及要求

（1）主要仪器用具　烧杯、托盘天平、恒温水浴、搅拌机、不锈钢烘盘、摇摆式制粒机、烘箱、单冲压片机及盛器等。设备和用具应处于该产品生产要求的可运行状态。

（2）原辅料　硝酸甘油、硬脂酸、聚乙烯吡咯烷酮（PVP）、微晶纤维素、微粉硅胶、乳糖、滑石粉、硬脂酸镁、95%乙醇。

2.2.3.2 实验前的准备

同第 1 部分 2.1.3.2 节内容。

2.2.3.3 领料

按领料单核对原辅料品名、规格、代号、批号、数量、生产厂及包装情况。

2.2.4 制备操作

2.2.4.1 计算与称量

根据处方卡计算原辅料的用量，然后称量。原辅料的用量、称量及投料须复核，操作者和复核者均应在记录上签字。

2.2.4.2 制备方法

采用溶剂蒸发技术，将硝酸甘油 2.6g 溶于适量乙醇中，再加 PVP 使溶，加微粉硅胶混匀，加入硬脂酸与十六醇，水浴加热至 60℃，使其熔解。另取微晶纤维素、乳糖、滑石粉均匀混合后，加入上述熔化的系统中，搅拌 1h。然后将黏稠的混合物摊于盘中，室温放置约 20min，待成团块时，用 16 目筛制粒。30℃干燥，16 目筛整粒，加入硬脂酸镁，混匀后，压片。片重 0.3g。

2.2.4.3 结束工作

所得硝酸甘油缓释片包装，称重，包装内外附标签，标明品名、重量、日期、操作者，妥善保存，待质量检测。

填写原始实验记录。

本批产品压制完毕，按 SOP 清场，发《清场合格证》。待后续不同规格或不同产品的生产。

【附 1-2-1】 质量评定

释放度检查：按 2005 年版《中国药典》（二部）附录 XD 释放度测定法检查，硝酸甘油缓释片 12h 释放 76%。开始 1h 释放 23%，以后呈匀速释放，接近零级。

2.2.5 相关知识

2.2.5.1 溶蚀性骨架片的概念

溶蚀性骨架片是指药物与可溶蚀的脂肪、蜡类及酯类物质混合，通过制片工艺制成的片状缓释制剂。溶蚀性骨架是指脂肪、蜡类及酯类等物质，这些骨架材料在胃肠液或水中逐渐溶蚀后释放出药物。

2.2.5.2 溶蚀性骨架片的特点

该类片剂缓慢释放药物，减少用药次数；缓慢释药，药物与胃肠黏膜接触浓度小，可减少某些药物对胃肠的刺激性。

2.2.5.3 溶蚀性骨架片的释药机理

这类骨架片是通过孔道扩散与溶蚀控制药物释放，可在骨架中加入表面活性剂以促进释放。通常将巴西棕榈蜡与硬脂醇或硬脂酸联合使用。

2.2.5.4 常用骨架材料

骨架材料的种类、理化性质、用量等是影响溶蚀性骨架片药物释放的重要因素。常用的溶蚀性骨架有巴西棕榈蜡、硬脂酸、单硬脂酸甘油酯、硬脂醇、氢化植物油、聚乙二醇单硬脂酸酯和甘油三酯等。

2.2.5.5 制备工艺

（1）溶剂蒸发法 采用溶剂蒸发技术，将药物与辅料的溶液加入熔融的蜡质中，然后将溶剂蒸发除去，混合干燥成团块，制成颗粒。

（2）熔融法　采用熔融技术，将药物与辅料直接加入熔融的蜡质中，温度控制在略高于蜡质熔点（约90℃），熔融的物料立即冷凝、固化、粉碎，或使成薄片，再粉碎过筛形成颗粒。在没有附加剂时，药物释放延长呈非线性，若加入PVP或聚乙烯月桂醇醚等，则药物呈恒速释放。

2.3　不溶性骨架片生产技术

2.3.1　项目要求
制备复方苯巴比妥钠缓释片1000片。

2.3.2　复方苯巴比妥钠缓释片

【处方】

苯巴比妥	30g	淀粉	14g
硼砂	120g	硬脂酸镁	适量
硬脂酸	30g	95％乙醇	适量
乙基纤维素	5g	共制成1000片	

2.3.3　原辅料的预处理

2.3.3.1　实验所需主要设备、原辅料及要求
（1）主要设备用具　9号药筛、小型摇摆式制粒机、24目筛网、烘箱、小型搅拌机、烧杯、量筒、单冲压片机等。

（2）原辅料　苯巴比妥、硼砂、硬脂酸、乙基纤维素、淀粉、硬脂酸镁、95％乙醇。

2.3.3.2　实验前的准备
同第1部分2.1.3.2节内容。

2.3.3.3　领料
按领料单核对原辅料品名、规格、代号、批号、数量、生产厂及包装情况。

2.3.4　制备操作

2.3.4.1　计算与称量
根据处方卡计算原辅料的用量，然后称量。原辅料的用量、称量及投料须复核，操作者和复核者均应在记录上签字。

2.3.4.2　制备方法
将硬脂酸加热熔融，加入苯巴比妥混匀，再加入硼砂及淀粉搅拌均匀，过9号筛。另将乙基纤维素溶解于适量乙醇中作为黏合剂，制成软材，过24目筛湿法制粒。50℃干燥，加入适量的硬脂酸镁，整粒，压片。片重0.2g。

2.3.4.3　结束工作
所得复方苯巴比妥钠缓释片包装，称重，包装内外附标签，标明品名、重量、日期、操作者，妥善保存，待质量检测。

填写原始实验记录。

本批产品压制完毕，按SOP清场，发《清场合格证》。待后续不同规格或不同产品的生产。

2.3.5　相关知识

2.3.5.1　不溶性骨架片的概念
不溶性骨架片是指以不溶于水或水溶性极小的高分子聚合物、无毒塑料为骨架材料制备

的骨架型缓释片。此类片剂口服后，体液渗入骨架空隙，溶解药物并通过骨架中的极细孔道缓缓向外扩散。在药物的释放过程中，骨架在胃肠中不溶解，最终从粪便排出体外。因难溶性药物自骨架内释放速率很慢，所以仅水溶性药物可考虑制成此类骨架片。

2.3.5.2 释药机理

药物分散在不溶性骨架中，当不溶性骨架片与体液接触时，体液穿透骨架，溶解药物，然后从骨架的孔道中扩散出来。故孔道扩散为药物释放的限速步骤。

2.3.5.3 常用不溶性骨架材料

不溶性骨架材料是指不溶于水或水溶性极小的高分子聚合物或无毒塑料等。这些材料与药物混合制成不溶性骨架片。当不溶性骨架片与体液接触时，体液穿透骨架，溶解药物，然后从骨架的孔道中扩散出来。在药物的释放过程中，骨架几乎没有改变，随粪便排出体外。常用的不溶性骨架材料有：乙基纤维素（EC）、聚乙烯、聚丙烯、聚氯乙烯、聚甲基丙烯酸甲酯等。

2.3.5.4 制备工艺

不溶性骨架片的制法很多，通常采用的是将药物与不溶性骨架材料一起先制成颗粒，然后压制成片。

（1）用有机溶剂，为润湿剂制粒。

（2）用溶于有机溶剂的骨架材料溶液（如乙基纤维素的乙醇溶液）或将部分高分子材料溶于有机溶剂，为黏合剂制粒。

（3）在骨架材料的有机溶液中添加其他聚合物，为润湿剂制粒。

（4）将药物溶于有机溶剂，为润湿剂制粒。

（5）将药物溶于含骨架材料的溶液中，溶剂蒸发后即得药物在骨架材料中的固体分散体，粉碎制粒后压片。

（6）在药物颗粒中加入一定量的骨架材料的粉粒。混合均匀后直接压片。

2.4 膜控缓释小丸生产技术

2.4.1 项目要求

制备双氯芬酸钠缓释小丸。

2.4.2 双氯芬酸钠缓释小丸

【丸芯处方】

双氯芬酸钠	75mg	甘露醇	75mg
L-HPC	35mg	羧甲基淀粉钠	25mg

【包衣处方】

乙基纤维素	4%	枸橼酸三乙酯	适量
PEG 1000	8%		

2.4.3 原辅料的准备和预处理

2.4.3.1 所需主要设备、原辅料及要求

（1）主要设备用具 微粉粉碎分级机、V形混合机或多向运动混合机、盛器等。设备和用具应处于该产品生产要求的可运行状态。

（2）原辅料 双氯芬酸钠、L-HPC、甘露醇、羧甲基淀粉钠、乙基纤维素、PEG 1000、枸橼酸三乙酯等。

2.4.3.2 操作人员进入车间

操作人员按 GMP 一更、二更净化程序进入车间。步骤同第 1 部分 1.1.5.2 节内容。

2.4.3.3 生产前的准备

检查生产所需的仪器设备是否齐全，是否处于可运行状态，其性能和技术参数是否符合该生产品种要求。

更换生产品种及规格前是否清过场，清场者检查者是否签字，未取得《清场合格证》不得进行另一个品种的生产。

检查设备状态标志是否准确、明显，是否按规程进行清洁、洗涤、灭菌。

对所用计量容器、度量衡器及仪器仪表进行检查或校正准确。

检查与生产品种相应的生产指令、SOP 等生产管理文件是否齐全。

检查设备、工具、容器和用具清洗是否符合标准。无异物。

2.4.3.4 领料

同第 1 部分 1.1.5.4 节内容。

2.4.3.5 原辅料的验收

同第 1 部分 1.1.5.5 节内容。

2.4.3.6 存放

同第 1 部分 1.1.5.6 节内容。

2.4.3.7 粉碎、过筛与混合

（1）用粉碎机粉碎并过筛。要求：双氯芬酸钠、L-HPC、甘露醇分别粉碎，过 100 目筛。

（2）混合：将已过 100 目筛的双氯芬酸钠、L-HPC、甘露醇于 V 形混合机或多向运动混合机中混合均匀。

本工序质量控制项目：细度、异物。每批检查一次。

2.4.3.8 结束工作

通过粉碎、过筛与混合，得到符合要求的双氯芬酸钠缓释小丸丸芯混粉。

所得细粉装桶，称重，每件盛器附标签，标明品名、批号、规格、重量、日期和工号等，并做半成品检验，合格后转下一工段备用。

本批产品粉碎、过筛与混合完毕，按 SOP 清场，质检人员作清场检查，发《清场合格证》。待后续不同规格或不同产品的生产。填写粉碎、过筛与混合工序原始生产记录。

2.4.4 双氯芬酸钠缓释小丸的制备

2.4.4.1 所需主要设备、原辅料及要求

（1）主要设备用具 流化造粒包衣机、颗粒分筛机、热风循环烘箱、盛器等。设备和用具应处于该产品生产要求的可运行状态。

（2）原辅料 双氯芬酸钠缓释小丸丸芯混粉、羧甲基纤维素钠、包衣处方中的包衣材料、纯水。经半成品检验合格。

2.4.4.2 操作人员进制丸车间

操作人员按 GMP 一更、二更净化程序进入车间。步骤同第 1 部分 1.1.5.2 节内容。

2.4.4.3 生产前的准备

同第 1 部分 2.4.3.3 节内容。

2.4.4.4 领料

生产部门按生产指令单向中间站领取制丸所需半成品及原辅料；中间站备料，所发原辅料、半成品有合格标志，并有检验报告单，原辅料包装要完好，送料员将半成品、原辅料送到生产部门指定地点，码放整齐，由生产部门材料员点收。发料、送料、收料人均应在需料送料单上签字。

2.4.4.5 原辅料的验收

（1）生产部门材料员应根据送料单核对原辅料的品名、规格、批号、数量、操作者。只有包装完好并贴有合格证才可收货。

（2）生产用的原辅料应包装严密、标志明显，内外包装层均有标明品名、规格、操作者。并有半成品合格标志。

2.4.4.6 制备小丸

小丸的制备主要包括小丸的成型技术与小丸的包衣技术两个方面。小丸的成型方法有多种。无论采用哪种方法，都是将药物与辅料混合均匀，制成圆整度好、硬度适宜、粒度分布窄、流动性好的药物小丸。

（1）用流化造粒包衣机制小丸

① 丸芯制备　将双氯芬酸钠缓释小丸丸芯混粉混合均匀，置于流化造粒包衣机中，开启设备，调整各操作参数后，喷入黏合剂羧甲基纤维素钠溶液，制备含药小丸，待小丸长至适宜大小，在流化室内干燥。用颗粒分筛机过 10～20 目筛，筛选出所需大小范围的丸芯，备用。过大的小丸粉碎后掺入混粉中继续制丸，小的继续加大。

② 包衣液的配制　以乙醇或丙酮为溶剂，按照包衣处方制备包衣浆液，搅匀，备用。

③ 包衣　将上述制备好的含药丸芯适量，置流化造粒包衣机中预热，控制丸温 30～35℃，喷浆泵转速 2～5r/min，主机转速 100～120r/min 进行小丸包衣，控制包衣液用量，当达到要求的质量增加量后，取出干燥，即得缓释包衣小丸。

④ 流化造粒包衣机的组成　由空气压缩系统、动力加热系统、喷雾系统及控制系统组成。

⑤ 流化造粒包衣机使用方法　其方法是将物料置于流化室内，一定温度的空气由底部经筛网进入流化室，使药物、辅料在流化室内悬浮混合，然后喷入雾化黏合剂，粉末开始聚结成均一的球粒，当颗粒大小达到规定要求时，停止喷雾，形成的颗粒直接在流化室内干燥。小丸的包衣也在该流化床内进行，因小丸处于流化状态，可有效地防止粘连现象。其具体操作方法及注意事项详见第 1 部分 1.1.7.5 节内容。

⑥ 该方法的优点　流化造粒包衣是在一个密闭系统内完成混合、制粒、干燥、包衣等工序；制得的小丸大小均匀，粒度分布较窄，外形圆整，无粘连。流化床设有粉末回收装置，原辅料不受损失，包衣液的有机溶剂也可回收，有利于操作环境的改善和生产成本的降低。

（2）包衣锅滚动成丸法

① 滚动成丸法　即将药物和辅料混合粉末置包衣锅中，喷洒润湿剂（水、稀醇等）或黏合剂，滚动成丸。

② 湿颗粒滚动成丸法　即将药物、辅料粉末混匀，加黏合剂制成软材，过筛制粒，将湿颗粒置包衣锅中滚转一定时间，干燥，制得小丸。为了改善圆整度，可在此基础上喷入液体黏合剂或润湿剂，撒入药物或药物与辅料之混合粉末。如此反复操作，制成大小适宜、圆

整度较好的小丸。

③ 空白丸芯滚丸法　即采用球形空白丸芯为种子，置包衣锅中，喷入适宜黏合剂溶液，撒入药物粉末或药物与辅料的混合粉末，滚转成丸；也可将药物溶解或混悬于溶液中，喷包在丸芯上成丸，因载药量较少，一般约负载50％的药量，适于剂量较小的药物制丸。

用包衣锅制小丸，影响小丸圆整度的因素很多，主要有：药物粉末的性质；赋形剂及黏合剂的种类和用量；环境的温度、湿度；物料一次投入量的多少；包衣锅的形状、转速；母核的形状等。

包衣锅滚丸存在劳动强度大，粉尘污染大，成品收率低，干燥速率低，批间重现性差等缺点。

（3）挤压制粒-滚圆法　制备过程可分为四步完成：

① 制软材　将药物与辅料等混合均匀，加入水、醇或黏合剂溶液制成软材，或将湿料经制粒机制成湿粒。

② 挤压　采用适宜的挤压机将湿料或湿粒通过具一定孔径的孔或筛，制成圆柱形颗粒或条状挤出物。

③ 滚圆成丸　通过挤压机的挤出物在滚圆机的一块摩擦板上，通过摩擦力的作用滚圆成丸，这是目前应用最广的成丸方法。

④ 干燥　常用的干燥方式有烘箱内干燥、流化干燥等。

设备包括挤压装置和滚圆装置两大部分：

① 挤压机　目前应用的主要有4种类型的挤压机，即螺旋挤压机、筛式或篮式挤压机、碾滚式挤压机和柱塞型挤压机。

图1-2-1（a）为轴向型螺旋挤压机；（b）为径向型螺旋挤压机。无论哪种挤压机，都是由一个或两个阿基米得螺旋和筛构成。轴向型的筛装在螺旋的尾部；径向型的筛与螺旋的轴垂直，筛孔呈圆筒状环绕螺旋周围分布。湿的塑性物料在挤压机内被螺旋推到筛上并被挤压通过筛孔。

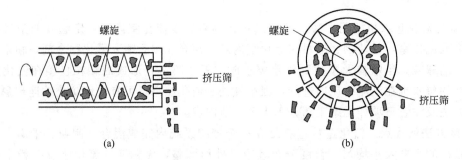

图 1-2-1　螺旋挤压机示意图

图1-2-2（a）为筛式挤压机；（b）为篮式挤压机。它们由一旋转的或摆动的转子与筛构成，湿料通过螺旋或重力输送到挤压室内，通过转子的旋转或摆动将湿料挤压过筛孔。这两种类型挤压机的不同类似于上述轴向型和径向型螺旋挤压机间的差异。

碾滚式挤压机大致可以分成两种类型：一种是由两个相向转动的滚轮（筒）构成，其中一个筒或两个筒具有筛孔，湿料经饲料斗至两个滚轮间，被碾压挤入滚筒内，见图1-2-3（a）、（b）；另一种如图1-2-3(c)，筛在两个碾子的外周，并环绕碾子旋转，湿料在碾子和筛间被挤压出来。

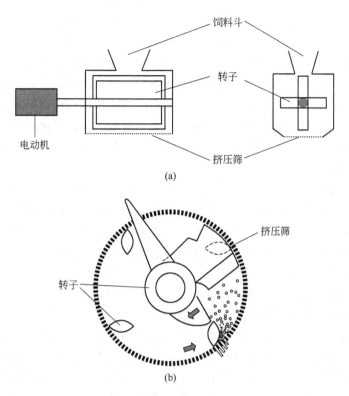

图 1-2-2　筛式挤压机和篮式挤压机

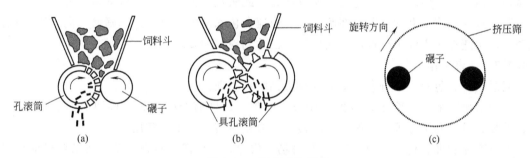

图 1-2-3　碾滚式挤压机

柱塞式挤压机如图 1-2-4，通过活塞的往复运动，将进入挤压塞的湿料挤推到筛上并压过筛。

②滚圆机　滚圆机主要由以一定速率旋转的一块摩擦板构成。摩擦板的表面开了许多小槽以增加摩擦，这些小槽呈两种形状：一种为直角交叉方格型；另一种为径向型，见图 2-5。

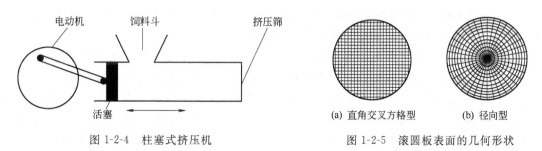

图 1-2-4　柱塞式挤压机

图 1-2-5　滚圆板表面的几何形状

51

（4）离心造丸法　应用离心造粒机可在一密闭的系统内完成混合、起模、成丸、干燥和包衣全过程，造出圆而均匀的球粒。离心造粒的主机是一台同时具有流化作用的离心机，制丸时可将部分药物与辅料的混合细粉或母核直接投入离心机流化床内并鼓风，粉料在离心力及摩擦力的作用下，在定子和转子的曲面上形成涡旋回转运动的粒子流，使粒子得以翻滚和搅拌均匀，通过喷枪喷入适量的雾化浆液，粉料凝聚成粒，获得球形母核，然后继续喷入雾化浆液并喷撒含药粉料，使母核增大成丸。小丸干燥后，喷入雾化的合适包衣液，使小丸表面包上一定厚度的衣料，即得膜控小丸。该法具有成丸速度快，丸粒真球度高，药粉粘锅少，省时省力等优点。

（5）小丸的包衣技术　缓、控释小丸包衣除了可改善外观、味道，增加药物稳定性以外，主要是可达到改善药物生物药剂学性质的目的，通过包衣膜来控制和调节剂型中药物在体内外的释放速率。小丸的包衣既可在包衣锅、高效包衣锅中进行，也可利用空气悬浮流化床包衣法在离心造粒机、流化床中进行，还可在包衣液中蘸浸包衣。

由于普通包衣锅干燥效率低，粉尘污染大，批间差异及操作时间长，故更多的是在改进的包衣锅（如加挡板包衣锅及埋管式喷雾包衣锅）中进行。埋管式喷雾包衣锅特别适合于以水分散体为包衣液的包衣，可极大地缩短包衣时间。

空气悬浮流化床包衣是借助急速上升的空气流将小丸在包衣室内悬浮流化，使之处于不停的流动状态，将包衣溶液或混悬液雾化喷入，即包裹在小丸表面，并被通入的热空气流干燥，反复包衣直到增重到所需厚度。流化床类型有顶喷造粒和包衣两用的流化床、底喷包衣流化床及旋转式流化床等。流化床包衣时影响衣膜性质的关键因素除聚合物的用量外，主要是喷雾压缩空气的温度、喷雾速度和喷枪压力。此法是一种很有效的缓释包衣方法。

蘸浸包衣系将小丸均匀散布在筛网上，快速在包衣液中蘸过，连同筛网一同干燥，轻轻翻动，再快速在包衣液中蘸过，如此反复，已达到规定的要求。

2.4.4.7　结束工作

通过制丸、包衣得到符合要求双氯芬酸钠缓释小丸。

所得双氯芬酸钠缓释小丸装桶，加盖，称重。每件盛器附标签，标明品名、批号、规格、重量、日期和工号等，并做半成品检验，合格后转下一工序备用。

本批产品制丸、包衣完毕，按 SOP 清场，质检人员作清场检查，发《清场合格证》。待后续不同规格或不同产品的生产。填写小丸制备、小丸包衣工序原始生产记录。

【附1-2-2】　小丸的质量评定

小丸的质量可以通过以下项目进行评定：

（1）小丸粒度的测定　小丸的大小可用各种参数来表达，如粒度分布、平均直径、几何平均径、平均粒宽和平均粒长等。小丸粒子大小的分析，目前应用最多和最简单的方法是筛析法。例如取 $100\sim200g$ 小丸在摇摆振荡器中用一系列筛目（例如10目、16目、20目、40目、60目和80目等）的筛筛分一定时间，收集通过各筛目小丸的重量，即可绘制小丸的粒度分布图，并可了解到此批小丸主要分布在哪个粒度范围。

（2）小丸的圆整度　小丸的圆整度（sphericity or roundness）是小丸的重要特性之一，反映了小丸成形或成球的好坏，小丸的圆整度会直接影响膜在丸面的沉积和形成，故可影响到膜控小丸的包衣质量，进而影响膜小丸的释药特性。大小和形状均一、表面平滑、圆整的小丸是制备膜控小丸最理想的条件。有多种方法可测定小丸的圆整度：①测定小丸的最大直径与最小直径的比，比值越小，小丸的圆整度越好；②测定小丸的平面临界稳定性（one plane critical stability，简称 OPCS），即将一定量小丸置一平板上，将平板一侧抬起，测量在小丸开始滚动前，倾斜平面与水平面所形成的角，此角越小，小丸圆整度越高；③测定形状因子，通过有计算机辅助的成像分析法测量出小丸的总投影面积及其周边长，计算出形状因子，数值愈大，圆整度偏离愈大；④测定小丸的休止角。这是一种小丸圆整度的间接表示法。即将一定量（例如 50g）小丸，在指定高度从具 1.25cm 小孔的漏斗中落到硬的平面后，测量小丸的堆积高度（H）和堆积半径（r），$\tan\alpha = H/r$，α 即为休止角。休止角小，说明小丸流动性好，间接反映小丸成球性即圆整度好。

（3）堆密度　取 100g 小丸缓缓通过玻璃漏斗倾倒至量筒内，测出小丸的松容积，即可计算出小丸的堆密度。

（4）脆碎度测定　小丸的脆碎度可评价小丸物料剥落的趋势。测定脆碎度的方法因使用仪器不同可能有不同的规定。比如取 10 粒小丸，加 25 粒直径为 7mm 的玻璃珠一起置脆碎仪中旋转 10min，然后将物料置孔径为 250μm 的筛中，置振荡器中振摇 5min，收集并称定通过筛的细粉量，计算细粉占小丸重的百分率。

（5）水分含量　用加热天平，小丸经 100℃加热 20min 测定失重。

（6）强度或硬度测定　可采用作用原理类似于片剂硬度仪的仪器测定。

（7）释放度试验　小丸中药物的释放是小丸的重要特性，小丸的组成、荷药量、硬度等都与药物自小丸的释放有关。释放度试验方法按 2005 年版《中国药典》（二部）附录 ⅩD 释放度测定法进行。

2.4.5　相关知识

2.4.5.1　缓释小丸的概念

小丸（pellet）又称微丸，是指直径为 1mm，一般不超过 2.5mm 的小球状口服剂型。采用不同处方，可将药物制成速释、缓释或控释的小丸，一般填充入空胶囊中、袋装或压成片剂使用。将药与阻滞剂等混合或先制成普通丸芯后再包控释衣膜而制备的口服小球状小丸，称缓释或控释小丸。

2.4.5.2　小丸的特点

由于小丸属剂量分散型制剂，一次剂量由多个单元组成，与单剂量剂型相比，具有许多优点：①能提高药物与胃肠道的接触面积，使药物吸收完全，从而提高生物利用度；②通过几种不同释药速率的小丸组合，可获得理想的释药速率，取得预期的血药浓度，并能维持较长的作用时间，避免对胃黏膜的刺激等不良反应；③其释药行为是组成一个剂量的多个小丸释药行为的总和，个别小丸制备上的缺陷不至于对整个制剂的释药行为产生严重影响，因此其释药规律具有重现性；④药物在体内很少受到胃排空功能变化的影响，在体内的吸收具有良好的重现性；⑤可由不同药物分别制成小丸组成复方制剂，可增加药物的稳定性，而且也便于质量控制；⑥制成小丸可改变药物的某些性质，如成丸后流动性好、不易碎等，并可作为制备片剂、胶囊剂等的基础；⑦易制成缓、控释或定位制剂。

2.4.5.3　小丸的类型

小丸按释放速度分，主要有速释小丸和缓释或控释小丸。速释小丸是药物与一般辅料制成的具有较快释药速度的小丸，一般情况下，30min 溶出度不得少于 70%，小丸处方中常加入一定量的崩解剂或表面活性剂，以保证小丸的快速崩解和药物溶出。

缓、控释小丸根据其处方组成、结构不同，一般有膜控小丸、骨架小丸以及采用骨架和膜控方法相结合制成的小丸三种类型：

（1）膜控小丸　是先制成丸芯后，再在丸芯外包裹控释衣膜。丸芯除含药物外，尚含稀释剂、黏合剂等辅料，包衣材料是一些高分子聚合物，大多难溶于水或不溶于水。包衣液除包衣材料外，一般加或不加增塑剂、致孔剂、着色剂、抗粘剂等，从而控制药物的释药速率。

（2）骨架小丸　是由药物与阻滞剂混合而制成的小丸。

（3）骨架和膜控法结合小丸　是在骨架小丸的基础上，进一步包衣制成的，从而获得更好的缓、控释效果。

2.4.5.4 释药机理

由于构成小丸的丸芯、衣膜材料或骨架材料的不同，药物从小丸内的释放可能存在多种释药机制，归纳起来有以下几种：

（1）通过包衣膜的溶解、扩散　将包衣聚合物膜视为一连续均匀的相，增塑剂和其他添加剂均匀地分布在此相中，包衣聚合物膜上交联的聚合物链间存在分子大小的孔隙，药物分子经溶解、分配过程进入并通过这些孔隙扩散，见图1-2-6。如果丸芯由高渗物质组成，则膜内外所产生的渗透压差对释药的作用也是非常重要的。以乙基纤维素有机溶液为包衣液和乙基纤维素胶乳（当增塑剂含量很低时）包衣的包衣小丸释药规律可用此机制解释。

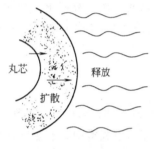
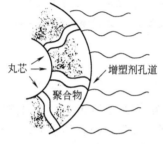
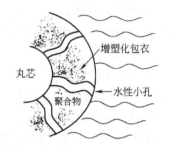

图1-2-6　通过包衣膜的　　　　图1-2-7　通过增塑剂孔道　　　图1-2-8　通过水性孔道的扩散
　　　　溶解、扩散　　　　　　　　　的溶解、扩散

（2）通过增塑剂孔道释药　当增塑剂不均匀地分散在包衣膜中且含量较高时，增塑剂可能在膜内形成通道并在通道内成为连续相，如果药物在增塑剂内的溶解度比在水中的溶解度大，药物就有可能优先通过此通道释放出来，如图1-2-7。

（3）通过水性孔道扩散　在使用渗透性缓、控释材料（如醋酸纤维素、乙基纤维素）和无渗透性的材料（如聚硅氧烷弹性体等高分子聚合物、蜡质或蜡质-脂肪）作为包衣材料制成封闭性的膜时，在包衣液中常加入一些水溶性物质或不溶性固体成分，以起致孔剂作用。致孔剂以极其细小微粒广泛分布于衣膜中，当衣膜与水接触后，致孔剂便溶解或脱落，使衣膜形成微孔或海绵状结构，水由此渗透进入丸芯，使药物溶解、释放，如图1-2-8。

当药物与小丸粒径确定后，通常利用衣层厚度和衣膜中致孔剂的含量调节小丸的释药速率。缓释小丸的附加剂可在几分钟内溶解，但并不是全部，一部分因被膜材料紧密包围，故不能溶解而仍存在于膜壁内部。

（4）骨架小丸的释药　亲水性凝胶骨架小丸与水接触形成黏稠的凝胶层，药物通过该凝胶层而扩散、释放，其释药机制主要包括骨架溶蚀和药物扩散。用蜡质或其他高分子材料为骨架的小丸，由于蜡质为疏水性物质，因此环境中的水分不能迅速渗入丸芯溶解药物。但蜡质材料可被胃肠液溶蚀，逐渐分散为小的颗粒，从而释放出所含药物，其释药机制是外层表面的磨蚀-分散-溶出过程。

2.4.5.5 常用辅料

小丸由丸芯、药物及包衣辅料或骨架小丸辅料组成。

(1) 空白丸芯的辅料 空白丸芯为一定粒度（如30～40目）的蔗糖细粒或糖粉与淀粉用合适黏合剂滚制而成的细粒，用作滚动成丸的丸芯。国外有商品名为 non-pareil 的球形空白丸芯，国内也有商品供应。丸芯的辅料主要有稀释剂和黏合剂，所用辅料与片剂辅料大致相同。常用丸芯辅料有蔗糖、乳糖、淀粉、微晶纤维素、甲基纤维素、聚乙烯醇、聚乙烯吡咯烷酮、羟丙基纤维素、羟丙基甲基纤维素等。

(2) 包衣辅料 包衣用辅料与缓、控释片剂的基本相同，如纤维素衍生物（如乙基纤维素、羟丙基甲基纤维素、邻苯二甲酸醋酸纤维素等）、丙烯酸树脂类、乙烯聚合物等。包衣液一般包括成膜材料、增塑剂，或加致孔剂、着色剂、抗粘剂、消泡剂、避光剂以及溶剂或分散介质等。HPMC 是喷锅包衣的常用物料。所得薄膜能抗碎裂，对热、光线、空气及一定量的湿度都稳定。由 Eudragit $E_{30}D$ 包衣制成的吲哚美辛缓释胶囊，由于包衣材料在消化道中不溶解，通过消化道渗透可逐步释药，效果较好。用 Eudragit $E_{30}D$ 和 Eudragit $L_{30}D$ 作为包衣材料制备的硝酸甘油缓释小丸，不仅释药性能好，而且很稳定。甲基多巴的缓释小丸采用 PVP 包衣液，制得的缓释小丸在服用 15h 后血药浓度为 $0.09\mu g$，提高了其抗高血压的活性。常用的水溶性增塑剂有甘油、丙二醇、聚乙二醇类；脂溶性增塑剂有柠檬酸三乙酯、苯二甲酸二甲酯、癸二酸二丁酯、甘油三醋酸酯、蓖麻油等；常用致孔剂有聚乙二醇类、聚乙烯吡咯烷酮、蔗糖、盐类以及其他水溶性成膜材料（如 HPMC、HPC 等）；常用抗粘剂有滑石粉、微粉硅胶、硬脂酸镁；另外，包衣液处方中有时还须加着色剂、稳定剂、表面活性剂（如十二烷基硫酸钠）、消泡剂（如二甲基硅油）。

(3) 骨架小丸辅料 一般有阻滞剂、致孔剂和表面活性剂等。阻滞剂一般分为不溶性（如乙基纤维素、乙烯-醋酸乙烯共聚物等）、生物溶蚀性（如硬脂酸、硬脂醇、单硬脂酸甘油酯等）和亲水凝胶（如海藻酸钠、羟丙基甲基纤维素等）三大类骨架材料，可选择某一类或几类材料的混合物与药物混合，经适当方法制成。为了调节药物的释药速率，可加入致孔剂、表面活性剂。

2.4.5.6 制备工艺

小丸的制备主要包括小丸的成型技术与小丸的包衣技术两个方面。

(1) 小丸的成型技术 见第1部分 2.4.4.6 节内容。

(2) 小丸的包衣技术 见第1部分 2.4.4.6 节内容。

(3) 缓控释小丸（颗粒）胶囊的制备方法 缓释小丸胶囊的制备有两种方法：

① 当处方中药物含量少时，可用小丸种子作丸芯，该种子为蔗糖淀粉糖球，外包药物粉末，至所需厚度。然后包保护层与缓释层，保护层常用 HPMC、PVP 的乙醇溶液等，缓释层一般用乙基纤维素与甲基丙烯酸共聚物的乙醇溶液包衣，包衣厚度根据需要调节。

② 制备不同释放速率的带色小丸，然后装入胶囊中。或将小丸分成四组，第1组为未包衣的速释小丸，其他三组依次 2h 或 3h、4h 或 6h、6h 或 8h 释放小丸。控制释放的关键因素是包衣层厚度，该层厚度决定水分穿透的难易，丸芯吸收水分使包衣膨胀破裂而使药物释放。有些小丸在一定时间内各组交互释放，即一组释放尚未完全，另一组接着释放，以致形成连续的光滑释放曲线。

在处方中药物较多时，可直接用药物的结晶以缓释材料包衣或将药物与辅料先制成小丸，然后再包衣。

2.5 膜控缓释片生产技术

2.5.1 项目要求

制备磷酸丙吡胺缓释片。

2.5.2 处方

片芯处方：每片含磷酸丙吡胺 100mg，用淀粉、糖粉等常规辅料。

包衣液处方：低黏度乙基纤维素、醋酸纤维素及聚甲基丙烯酸酯为包衣材料；聚乙二醇为致孔剂；蓖麻油、邻苯二甲酸二乙酯为增塑剂；丙酮为溶剂。

2.5.3 片芯的制备

2.5.3.1 主要设备、原辅料及要求

（1）主要设备 微粉粉碎分级机、V 形混合机或多向运动混合机、搅拌机、摇摆式制粒机或高速混合制粒机或流化喷雾制粒机、压片机、热风循环烘箱、盛器等。设备和用具应处于该产品生产要求的可运行状态。

（2）原辅料 磷酸丙吡胺、淀粉、糖粉等。

2.5.3.2 操作人员进入制片车间

操作人员按 GMP 一更、二更净化程序进入车间。步骤同第 1 部分 1.1.5.2 节内容。

2.5.3.3 生产前的准备工作

同第 1 部分 1.1.5.3 节内容。

2.5.3.4 领料

按领料单核对原辅料品名、规格、代号、批号、生产厂及包装情况。

2.5.3.5 原辅料、包装材料的验收

略。

2.5.3.6 存放

略。

2.5.3.7 计算与称量

根据生产处方卡计算原辅料的用量，然后称量、投料。原辅料的用量、称量及投料须复核，操作者和复核者均应在记录上签字。

2.5.3.8 粉碎、过筛与混合

用粉碎机将原辅料粉碎至要求的细度，用 V 形混合机或多向运动混合机混合均匀。

2.5.3.9 制颗粒

按常规方法制颗粒，可以在以下三种方法中选择一种：

方法一 摇摆式颗粒机制湿颗粒。

方法二 用高速混合制粒机制湿颗粒。

方法三 流化制粒。

2.5.3.10 干燥

可以在以下三种方法中选择一种：

方法一 用热风循环烘箱干燥。

方法二 用 GFG 高效沸腾干燥机沸腾干燥。

有关设备的操作方法见第 1 部分 1.1.7.6 节内容。

2.5.3.11 整粒与混合

干颗粒用整粒机整粒后，再外加崩解剂、润滑剂于混合机中混匀，备用。

2.5.3.12 压片

用高速压片机压片。操作方法见第 1 部分 1.1.8.6 节内容。

（1）片芯的要求 直径为 11mm，硬度为 4～6kg，溶出度为 20min 内药物溶出 80%。

（2）本工序质量控制项目

① 外观 目测检查片子的外观是否符合片剂外观质量要求。每班随时检查。

② 片重 平均片重每班定时检查。片重差异每班 3～4 次。

③ 含量、释放度、硬度和脆碎度 观察其结果，决定是否符合要求。正常生产中，由 QA 人员抽样进行各项指标分析。每班 1 次以上。

④ 温度、相对湿度 每班随时检查。

2.5.3.13 结束工作

所得磷酸丙吡胺片芯装桶，加盖，称重，每件附标签，标明品名、重量、日期、工号，并做半成品检验，合格后转下一工段或中间站备用。

写压片工序原始生产记录。

本批产品压制完毕，按 SOP 清场，质检人员作清场检查，发《清场合格证》。待后续不同规格或不同产品的生产。

2.5.4 包薄膜衣

2.5.4.1 主要设备、原辅料及要求

（1）主要设备 高效包衣机、保温搅拌罐、盛器等。

（2）原辅料 片芯、低黏度乙基纤维素、醋酸纤维素、聚甲基丙烯酸酯、聚乙二醇、蓖麻油、邻苯二甲酸二乙酯、丙酮等。

2.5.4.2 操作人员进入包衣车间

操作人员按 GMP 一更、二更净化程序进入包衣车间。步骤同第 1 部分 1.1.5.2 节内容。

2.5.4.3 包衣前的准备工作

检查生产场所是否符合该区域清洁卫生要求。室内相对湿度控制在 70% 左右。

更换生产品种及规格前是否清过场，清场者、检查者是否签字，未取得《清场合格证》不得进行另一个品种的生产。

检查设备状态标志是否准确、明显，是否按规程进行清洁、洗涤、灭菌。

对所用计量容器、度量衡器及仪器仪表进行检查或校正准确。

检查与生产品种相应的生产指令、SOP 等生产管理文件是否齐全。

工具、容器清洗是否符合标准。

2.5.4.4 原辅料的验收

同第 1 部分 1.1.5.5 节内容。

2.5.4.5 配制薄膜包衣溶液

确定了薄膜包衣处方后，如何配制包衣溶液也是包衣操作中的重要工序。质量好的包衣溶液应该是色泽一致，充分溶解或混悬的液体。若配制不当，在包衣时会产生喷头阻塞、色差等质量问题。

【包衣处方】

包衣材料　低黏度乙基纤维素、醋酸纤维素及聚甲基丙烯酸酯

致 孔 剂　聚乙二醇

增 塑 剂　蓖麻油、邻苯二甲酸二乙酯

溶　　剂　丙酮

配制方法：将包衣材料（低黏度乙基纤维素、醋酸纤维素及聚甲基丙烯酸酯）、致孔剂（聚乙二醇）、增塑剂（蓖麻油、邻苯二甲酸二乙酯）溶于丙酮中，搅拌均匀，备用。

2.5.4.6　包衣

用 JGB-5C 高效包衣机，如图 1-2-9 所示。

（1）薄膜包衣操作步骤　首先检查包衣系统是否连接无误，安装固定是否已调节好。

将已配制好的包衣液过 100 目筛，倒入搅拌机内搅拌 40min。

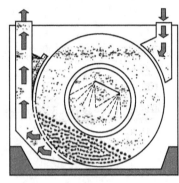

图 1-2-9　高效包衣机示意图

开机送电。

通过面板按钮，选择薄膜包衣状态。

设定好入筒温控仪的温度值 45～50℃，然后打开蒸汽加热开关。

调整好输液泵每分钟的流量，一般 5kg 一锅，正常流量为 20ml/min，检查压缩空气的压力是否符合要求，检查热风温度及送风量，喷枪角度调至最佳状态，以喷枪口对准药品翻动中央曲线为宜。注意喷液与吹热风相平衡。

根据包衣锅的容量将适量的片芯倒入包衣滚筒内，按面板上的"复位"、"喷液开"，薄膜包衣开始，并计时。包衣过程需暂停喷液时，可按"喷液关"键，此时停止计时，需继续喷液时，可按"喷液开"键，此时送液泵和喷枪继续工作，数字计时在原来基础上继续进行。

待衣膜质量增加至 15mg，包衣停止。

操作完毕后，依次关掉空气压缩机、热风器、电机，出薄膜衣片。

按 JGB-5C 高效包衣机清洁 SOP，搞好本设备的清洁卫生。

将所包薄膜衣片室温固化 10h，50～60℃干燥 12～24h，待检备用。

（2）设备的润滑　主机驱动结构中的摆线针轮减速机必须采用二硫化钼润滑，首次使用 300h 后加油，以后每 6 个月加油一次。

主机上的链轮、链条、托轮轴承、主轴承，排风柜上的清灰器的偏心轮、连杆及轴承，一般每隔 6 个月要检查一次，并加注黄油（钙基润滑脂 GB 491—87）。

保温搅拌罐的气动马达，每日使用前在管口加注几滴食用植物油，以保气动马达的正常运转和提高使用寿命。

（3）设备的维护、保养与注意事项

① 主机的维护与注意事项

■ 每个工作日后，须对设备清洗一次，再开启热风柜和排风柜，对主机内水、汽进行干燥（5～10min）后方可完毕。

■ 摆线针轮减速机，出厂时已加入润滑脂，在使用后必须按润滑要求进行检查并按时更换润滑脂。

■ 定期检查链条松紧度，并加注润滑油。

■ 包衣滚筒如有异常或移位，应及时调整托轮高度及间距、包衣滚筒中心距，或更换托轮轴承并校正。

② 电气控制系统的维护与保养

■ 设备的整套电气系统每工作 500h 必须进行一次检查，并做好保养工作。

■ 在每次检修时，必须做好元件保养，并定期更换电气元件。电气系统中的主要元件（如 PLC、接触器，热过敏继电器、自动断路器）均采用导轨式或插件式安装，维修方便。

■ 使用时必须注意不能有脏物、硬件碰伤触摸屏表面，每次工作停机后，需用干软布擦净触摸屏面。

■ 电气控制系统采用先进的 PLC 与人机界面设计，所以电气线路简单，维修方便，持有规定的资格证书电工才可进行维修。

③ 热风柜的维护与保养

■ 各过滤器如期检查，一般与清灰同时进行，如发现损坏，应及时修补或更换。

■ 按实用情况，定期清灰或更换过滤器，一般室外取风的中效过滤每月一次，室内取风可每季度一次，高效过滤器每半年一次。如发现风速无法满足设备的正常作业，必须更换高效过滤器。

■ 热风柜的轴流风机正常使用中，应定期进行检查固紧螺栓、风叶、电线等是否损坏，工作时是否有异常声响、振动或电流过大等现象，如发现应及时进行检修。

■ 需定期检查蒸汽散热器是否有漏水漏汽现象。如使用电加热散热器时，需检查电线、接头是否牢固，是否有漏电或短路等现象，并及时维修和排除。

■ 设备长时间停机重新使用时，必须对热风柜内部进行全面检查，并经试运转后，方可投入使用。特别注意在使用前蒸汽压力必须调到使用范围内后使用。

④ 排风柜维护与保养

■ 除根据实际使用情况定期清灰外，主机在每个工作日清洗完毕后，必须将排风机清灰器启动，振动布袋灰尘一次（约 5～10min），最后将灰斗的灰尘处理干净。

■ 清灰器的零部件与布袋式过滤器应定期检查，如发现损坏及时修补或更换。

■ 按实际使用情况应定期清洗布袋，一般连续使用 50～100 班次需清洗一次，如需要更换布袋时，先将拉簧卸下，然后松开布袋扣即可取出。反之，安装时，先装上布袋，锁紧扣子，挂好拉簧即可。

■ 连续工作 3～6 个月，必须定期维护清灰器的电机及部件，并对偏心轮、连杆轴加注黄油，如有部件磨损及时更换。

■ 排风柜在使用过程中，如发现风机异常声响，应立即停机检查故障原因，及时进行处理或维修。

■ 设备长时间停机，重新使用时，必须对排风机柜内部进行全面检修，特别要注意风机的各部件是否正常，以及布袋过滤器、清灰器、检修门的密封情况等。并经试运转方可使用。

⑤ 蠕动泵的维护与保养

■ 蠕动泵使用前，把转速调至 "0" 位，然后慢慢调快，调至所需的最佳转速。

■ 三只蠕动轮轴承应定期检修并加注润滑油。

■ 使用前，将硅胶管外表适量涂上一层润滑脂后，再拉紧旋入泵头，然后装上泵盖。

■ 使用时要注意视孔是否液体外流，如发现液体，说明硅胶管破裂，立刻停机更换硅胶管和清除泵内脏物。

■ 减速机内部没有需要维修的零件，请不要拆开螺丝，该减速机使用免更换高级齿轮润滑油，可连续运行 18000h。

⑥ 保温搅拌罐维护与保养

■ 每次使用前，必须检查增温水位置，如发现水位低于水标尺，务必加水方可使用（注：水位必须高于水标尺）。

■ 需要定期检查电热管，如发现水温无法增高，及时检修或更换电热管。

■ 气动马达每次工作前，必须从进气管口加注几滴润滑油，确保马达正常运转和使用寿命。

■ 在使用过程中，温度控制必须在 80℃内使用。

注：JGB/D 型高效包衣机操作方法和维护保养与 JGB/C 型大同小异。

2.5.4.7 结束工作

所得薄膜衣片装桶，称重，每件附标签，标明品名、重量、日期、工号，并做半成品检验，合格后转下一工段或中间站备用。

填包衣工序原始生产记录。

本批产品包衣完毕，按 SOP 清场，质检人员作清场检查，发《清场合格证》。待后续不同规格或不同产品的生产。

2.5.5 相关知识

2.5.5.1 膜控型缓释制剂的概念

膜控型缓释制剂是指将一种或多种包衣材料在片剂颗粒、片剂表面、小丸表面进行包衣，以包衣膜控制药物的溶出和扩散延缓药物释放速率的缓释制剂。用包衣材料包裹片剂以控制药物释放而制成的缓释制剂称为膜控型缓释片。

2.5.5.2 膜控型缓释制剂的发展

将适当的药用辅料均匀地包裹在片剂、丸剂、颗粒剂及胶囊剂等固体制剂的表面，形成稳定衣层的技术称为包衣技术。所用的药用辅料统称为衣料，有药物衣、糖衣和薄膜衣等。制剂通过包衣可以达到提高药物稳定性、掩盖药物不良臭味、减少药物刺激性、防止药物配伍禁忌、改善美化外观以及方便服用等诸多目的，更重要的是用于延缓和控制药物释放、改善药物的生物药剂学性质以及弥补药物本身物理化学性质方面的不足。应用包衣成膜技术制备缓释控释新剂型是一个重要发展。随着科学技术的进步和临床用药要求的提高，目前包衣制剂的种类不断增多，新型包衣材料、包衣方法与包衣设备有了更深入的研究与创新。因此，包衣技术的应用和发展不仅是提高固体制剂质量与疗效的有效手段，也是制药工业水平发展、提高的体现。

薄膜衣是以高分子聚合物为包衣材料，用于药物包衣始于 20 世纪 50 年代，与糖衣相比具有生产周期短、用料少、被包衣制剂增重小、衣层机械强度及抗湿热性好、有效控制药物释放及制剂色泽稳定、美观等优点，在化学制药领域已广泛应用。近年来，随着新的薄膜包衣材料的不断问世和专业化及高效薄膜包衣机引进、研制、开发成功，薄膜包衣技术得到迅速发展，解决了包衣片长期存在的开裂、返色、吸潮等质量问题，显示出薄膜包衣技术的强大生命力，甚至有逐渐取代糖衣工艺的趋势。

2.5.5.3 释药机理

微孔膜包衣片与胃肠液接触时，膜上存在的致孔剂遇水部分溶解或脱落，在包衣膜上形成无数微孔或孔道，使衣膜具有通透性。胃肠道中的液体通过这些微孔渗入膜内，溶解片芯中的药物并产生一定的渗透压，由于膜内外渗透压的差别，药物分子便通过这些微孔向膜外扩散。药物向膜外扩散的结果使片内的渗透压下降，水分得以进入膜内溶解药物，如此反复。只要膜内药物维持饱和浓度且膜内外存在渗透压差，则可获得零级或接近零级速率释放药物。包衣膜在胃肠道不被破坏，最后由肠道排出体外。

2.5.5.4 常用的缓释包衣材料

膜包衣片主要由药物和包衣材料组成。包衣材料一般不能单独使用形成衣膜，通常尚需加入增塑剂、致孔剂、着色剂、抗粘剂、溶剂等，合理组方，采用一定的工艺，才能制成理想的衣膜。

（1）缓释包衣材料　通常是一些高分子聚合物，大多难溶于水或不溶于水，但水可以穿透，无毒，不受胃肠液干扰。具有良好的成膜性能和机械性能。常用的有醋酸纤维素、乙基纤维素、乙烯-醋酸乙烯共聚物、聚丙烯酸树脂等。

（2）增塑剂　主要用于改善包衣材料的机械强度，提高包衣材料的成膜能力，有的还利用不同性质的增塑剂来调节衣膜的释药速率。常用的水溶性增塑剂有聚乙二醇、甘油、丙二醇、三醋酸甘油酯等。脂溶性增塑剂有邻苯二甲酸二甲酯、邻苯二甲酸二乙酯、邻苯二甲酸二丁酯、癸二酸二丁酯、枸橼酸三乙酯、枸橼酸三丁酯、蓖麻油等。

（3）致孔剂　是指包衣处方中为了增加封闭性包衣膜的通透性以获得所需释药速率而加入的物质。这些物质多为水溶性物质，也有水不溶性物质。当含致孔剂的缓释包衣膜与体液接触时，致孔剂部分溶解或脱落，使膜形成微孔或海绵状结构，以增加介质和药物的通透性。

水溶性致孔剂与体液接触时被从衣膜中溶解形成孔道，常用的有聚乙二醇类、PVP、蔗糖、盐类以及水溶性成膜材料（如 HPMC、HPC），或将部分药物加在包衣液中，既作致孔剂，又有速释作用。

水不溶性致孔剂添加到包衣液中既有致孔剂的作用，又有抗粘剂的作用。常用的有滑石粉、硬脂酸镁、二氧化硅、二氧化钛等。

（4）着色剂与遮盖剂　其作用是遮盖片芯底色，增加美观，增强产品识别能力。遮光着色剂可通过增加悬浮液的固体含量来降低透光率。

2.5.5.5 薄膜包衣对片芯形状的要求

薄膜衣片包衣的片芯形状和包糖衣片一样有一定的要求，而且在一定程度上关系到包衣质量与成败。薄膜包衣对一般圆片要求是深弧片、浅弧片，直径超过 10.5mm 者最好选择深弧片。对异形片，如三角形、椭圆形、方形、胶囊形、腰子形、柳叶形等，其厚度要求适中，带角处应有一定的圆度，片中央应有适当的弧度，且弧度不得低于平片；腰子形、柳叶形者还要有一定的弧度。要注意，平片绝对不能包衣。因为片剂包衣时，在锅内要有流畅的自然翻滚，翻滚越好，薄膜衣料需用量越少，薄膜衣色泽均匀，片重差异小，包衣操作时间短。反之，由于片形设计失误，造成翻滚不好，其结果是操作时间长，薄膜衣料用量大，色泽不均，片重差异大，甚至片子贴着锅壁打滑，不但不能均匀上膜，而且还会使包上的膜被磨掉。一些有角的片子，如三角片、方片由于角度设计过于追求美观，太尖，影响翻滚，容易产生断角，而且尖角不但包不住，还会产生片与片之间过分摩擦，擦伤片芯中央形成的薄膜衣，使包衣不能进行。因此，要生产出美观高质量的薄膜包衣片，片芯形状的设计也是重要的一环。

2.5.5.6　薄膜包衣机设备应具备的基本技术性能

我国研制薄膜包衣机起步较晚，20 世纪 80 年代中期才开始。研制初期的设备大多由糖衣机改制而成，虽能勉强使用，但由于各种技术指标达不到要求而严重影响成品质量。到了 90 年代初，我国开始引进国外薄膜包衣机设备，主要从日本、英国、德国、意大利进口。使用较普遍的是英国和意大利设备，同时也开始根据本国片剂的生产实际对引进设备进行改进。一台好的薄膜包衣机除制作精良外，必须具备以下基本性能：①整机结构、材质符合 GMP 要求；②符合防爆要求；③清洗方便并具有自动放水装置；④包衣锅具有变速功能（0～20r/min），并同时能良好的翻滚；⑤喷枪雾化完全，断气必停喷（压缩空气一断，不再喷包衣液），停喷时无滴漏现象，雾化度、雾化范围及离片芯的距离可自由调节；⑥具有薄膜液的流量显示，流量大小可自由调节，并应配备蠕动泵，以便于清洁；⑦具有包衣锅内温度、压差及风量显示装置，并可自由调节；⑧搅拌桶内的搅拌桨上下、前后、速度可自由调节，搅拌桨应呈切削形，搅拌桨转速 0～100r/min；⑨有片剂实际温度显示，其温差不得大于±1℃，片温最高温度可高达 70℃；⑩具有很好的吸尘、贮存、除尘方便的装置。

具备了以上机械性能后，该机就可以制备各种特性、大小和片型的薄膜包衣片。

2.5.5.7　薄膜包衣机的安装、调试

首先要熟悉、了解反映该薄膜包衣机性能的技术参数，正确安装。为便于清洁，减少噪声和布局美观，一般有两种安装法：

① 主机和副机应有隔音墙。主机、控制箱、搅拌桶放在操作室，其余副机（如加热器、吸尘、储存机）应安装在主机后间（副机室），后间应安装通风设施。主机连接加热器的热风管和吸尘的抽风管的距离越短越好，尽量减少弯头。弯头处不能做成直角管，应做成圆角管，其弯角≥45°。

② 主机和副机安装于一室。操作室只露出主机的面板，隔墙到顶到边（操作室与主机、副机室之间的隔墙上到房顶，两边到边），中间或旁边开门供机修和清洁。

上述两种方法各有优缺点，前者便于操作清洁，噪声小，但安装较烦琐；后者美观、清洁，维修方便，但薄膜衣液易污染。安装中要特别注意对"压缩空气"必须安装滤过、干燥、去油装置，确保包衣质量。

安装结束，电、压缩空气、蒸汽到位后，即可开始调试。调试步骤如下：

（1）开动包衣锅，观察噪声大小、包衣锅走势平稳性和快慢变速反应，特别是转速最快时的平稳性。好的薄膜包衣机应转动平稳，噪声小，提速、降速反应快，灵敏。

（2）取水适量，倒入搅拌桶内至约 4/5 处，开动搅拌机，任意调节其转速，观察搅拌的均匀性、平稳性及噪声。好的搅拌机（桶）搅拌桨上下升降，前后调节自如，水的旋涡明显而无溅液，搅拌桨呈切削形，搅拌平稳而噪声小。

（3）开启蠕动泵，任意调节其流量，观察水的扬程，扬程越远越好，说明该蠕动泵操作压力好，使用时流量稳定；并观察其流量大小变换是否灵敏，特别是最大流量和最小流量时的稳定性。同时观察显示屏是否正常显示。

（4）调试喷枪。设定位置后，安装喷枪，开启压缩空气，调试二喷枪流量至等量，然后调试喷枪雾化效果。雾化性能好的喷枪，雾中应无液滴状水滴。方法是将雾化水喷于纸上，观察纸上是否有滴状水，再调其雾化范围，观察其是否能符合多种工艺要求。最后关掉压缩空气，观察是否有滴漏水现象。

（5）开启热风、吸尘，调节包衣锅内压差，同时设定预定温度，直至调到包衣锅成负压差，观察其升温速度与温度稳定性及正负温度误差范围。好的包衣机负压差大，温度误差范围在±1℃。

按以上调试顺序都顺利通过后，放置最大容量片芯进行包衣，并观察上述技术参数在负载情况下是否与正常相符，特别是包衣锅的转速、片温和流量的稳定性。包衣片质量符合要求时，才能证明该机性能良好。

2.5.5.8 薄膜包衣的基本操作方法

薄膜包衣操作，一般按下述步骤进行：

（1）试机 开启薄膜包衣机，确认各操作环节运转功能正常后停机。

（2）搅拌 将配制好的薄膜包衣液过 100 目筛，倒入搅拌机内搅拌 40min。

（3）调整流量 将喷枪移至包衣锅外侧之固定位置，开启压缩空气，关闭雾化气阀后，开启输液泵调节二喷枪（或多头喷枪）流量至等量后，关闭输液泵。

（4）调整雾化 开启输液泵及雾化气阀，调整雾化至最佳状态后关闭压缩空气和输液泵。

（5）装片 根据包衣锅的容量，将适量片芯倒入包衣锅内，并将喷枪移至包衣锅内，调节喷枪与片芯的距离后，固定喷枪位置。

（6）预热 预设温度 45～50℃，开启包衣锅使片芯翻动（此时包衣锅转速越慢越好，只要片芯能翻动即可），开启热风和吸尘机略呈负压，加热片芯，同时吸去片芯中残余细颗粒和细粉，至预设温度。

（7）喷液 加速包衣锅转速至片芯最佳翻滚状态，开启压缩空气、输液泵喷液，并根据片芯的特性调节流量，一般 50kg 一锅，正常流量为 200ml/min，从小到大逐渐增加至流量与温度达相对平衡状态，即达预设温度并保持不降后，连续喷液至符合该片包衣质量标准。

（8）结束 喷液至符合质量标准后，在降低流量的同时，逐渐降温，慢慢冷却，停止喷液，关闭热风后约 2～3min，关闭吸尘机及包衣锅，出片。

2.5.5.9 调整薄膜包衣操作工艺条件的方法

按上述基本方法进行薄膜包衣操作，一般应能达到薄膜包衣片的质量标准。但是由于片剂的原料及制剂较复杂，片芯的特性差异很大，如果仅按常规操作，往往不会达到质量要求，还会出现露边、露底、粘连等各种质量问题。因此，必须根据片芯的特性，调整薄膜包衣操作方法的工艺条件或方法顺序。调整与否及如何调整的主要依据是片芯的热软化点、片芯表面的黏度和片芯表面的吸湿度等参数。因为片芯的热软化点与包衣操作温度有关，片芯表面的黏度和片芯表面的吸湿性与薄膜液的流量有关。

软化点是指片芯受热开始软化逐渐变形的温度。如易软化的全浸膏片一般软化点在39～40℃，甚至更低，但也有个别的全浸膏片可高达 50℃也不软化。确定片芯软化点以后，可调整操作时预设温度，预设温度应低于软化点 2℃以确保片芯不软化。

片芯表面的黏度和片芯表面的吸湿性，是确定衣料喷雾流量、干燥温度、热风量的依据。而流量与干燥相关，干燥又与温度、风量相关，所以流量大，需要的干燥速度就要快，干燥时间短，需要的温度要高，风量就要大；反之，流量小，需要的干燥速度要慢，干燥时间长，需要的温度低，风量小。流量、温度、风量三者密切相关。因此，在操作时，特别在一开始喷薄膜液时，一定要根据片芯的特性来调节流量、温度与风量。待片芯表面有一层薄膜衣时再调整一次，直至找到最佳点，即当干燥温度、流量与风量三者达动态平衡时，接着就可连续操作。

操作中还应根据片芯表面的黏度和片芯表面的吸湿性来调整操作顺序。例如某片芯黏度不大而表面的吸湿性却很大，这时开始喷薄膜液时的流量要大，热风温度可高，待片芯全部均匀喷到薄膜液又不粘连时，应停止喷液或放慢流量至最小点，待片芯干燥后再继续喷雾或加大流量至正常喷液。目的是防止片芯松散、片面磨损，水分大量进入片芯，造成片面粗糙，含水量不合格。有的片芯表面的黏度特强，软化点又低，这时开始喷薄膜液时流量要小，而且越小越好，包衣锅转速要慢，待片芯表面略有一层衣膜时，开始包衣锅提速，流量加大。目的是防止片芯粘连，造成露底。

薄膜液喷完后的结束工作同样要根据片芯的特点进行操作，如软化点低的片芯喷完薄膜液后，要放慢包衣锅转速，关闭热风，加大吸尘进行冷却，冷却后才能出锅，以防变形，特别是刻字片更应注意。

2.5.5.10　薄膜包衣片产生露边、露底的解决方法

在薄膜包衣过程中，由于操作不当或薄膜液配方不合理，在片剂的边缘露出底色，称为露边；在片剂的中央露出底色称为露底。产生露边、露底的主要原因是在薄膜包衣过程中，由于对片芯的吸湿率没有充分了解，在喷薄膜液时流量过大，干燥速度一时跟不上就造成露边；若露边情况很明显，严重时就会出现露底。如能及时发现，降低流量或提高干燥速度即可解决。但流量过小，干燥速度过快也会产生露边，这种露边不明显，而是隐约出现，同时伴随出现隐约露底，包衣锅内可见粉尘飞扬严重，片的表面有残余粉末。如不及时发现，露底情况将随着时间延长，会更加严重；如能及时发现，则只需增加流量或减低干燥速度即可避免。

若在纠正了上述操作方法后，仍出现露边或露底现象，证明产生原因不是操作问题，而是薄膜液的配方问题。如薄膜液的配方中成膜剂用量太少，造成黏度不够；或润滑剂过量，造成黏度降低。这时必须增加成膜剂用量或更换复合膜材料品种，必要时也可降低润滑剂用量来加以解决。

2.5.5.11　解决薄膜包衣片色泽不匀的方法

在薄膜包衣片成品中出现花片或色点都称为色泽不匀，或叫色差。发生原因和解决办法如下：

（1）着色剂选用不当　在薄膜包衣液配方中一般都采用不溶物（如氧化铁等）作着色剂，所以只要按照正确操作方法配制薄膜包衣液，是不会产生色泽不匀的质量问题的。如果采用水溶性色素或叶绿素等一类着色剂那么很容易产生色泽不匀，因为此类着色剂与成膜材料或增塑剂及溶剂的亲和性或溶解性差，往往在包衣液中不能均匀分配，而造成色差。因此，除全水薄膜包衣液外，在一般薄膜包衣液配方中不宜采用水溶性色素作着色剂。

（2）薄膜包衣液配制不当　在配制薄膜包衣液时由于预处理不规范或配方中着色剂用量不合适，均会造成包衣成品色泽不匀。如：①预处理中材料溶散时间不够或膜料没有过筛；②钛白粉没有经过预处理，造成白点，解决方法是可用适量水涨透；③着色剂（如钛白粉）用量不够，增加到适度即可。

（3）包衣机本身翻滚不好　片芯翻滚时有死角或有停顿，或操作时包衣锅转速没有根据片芯的大小、相对密度调到最佳翻滚转速，使薄膜液不能均匀地喷在片芯上，造成色泽不匀，这点在包异形片时更应特别注意。可以将包衣锅调节到适宜转速，同时可以在包衣锅内

加上隔板以避免翻滚时有死角或停顿。

2.5.5.12　预防薄膜包衣片变形的方法

在薄膜包衣过程中由于包衣操作不当造成片剂无棱角、凹瘪、缩片、胖片等都称为变形。变形一般都因包衣时操作不当造成，流量过大和温度过高是造成变形的主要原因。由于流量过大，一时来不及干燥，遇到高温药物软化，片芯就失去棱角。此时虽及时降低流量，但大量水分已进入片芯，有些片芯在高温干燥下开始收缩，在片的边缘产生一条条收缩造成缩片；有的片芯在高温干燥下开始膨胀，如时间较长，片芯中间还会出现空心，造成胖片。因此，根据片芯的热软化点掌握流量和温度是防止变形的关键所在。

由于包衣机内导向板和锅型的设计原因，造成片剂翻滚不好，片剂翻滚时留有死角或出现停顿；或未根据片芯的大小、相对密度调到最佳翻滚转速，均可使薄膜液不能均匀喷在片芯上，部分片芯吸湿水分造成变形。此时出现的变形不是整锅而是部分，特别是异形片更明显。必须及时根据片芯的大小、相对密度调到最佳翻滚转速，加以挽救。

2.5.5.13　包衣中产生裂片的原因及解决方法

在薄膜包衣操作过程中，时而出现从片的腰间开裂或顶部脱落一层的裂片，俗称壳片。这种现象都发生在片芯，包衣前片芯质量检查时一时很难发现，一旦遇到薄膜液中的水分、乙醇和包衣中翻滚的冲击，就开始裂片，这种现象称隐裂，俗称暗壳。发生这种现象应该从片芯的处方设计即辅料选用、原辅料配比以及制粒方法、颗粒含水量等方面找原因，并加以克服。如裂片不严重，压片时适当降低压力，也能起到一定的作用。若包衣时发现这种片芯，开机后，包衣锅转速要缓慢，甚至可降到 2r/min，同时包衣液喷雾流量要小，温度要控制在40℃左右，使其慢慢上膜，防止水分的浸入和翻滚的撞击。待片芯上有一层薄薄的薄膜保护层时，才可恢复正常速度包衣。这种方法一般都能有效控制包衣中的裂片，但是要从根本上解决问题还得从片芯制备时注意。

2.5.5.14　包薄膜衣后片重差异不合格的解决方法

片芯重量差异合格，但经包薄膜衣后，包衣片重量差异不合格，即可定为成品重量差异不合格。薄膜衣片和糖衣片不同，糖衣片只要片芯重量差异符合规定限度，包衣后不再检查重量差异；而薄膜衣片包衣前后，即片芯与成品均要检查重量差异，目的是确保包裹的薄膜厚薄均匀。包衣过程中主要有以下情况可能造成片重差异不合格，应针对解决：

（1）薄膜液配制工艺不合理或未过100目筛，料液不均匀，且喷液时未执行边搅拌边喷液规定。应按规定工艺配制薄膜液，并执行边搅拌边喷液规定。

（2）包衣机本身翻滚不好，片剂翻滚时有死角或有停顿，或未根据片芯的大小、相对密度调到最佳翻滚转速，从而使薄膜液喷在片芯上不均匀。应检查包衣机，重新调整包衣锅转速。

（3）片芯未全部包裹，就急于出锅，造成薄膜衣厚薄不均。因此包薄膜衣必须执行定量包衣，即按片芯量配制定量薄膜液，薄膜液必须全部喷完，包衣操作才能完成。

2.5.5.15　薄膜包衣后含水量不合格的解决方法

片芯含水量合格，但经包衣后成品含水量不合格，造成这种情况的原因主要是操作方法问题。首先是包衣操作时薄膜液喷枪流量过大，薄膜液来不及干燥所造成。在薄膜包衣过程中，流量、温度、风量三者关系密切，若配合不好，容易发生各种质量问题，成品含水量不合格就是其中一种。如果流量、温度、风量三者调节好，喷雾速度与干燥速度相对平衡，成品含水量不但能保持与原片芯一样不变，而且还有所降低。因此，若出现水分超标，解决方法是调整流量、温度与风量，使喷枪喷出的薄膜液被合适的温度、风量及时干燥，成品含水量就不至于上升。其次是薄膜液中作为溶剂的乙醇浓度，乙醇浓度过低不容易干燥，当薄膜液中的水分超过一定温度风量的干燥能力时，多余的水分就停留在片芯中，随着包衣时间的增加水分同时增加，导致成品含水量不合格。因此，可适当提高薄膜液的乙醇浓度，降低薄膜液中水分含水量，在乙醇挥发干燥的同时又可带走水分。

经薄膜包衣技术制备的颗粒具有均匀、稳定、崩解快、服用剂量小等优点。如用Ⅳ号丙烯酸树脂、PEG等材料制备板蓝根薄膜包衣颗粒，解决了原板蓝根冲剂易吸湿、辅料量大等问题。一些易挥发的药物，如含冰片的颗粒，由于冰片在颗粒中逐渐挥发，用于压片后片面上会出现空洞，影响片剂的美观而且导致冰片含量下降，经薄膜包衣后可显著延缓冰片挥发，保持片面光洁。一些易松散的颗粒、易吸潮的颗粒剂，通过薄膜包衣，可避免或极少产生细粉，增强颗粒抗湿能力等，提高颗粒质量。

2.5.5.16 颗粒包衣与片剂包衣的差异

颗粒的薄膜包衣和片剂薄膜包衣操作一样，包衣锅的转速、喷枪的流量、温度、风量必须根据颗粒特性进行预选设定、调整。与片剂相比，区别在于颗粒不但体积小而且密度小，又易松散。因此，在包衣时，包衣锅的转速相对要慢，特别是刚开机时更要慢，防止颗粒松散产生细粉；薄膜衣液的含固量要低，而溶剂乙醇的浓度相对要高些；喷枪的流量要小，雾化效果要好，雾化面要大，以防止颗粒粘连产生结块；温度相对偏高些，但风量要小，既要能保证及时干燥又要防止颗粒飞扬。必须注意，颗粒的包衣和片剂的包衣一样，一定要根据颗粒的特性（如颗粒的相对密度、黏度大小及吸湿率）来确定包衣锅的转速、包衣液的流量、雾化的程度、温度的高低、风量的大小，才能确保薄膜包衣的顺利进行。

由于颗粒包衣的要求与片剂有所不同，特别是对光洁度要求较低或没有要求，因此处方虽然也由成膜剂、增塑剂、着色剂、润滑剂等组成，但其他用料相对比片剂简单。特别对无色泽要求的颗粒甚至只需成膜剂即可。增加一些润滑剂（滑石粉）、增塑剂（聚乙二醇），都能获得很好的效果。

2.5.5.17 干法制粒的颗粒最适合颗粒薄膜包衣的原因

薄膜包衣的颗粒与压片的颗粒要求有明显的区别，压片的颗粒要求疏松而又有弹性，颗粒与细粉要有一定的比例；而薄膜包衣的颗粒在保证溶散的前提下越硬越好，颗粒的粒度一般要求在10~24目，细粉越少越好。

制粒的方法很多，有湿法制粒、挤压法制粒、一步制粒、干法制粒等。但除干法制粒外，各法制得的颗粒一般都有一定数量的细粉，而且颗粒疏松、多孔。薄膜包衣时不但薄膜液用量大，而且一经翻滚，容易产生细粉和颗粒之间的粘连，加大了包衣的难度，影响成品得率。

干法制粒所制得的颗粒，结实不易松散，表面较光洁，颗粒在包衣锅内翻滚不易产生细粉，很大程度上防止了颗粒之间的粘连。包衣时薄膜液用料省，降低了原料成本，又由于干法制粒所制得的颗粒大小相对比较均匀，因此，干法制粒的颗粒最适宜颗粒薄膜包衣。

3 控释制剂的制备——渗透泵型控释制剂生产技术

3.1 项目要求

制备维拉帕米渗透泵片2.3万片。

制成渗透泵片的原因如下：

维拉帕米为白色结晶性粉末，溶于水、乙醇。其为钙通道阻滞剂，用于治疗心律失常和心绞痛。该药一般为口服片剂，服后迅速吸收分布在组织中并达高浓度，随后，其浓度快速下降，每日需服用3～4次，生物利用度欠规则，且常导致副作用。维拉帕米渗透泵片为一种单室渗透泵片，每日仅需服药1～2次，且体内释药均匀恒定，释药速率不受胃肠道可变因素的影响。

3.2 处方

【片芯处方】

盐酸维拉帕米（40目）	2850g	聚乙烯吡咯烷酮	120g
甘露醇（40目）	2850g	乙醇	1930ml
聚环氧乙烷（40目、M_r 500万）	60g	硬脂酸（40目）	115g

共制2.3万片

【包衣液处方】（用于每片含主药120mg的片芯）

醋酸纤维素（乙酰基值39.8%）	47.25g	聚乙二醇3350	4.5g
醋酸纤维素（乙酰基值32%）	15.75g	二氯甲烷	1755ml
羟丙基纤维素	22.5g	甲醇	735ml

共制2.3万片

3.3 片芯制备

3.3.1 所需主要设备、原辅料及要求

（1）主要设备 粉碎机、V形混合机或多向运动混合机、搅拌机、制粒机、热风循环烘箱、压片机、盛器等。设备和用具应处于该产品生产要求的可运行状态。

（2）原辅料 盐酸维拉帕米、甘露醇、聚环氧乙烷、聚乙烯吡咯烷酮、乙醇、硬脂酸等。

3.3.2 操作人员进入片剂制备车间

操作人员按GMP一更、二更净化程序进入车间。步骤同第1部分1.1.5.2节内容。

3.3.3 生产前的准备

同第1部分2.4.3.3节内容。

3.3.4 领料

同第1部分1.1.5.4节内容。

3.3.5 原辅料的验收

同第1部分1.1.5.5节内容。

3.3.6 粉碎、过筛与混合

将盐酸维拉帕米、甘露醇、聚环氧乙烷分别用粉碎机粉碎，过40目筛。然后将这三种组分置于混合器中，混合5min，得均匀混合物。硬脂酸粉碎，过40目筛，备用。

3.3.7 制软材

（1）黏合剂的配制 将PVP 120g加入1930ml乙醇中，搅拌使溶。

（2）制软材 向上述三种组分混合物中加入PVP乙醇溶液，搅拌约20min，制成软硬

适宜的软材。软材的干湿程度可用经验方法掌握，即：紧握成团，轻压即散。

3.3.8 制湿颗粒

用制粒机过 10 目筛制湿粒。

湿颗粒的质量要求：置掌心中颤动，有沉重感，细粉少，颗粒完整，无长条。

3.3.9 湿颗粒的干燥

将制得的湿颗粒立即于热风循环烘箱中干燥。检查干燥盘中的湿粒厚度、数量。干燥温度设置为 50℃，待干颗粒含水量达规定范围，即可关闭汽阀，大约需干燥 18h。

干燥结束，用洁净的周转桶收放干颗粒，封口，贴签。

3.3.10 整粒与混合

将已干燥的颗粒用 10 目筛整粒后，加入 40 目的硬脂酸于混合机中混匀，混匀后装入洁净的容器内，封口防潮，称重。容器内外均有标签，注明品名、规格、批号、重量、日期和操作者等，经半成品检验合格后及时送中间站。每混合一次为一个批号。

3.3.11 压片

称颗粒总重量，根据工艺卡计算片重。该品种用 GZPL-265 高速压片机压片，压片机的操作方法及维护保养见第 1 部分 1.1.8.6 节内容。

通过高速压片机压片，制得每片含主药 120mg，片重调节为 257.2mg，硬度为 9.7kg 的片芯。

所得片芯装桶，称重，每件附标签，标明品名、重量、日期、工号，并做半成品检验，合格后转下一工段或中间站备用。

3.3.12 结束工作

填写原始生产记录。

本批产品生产完毕，按 SOP 清场，质检人员作清场检查，发《清场合格证》。待后续不同规格或不同产品的生产。

3.4 包衣

3.4.1 所需主要设备、原辅料及要求

（1）主要设备 热风循环干燥箱、空气悬浮包衣机、激光钻孔机、盛器等。设备和用具应处于该产品生产要求的可运行状态。

（2）所需物料 片芯、醋酸纤维素（乙酰基值 39.8%）、醋酸纤维素（乙酰基值 32%）、羟丙基纤维素、聚乙二醇 3350、二氯甲烷、甲醇。

3.4.2 进入包衣车间

操作人员按 GMP 一更、二更净化程序进入包衣车间。步骤同第 1 部分 1.1.5.2 节内容。

3.4.3 包衣前的准备

同第 1 部分 2.4.3.3 节内容。

3.4.4 领料

生产部门按生产指令单向仓库限额领用原辅料；生产部门材料员按生产指令单填写送料单，交仓库备料，仓库所发原辅料有合格标志，并有检验报告单，原辅料包装要完好，送料员将原辅料送到生产部门指定地点，码放整齐，由生产部门材料员点收。发料、送料、收料

人均应在需料送料单上签字。

3.4.5 原辅料的验收

（1）生产部门材料员应根据送料单核对原辅料的品名、规格、批号、数量、操作者。只有包装完好并贴有合格证才可收货。

（2）生产用的原辅料应包装严密、标志明显，内外包装层均有标明品名、规格、操作者。并有半成品合格标志。

3.4.6 包衣液的配制

【包衣液处方】 见第 1 部分 3.2 节。

配制方法：将二氯甲烷 1755ml、甲醇 735ml 混合，形成混合溶剂，分别加入醋酸纤维素（乙酰基值 39.8%）、醋酸纤维素（乙酰基值 32%）、羟丙基纤维素、聚乙二醇 3350，搅拌，使溶，搅匀后备用。

3.4.7 用空气悬浮包衣技术包衣

（1）空气悬浮包衣设备 空气悬浮包衣机，设备示意图见图 1-3-1。

（2）包衣原理 与流化制粒相似，快速上升的空气流进入包衣室，使流化床上的片剂上下翻腾处于流化状态，悬浮于空气流中，与此同时，喷入包衣液，使之均匀地分布于片剂的表面，通入热空气使溶剂迅速挥散，从而在片剂的表面留下薄膜状衣层。按此法包制若干层，即可制得包有薄膜衣的片剂。

（3）具体操作方法

① 由进料口装入一定数量每片含主药 120mg 的片芯，关闭进料口，开启鼓风机，调节风量，使片剂在包衣室内呈现有规律的悬浮运动状态。

② 开启包衣溶液桶的活塞，使包衣溶液流入喷嘴，同时通入喷嘴的压缩空气将包衣溶液呈雾状喷入包衣室，附着于片剂表面。进液速率为 20ml/min。

③ 关闭包衣溶液的进口，开启空气预热管，吹入加热的空气，使包衣室内达到 50～60℃，片剂被迅速干燥，再包第二层、第三层……，直到每个片芯增重 15.6mg 为止。

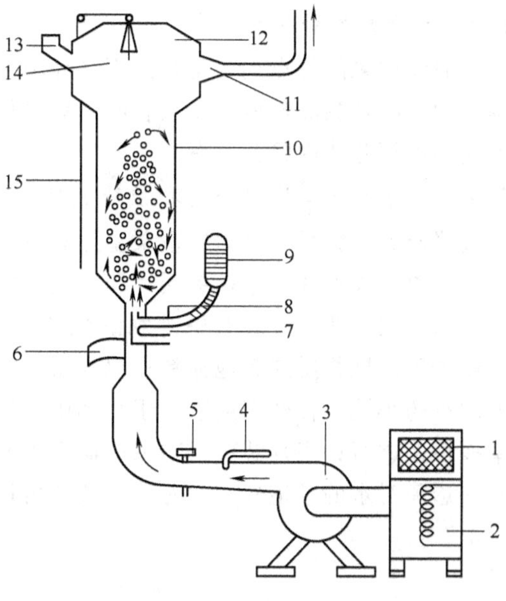

图 1-3-1 空气悬浮包衣装置
1—空气滤过器；2—预热器；3—鼓风机；4—温度计；
5—风量调节器；6—出料口；7—压缩空气进口；
8—喷嘴；9—包衣溶液桶；10—包衣室；
11—栅网；12—扩大室；13—进料口；
14—启动塞；15—启动拉绳

在实际工作中，由进气和排气的温差就可判断和控制溶剂的蒸发速度，从而合理地调节包衣溶液的喷入量：如果排气温度过低，说明包衣室内溶剂量过大，应减少包衣溶液的喷入量；反之，表示喷入量不足。

将包制好的片剂取出，置于相对湿度 50%、50℃ 的环境中，存放 45～50h，再在 50℃ 干燥箱中干燥 20～25h。

所得包衣片装桶，称重，每件附标签，标明品名、重量、日期、工号，并做半成品检验，合格后转下一工段或中间站备用。

3.4.8 打孔

在包衣片上，用激光钻孔机于片剂上下两面对称处均打一释药小孔，孔径为 $254\mu m$。

3.4.9 结束工作

将所得维拉帕米渗透泵片装桶，称重，每件附标签，标明品名、重量、日期、工号，并做半成品检验，合格后转下包装工段或中间站备用。

填写包衣工序原始生产记录。

本批产品包衣、打孔完毕，按 SOP 清场，质检人员作清场检查，发《清场合格证》。待后续不同规格或不同产品的生产。

3.5 相关知识

3.5.1 渗透泵控释片的概念

渗透压控释体系是指利用体系与环境渗透压差产生恒速释药原理而设计的一类制剂，有渗透泵片和渗透植入剂。以渗透压作为释药能源的控释片称为渗透泵控释片，为一种膜包衣制剂。

3.5.2 渗透泵控释片的特点

口服渗透泵的特点主要是释药不受环境 pH、搅拌速度、胃肠道蠕动等因素影响，即使胃肠道内容物及黏液包裹了体系表面，药物仍能同样释放，故体内外释药相关性好，即通过体外实验可预测体内释药速率。

3.5.3 渗透泵控释片的分类和控释原理

按释药室的数量可分为单室泵型片和双室泵型片两类：

（1）单室泵型片　包括单层片和双层片两类。

单室单层片适合于具有中等水溶性的药物。其结构为片芯与包衣层两部分，片芯含药物、渗透压活性物质或其他辅料；包衣层为控速半渗透膜，包衣膜上用激光打有一个或一个以上的释药小孔。释药速度取决于片芯中药物的浓度，当片芯中的药物未完全溶解时，释药速率按恒速进行；当片芯中药物浓度低于饱和浓度时，释药速度逐渐下降至释放完全。通过控制渗透膜对水的渗透性和片芯的渗透压可调节释药速率。单室单层片的结构与释放机理见图 1-3-2。

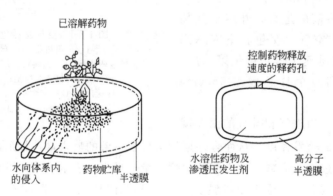

图 1-3-2　单室渗透泵片的结构和释放机理

单室双层片通常由两层片组成：上层含有难溶性的药物及渗透压活性物质等；下层由促渗透聚合物组成，再在双层片外包以半透膜，并在半透膜上用激光打一小孔，其剖面如图

1-3-3。水分子由释药孔或半透膜进入药室，药室中的药物在渗透压活性物质的作用下溶解或混悬于水中，在渗透压作用下可透过释药孔；同时下层中的促渗透聚合物吸水膨胀，产生推动力，加速上层药物的释放。

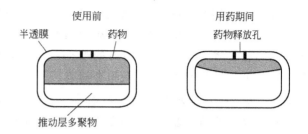

图 1-3-3　单室双层渗透泵片的结构和释放机理

（2）双室泵型片　由于难溶性药物或水溶性过大药物不适用于单室渗透泵片，故近年来发展了双室渗透泵片，其结构见图 1-3-4。该控释片的特点是以一柔性聚合物膜将药物分隔成为两个室，上面室中含有药物，遇水后形成溶液或成为混悬液；下面室为盐类或促渗透聚合物，片外层用半透膜包衣，并在包衣片面上用激光打一释药小孔。水分子渗透进入下层后，使其中的渗透压活性物质和促渗透聚合物溶解，产生高渗透压，推动隔膜将上层药液释放。

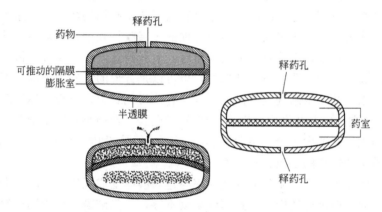

图 1-3-4　双室渗透泵片的结构和释药示意图

3.5.4　组成渗透泵片的材料

除药物外，组成渗透泵片的材料尚有构成半透膜的材料、渗透促进剂和推动剂等组成，分别讨论如下：

（1）半透膜包衣材料　本身为无活性的、在胃肠液中不溶解的成膜聚合物，所成的半透膜仅能通过水分，不能透过离子或药物。常用的半透膜包衣材料有：醋酸纤维素、乙基纤维素、丙酸纤维素、醋酸丁酸纤维素、三戊酸纤维素、三十二酸纤维素、三棕榈酸纤维素、二琥珀酸纤维素、二棕榈酸纤维素、聚乙烯醇、聚氨基甲酸乙酯、聚氯乙烯、聚乙烯、聚碳酸酯、乙烯-醋酸乙烯共聚物等，其中最常用的是醋酸纤维素类。

（2）渗透压促进剂　亦称渗透压活性物质，起调节药室内渗透压的作用，其用量的多少往往关系到零级释放时间的长短。常用的渗透压促进剂有：乳糖与果糖、葡萄糖与果糖、蔗糖与果糖、甘露醇与果糖、氯化钠、果糖、山梨醇、乳糖与蔗糖、氯化钾、乳糖与葡萄糖、甘露醇与葡萄糖、葡萄糖、蔗糖、甘露醇与蔗糖、甘露醇与乳糖、葡萄糖、硫酸钾、甘露醇、$Na_3PO_4 \cdot 12H_2O$、$Na_2HPO_4 \cdot 7H_2O$、$Na_2HPO_4 \cdot 12H_2O$、无水磷酸氢二钠、$Na_3PO_4 \cdot H_2O$。

（3）促渗透聚合物　或称助渗剂，为双层片芯渗透泵片远离释药孔的下层渗透组分，能吸水膨胀，产生推动力，将上层药物推出释药小孔，故又称推进剂。常用者有 M_r 为 3 万～

71

500 万的聚羟基甲基丙烯酸烷基酯；M_r 为 1 万～36 万的聚乙烯吡咯烷酮；与乙二醛、甲醛或者戊二醛交联的聚合度为 200～30000 的聚乙二醇；甲基纤维素、交联琼脂和羧甲基纤维素的混合物；M_r 为 45 万～400 万的羧乙烯聚合物 Carbopol；M_r 为 8 万～20 万的聚丙烯酸；M_r 为 10 万～500 万的环氧乙烷聚合物等。

3.5.5 影响渗透泵片释放药物的因素

（1）膜内外的渗透压差　渗透泵片释药的驱动力就是依靠包衣膜内外的渗透压差，渗透泵片药室内的渗透压至少要比膜外胃肠液渗透压大 4 倍才能保证释药的均匀恒定。片芯内药物尽管多用其盐类，但往往不能产生足够的渗透压，为此各种药物的渗透泵片都要加渗透活性物质，以使药室内产生足够大的渗透压。为此，片芯处方组成是维持渗透压差的关键。

（2）包衣膜的渗透性　不同材料构成的包衣膜，对水有不同的渗透性，膜渗透性越大，水进入渗透泵药室快，系统释药也快，目前所用半渗透膜材料形成的膜多属紧密的膜，尽管有人用加入可浸出的材料（如 HPMC 等）制成混合膜或多层膜来改善半透膜的通透性，但难溶性药物仍受到限制。很难通过改变膜的通透性来调节释药速率。渗透泵的半渗透膜必须对水有高的渗透性，以使渗透泵的吸水速率足够高而获得有用的药物释放速率，例如在包衣膜中加增塑剂和水溶性添加剂以及包不同渗透性的多层膜等来增加膜的渗透性。

（3）释药孔　渗透泵控释片每片上至少应有一个释药孔，可以通过机械打孔、激光打孔和膜致孔方法形成。释药小孔一般为圆形的，也可以是方形的、三角形的或不规则形的。释药小孔的大小可以从几十微米到几百微米不等，有些可能更大，应视具体情况而定。释药小孔的截面积 A_0 应在一定的范围内，即 $A_{min} \leqslant A_0 \leqslant A_{max}$。释药小孔应小于允许的最大截面积 A_{max}，以免释药太快；要大于最小截面积 A_{min}，以减低体系内的流体静压力，使药物能从小孔释放出来并维持恒定的零级释药速率。

（4）包衣膜的厚度　渗透泵片的释药速率与包衣膜厚度成反比，同时还会影响零级释药持续的时间。包衣膜厚度应适中，膜过薄则牢度不够，一旦破裂，药物迅速倾泻而出，有引起药物过量的危险；膜过厚则难以将释药速率调整到产生持续有效血药浓度的释药水平。

第二部分　药物新剂型的研究、申报与审批

1　药物新剂型的设计

1.1　查阅资料

查阅资料的重点内容主要包括药物的理化性质、药理作用特点、临床应用范围、不良反应、刺激性、辅料的理化性质等，以及新剂型的特点、生产处方、生产工艺和相关技术等资料。找出常规剂型的不足，以便选择合适的新剂型。如 $t_{1/2}$ 较短的药物，可设计成缓控速释药剂型；LD_{50} 小者，选择靶向给药；疾病发作有节律性的，选择时间脉冲系统给药。

查阅资料分为手工检索、光盘检索和网络检索。手工检索是查阅传统的图书杂志。光盘检索是通过计算机光盘检索系统进行检索，光盘数据库有中国生物医学文献光盘数据库（CBMdisce）、中国科技期刊光盘数据库、美国 Medlinehe 和 IPA（International Pharmaceutical Abstracts）等。现在更多的是利用网络检索，方便快捷地获得全球信息。

1.2　可行性评价和市场调研

在充分地进行资料查阅和分析的基础上，尚需对产品的可行性进行研究，有些在理论上和技术上认为可行的药物制剂，在实际研究和开发中却有很多问题。如产品的申报、中试放大、产品成本、市场需求等问题需逐一解决。如辅料问题，有些新辅料在促进崩解、加快溶出、延缓和控制释放等方面有较好的作用，可由于这些新辅料没有药用规格，不符合国家审批要求，最终难以获得批准。又如成本问题，有些药物应用现代制剂技术可以制得外观和质量满意的剂型，但因为成本较高，市场难以运作，不得不放弃。由此可见，在一个产品研究工作开始之前，进行可行性评价和市场调研是很有必要的。对于该产品是否值得开发研究、能否进行开发研究以及如何开发研究等各方面因素进行综合考虑，最终作出正确的判断和决策。

1.3　实验仪器设备和实验材料的准备

根据实验内容和药物剂型，准备相应的中试生产设备和研究过程中所需的检测设备。如研究片剂，需要准备制粒设备、干燥设备、压片机等，需包衣者还要准备包衣设备，相应的检测设备有崩解仪、硬度仪、溶出度测定仪、紫外分光光度计、高效液相色谱仪以及一些基本设备。对于特殊的、不常使用的设备可以自制或者订制加工。实验材料的准备通常根据需要订购，但要考虑成本，在充分保证制剂质量的前提下，优先使用价廉的辅料。

1.4 制剂处方前的研究

药物制剂处方前研究（pharmaceutical preformulation studies）是指在设计制剂处方前对药物的一系列基本的物理性质、化学性质和制剂性质进行的基础研究。制剂处方前研究是制剂开发的基础，对于不同的药物剂型，制剂者应对该剂型的特点有充分的了解，从而能够有选择地了解和研究药物的相关性质，必要时对原料药提出改进意见，如原料的最佳晶型或盐型等，为进一步进行的处方设计提供实验依据，使药物稳定、有效，并适合工业化生产中制剂处方和制剂工艺的要求。

药物的理化性质包括化学结构、熔点、晶型、溶解度、溶出速率、分配系数、酸碱性、盐型及光谱特征等；药物的制剂性质包括粒子大小、结晶形状、结晶度、纯度、吸湿性、流动性、压缩性以及与辅料的相互作用等。这些性质中的一部分可以直接从药物的化学合成阶段得到有关的资料，如药物的化学结构、熔点、红外吸收光谱和紫外吸收光谱、纯度等；而另一些则要求制剂者进行必要的实验研究以取得有关数据，如药物的溶出速率和溶解度、晶型等。对于某一难溶性药物的口服固体剂型，溶解度、溶出速率和晶型可能是很重要的性质之一；而对于溶液型注射剂，除溶解度外，药物的稳定性及其分析方法都是需要掌握的重要内容。制剂处方前研究一般是在已知药物的来源、药物的药理和药效作用以及治疗对象和治疗剂量后进行的，所以，应在已有资料的基础上进行综合考虑，确定研究内容，达到事半功倍的效果。

1.5 药物剂型实验设计的数学方法

药物剂型的数学设计工作可以分为以下几个步骤：

（1）根据经验和文献等专业知识，确定药物的理化性质，选择合适的辅料及制备工艺，通过小范围试验确定制剂设计中的主要处方因素和工艺因素后，进一步试验。

（2）按照数学设计方法（如因子分析设计、正交设计和均匀设计等）进行一系列试验，得出一系列指标的试验数据（如溶出度、崩解时间、稳定性、包封率、得率和外观等）。

（3）利用数学方法，拟合出指标与各因素间的关系，或利用统计处理方法，得出关键因素或最佳组合。

（4）对各指标进行综合评价，优化处理，从而使各指标达到最佳状态，得出最佳处方或最佳工艺。

1.5.1 正交设计法

正交设计是一种用正交表安排多因素多水平试验设计方法。试验结束后，用普通的统计分析方法分析试验结果，推断出各因素的最佳水平，即最佳处方和工艺。

正交设计的特点是在各因素的不同水平上使试验点"均匀分散、整齐可比"。它不同于因子分析法的地方是各因素的不同水平不一定都须组合一次，因而它的试验次数比较少，可以获得较理想的结果。

正交设计的关键是表头设计，事先要理清所考察的因子数和各因子的水平数，水平相等的表头设计查一般的正交设计表，水平不等的表头设计要查混水平正交设计表。对于各因素间有无相互作用（interaction）也在考虑之内，有相互作用的须用交互作用正交表。

正交设计可以有多个考察指标，一般单指标的数据处理用方差分析法，多指标的可用综合平衡法或综合评分法处理。

1.5.2 均匀设计法

均匀设计法也是一种多因素试验设计方法，均匀设计和正交设计相比，丢弃整齐可比，完全采用均匀性，从而试验次数大大减少，对于水平数较多的试验，优势更为明显，其试验次数与水平数相当，最多比水平数多一次。

均匀设计也采用设计表安排试验，均匀设计的试验次数和水平数相当，一般使用 U_n (t^s) 均匀设计表进行试验设计，这里 U 表示设计表，s 为因素数，t 为各因素的水平数，n 为试验次数。如 $U_{12}(12^{11})$ 表示 11 因素 12 水平的均匀设计，共进行 12 次试验。

1.5.3 因子分析法

在科研中，需考察的对象称为指标（index），指标的好坏决定试验的可行性，影响指标的因素称为因子（factor），而因子所处的状态称为水平（level）。

因子分析法分满因子法和部分因子法两种。

（1）满因子设计（full factor design）　满因子设计就是每个因子的各水平须组合一次，如有 k 个因子，每因子取 n 个水平，则必须做 n^k 次试验。这个数显然是很大的，因此，用满因子法设计试验时，一般水平数取 2 或者 3，2^k 和 3^k 分别称为二水平 k 因子试验和三水平 k 因子试验。即使如此，当 k 较大时，试验次数还是很多的，故用此方法时，因子数不能太大。

满因子设计的试验次数虽然较多，成本花费较大，但因数据全面、不失真，以此找到的关键因素或最佳条件准确、可靠。其数据处理一般用方差分析（analysis of variance），简单实用。

（2）部分因子设计（fractional factor design）　当因子数较多时，常常采用满因子设计中的一部分试验来实验，如对二水平 k 因子的试验，采用 2^k 个试验中的 1/2，1/4，1/8…来实验，这样，实验次数大大减少。部分因子设计用 2^{k-p} 表示（当 $p=1$ 时，就是 $2^k/2$ 次试验；当 $p=2$ 时，就是 2^k 的 1/4 试验；以此类推）。类似地，三水平的因子设计也有部分因子试验，不过是在 3^k 个试验中取 1/3，1/9，1/27…来实验，记作 3^{k-p}。

部分因子设计，并不是在满因子设计中随机地取部分试验，而是按规则进行。

2　实验室研究与小量试制

在新剂型、新制剂的研究中，处方和工艺的选择至关重要，然其影响因素很多，应用数学方法进行试验设计，通过最少和最有效的试验，寻找关键因素和各因素的理想状态，得出最佳处方或生产工艺。

2.1　处方筛选与生产工艺研究

制剂处方筛选和优化主要包括制剂基本性能评价、稳定性评价、临床前和临床评价。经制剂基本性能及稳定性评价初步确定的处方，为后续相关体内外研究提供了基础。对研究过程中发现影响制剂质量、稳定性、药效的重要因素（如原料药或辅料的某些指标）应进行控制，以保证药品质量和药效。如在研制剂系国内外已生产并在临床上使用的品种，所采用的处方与已有品种的原料药、辅料的种类、规格及用量完全一致，则已有品种处方的可靠资料可作为在研制剂处方的参考。同样，制备工艺的研究亦可采用此思路。若只是辅料种类相同，而用量、规格、执行标准不同，仍应进行处方筛选和优化。

制剂工艺研究是制剂研究的一项重要内容，对保证药品质量稳定有重要作用，是药品工业化生产的重要基础。制剂工艺研究可以单独进行，也可结合处方研究进行。工艺研究的目的是保证生产过程中药品的质量及其重现性。制剂工艺通常由多个关键步骤组成，涉及多种生产设备，均可能对制剂生产造成影响。工艺研究的重点是确定影响制剂生产的关键环节和因素，并建立生产过程的控制指标和工艺参数。

2.1.1 亲水性凝胶骨架片的处方和工艺研究

亲水凝胶骨架片的主要控释参数是释放速率，影响释放速率的因素很多，如骨架材料的理化性质、用量、黏度等；药物性质与含量、辅料的性质和用量及生产工艺等。设计处方时按以下原则进行：①骨架材料及用量，一般需 20％以上的骨架材料；②处方中辅料种类及用量应越少越好；③主药与辅料的粒径大小；④视药物的释放部位确定处方组成。

例 2-2-1 非诺洛芬（FC）亲水性凝胶缓释骨架片

粉末直接压片工艺：FC 与亲水高分子材料及其他辅料按一定比例充分研磨混合，过 40 目筛 3 遍，于压片机中压成直径 11mm 的片剂。

湿法制粒压片工艺：FC 与辅料混合均匀，加入适量 85％的乙醇制软材，16 目筛制粒，60℃烘干，20 目筛整粒，加入 0.5％的硬脂酸镁混匀后压片。

（1）骨架材料种类和用量的影响　将 FC-HPMC K4M、FC-HPMC K15M、FC-HPMC K100M 以 7：3 的用量分别制成骨架片，实验结果表明，HPMC 的黏度增加对 FC 释放机制几乎没有影响，释药速率稍有降低。随处方中 HPMC 用量的增加，FC 的释放速率递减（见图 2-2-1），HPMC 用量≤10％时，FC 的释放以扩散机制为主；用量在 20％～50％时，FC 的释放呈扩散和溶蚀协同作用的机制；当用量≥60％时，FC 的释放以溶蚀机制为主。FC 释放曲线（见图 2-2-1）也表明，处方中 HPMC 用量低时（≤10％），FC 的释放存在"突释"现象；HPMC 用量≥20％的骨架片，释药曲线均呈线性，为零级动力学释药。

FC：CMC-Na（7：3、6：4、5：5、4：6）各种处方骨架片的释药曲线均呈线性，随 CMC-Na 用量的增加释药速率递减。以 CMC-Na 为骨架材料的骨架片中 FC 的释放以溶蚀机制为主，实验表明，CMC-Na 所形成的凝胶层抗溶蚀能力要比 HPMC 凝胶层差。

（2）填充剂性质及用量的影响　FC 释放结果（见图 2-2-2）表明，不管是水溶性还是水不溶性填充剂，均随其在处方中用量的增加，释药加快。但对于水不溶性填充剂淀粉，当处方用量为 10％时，释药速率常数反而降低；用量≥20％时，释药速率常数显著增大，且大于加同等量水溶性填充剂乳糖处方的释药

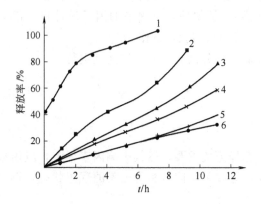

图 2-2-1　非诺洛芬钙骨架片释药速率
1—FC：HPMC K4M（9：1）；2—FC：HPMC
K4M（8：2）；3—FC：HPMC K4M（7：3）；
4—FC：HPMC K4M（6：4）；5—FC：HPMC
K4M（5：5）；6—FC：HPMC K4M（4：6）

速率常数。这主要是因淀粉用量较大时，吸水后产生强烈的膨胀作用，致使膨胀后的凝胶层抗溶蚀能力降低，因而呈现出较快的释药速率。

（3）润滑剂种类的影响　选用不同种类的润滑剂进行比较，结果（见图 2-2-3）表明，

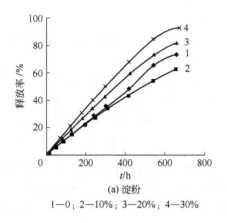

(a) 淀粉

1—0；2—10%；3—20%；4—30%

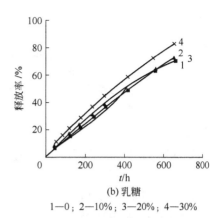

(b) 乳糖

1—0；2—10%；3—20%；4—30%

图 2-2-2　淀粉与乳糖对骨架片释放率的影响

硬脂酸镁、十二烷基硫酸钠和滑石粉 3 种润滑剂对 FC 骨架片的释药几乎没有影响。这可能是因 FC 为水难溶性药物而且润滑剂在处方中所占比例太小的缘故。

（4）压片工艺的影响　以粉末直接压片法和湿制颗粒法制得的 FC 骨架片释药结果均表明，粉末直接压片法所得片剂释药稍快于湿制颗粒法，但二者的释药机制相同。

（5）压片压力的影响　图 2-2-4 表明，处方中含有 20％乳糖的 FC 骨架片，其释放率受压力的影响变化不明显。而处方中含有 20％淀粉的 FC 骨架片释药受压力影响变化较大（见图 2-2-5），释药速

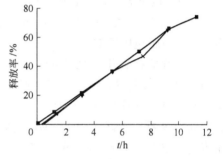

图 2-2-3　润滑剂对 FC 骨架片释放率的影响

率随压力增加而减小。其释药机制表明，处方中无论是加入淀粉还是乳糖，随压力的增加，FC 的释放均由扩散和溶蚀协同作用逐渐转变为以溶蚀机制为主，而且加等量淀粉的处方变化要更敏感。

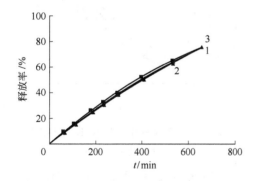

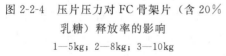

图 2-2-4　压片压力对 FC 骨架片（含 20％
乳糖）释放率的影响

1—5kg；2—8kg；3—10kg

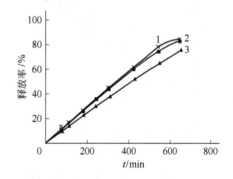

图 2-2-5　压片压力对 FC 骨架片（含 20％
淀粉）释放率的影响

1—5kg；2—8kg；3—10kg

（6）压片受力方向的影响　由单冲压片机和旋转式压片机所得 FC 骨架片释药曲线无明显差异（见图 2-2-6）。这可能是因为在一定压力下，由单向加压与双向加压所得骨架片的孔隙率无太大差异，因而骨架材料水化、溶解的速率就不会产生明显区别，呈现出的释药速率

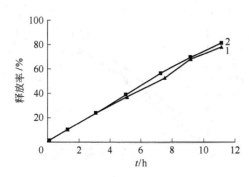

图 2-2-6　片剂受力方向对 FC
骨架片释放率的影响

1—单冲压片；2—旋转式压片

也就比较接近。

例 2-2-2　双氯芬酸钠亲水性凝胶骨架片

双氯芬酸钠（diclofenac sodium，DC-Na），又名双氯灭痛，临床常用于治疗各种风湿、类风湿性关节炎、神经炎、关节强直性脊椎炎、癌症手术后引起的疼痛及各种原因引起的发热等，具有疗效好、副作用低等特点。但因其口服吸收迅速，生物半衰期较短，普通片剂常需日服多次才能维持药效，而使体内血药浓度产生峰谷现象。故制成缓释制剂，以克服上述缺点。

制备方法：取 DC-Na（80 目）与 HPMC（120 目）、适量乳糖、滑石粉和硬脂酸镁充分混合均匀，直接压成直径为 9mm 的片剂，片重在 206～278mg 之间，每片含 DC-Na 100mg。经释放度实验筛出理想处方制成的骨架片，用丙烯酸树脂包肠溶衣。

（1）骨架材料用量的影响　将 4 种型号的 HPMC（Methocel E4M，Methocel K4M，Methocel K15M，Methocel K100M，均为 120 目），按 DC-Na∶HPMC 为 1∶0.5（Ⅰ）、1∶0.8（Ⅱ）、1∶1（Ⅲ）、1∶1.4（Ⅳ）的比例，加入同量和同类型的辅料，分别压制成片剂。测定释放率表明，所试 4 种 HPMC 制成的骨架片，随着片中 HPMC 用量的增加，DC-Na 的释药速率减慢。除 Methocel E4M（以下简称 E4M）对 DC-Na 缓释作用较差外，其余 3 种皆可通过调节在片中的用量获得需要的释药速率。对照图 2-2-7～图 2-2-9 的曲线，黏度大的 HPMC 其用量的变化对释药速率的影响更大些。

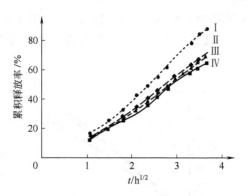

图 2-2-7　骨架片中 HPMC K4M 用量
对释药速率的影响

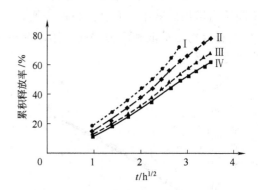

图 2-2-8　骨架片中 HPMC K15M 用量
对释药速率的影响

（2）骨架材料品种及黏度对释药的影响　从 E4M 和 K4M 的释放率，可以看出两者虽然具有相同的黏度，但 K4M 的缓释效果明显优于 E4M。本例中，E4M 几乎不能对 DC-Na 构成明显的缓释作用。这一方面可能是由于 K4M 水化速率较 E4M 大，片剂表面易形成凝胶层，达到缓释作用；另一方面，E4M 结构中疏水基团甲氧基含量高于 K4M，这也可能是 E4M 在 DC-Na 骨架片中应用效果不如 K4M 的另一原因。

同品种、同粒度但不同黏度的 K4M、K15M、K100M 制成的骨架片，当 DC-Na∶HPMC 为 1∶1 或 1∶1.4 时，释药速率为 K4M＞K15M＞K100M，说明 HPMC 在同一粒度时黏度越大制成的骨架片释药越慢。但当 DC-Na：HPMC 为 1：0.5 或 1：0.8 时，骨架片的释药速率则出现相反的顺序，即 K100M＞K15M＞K4M，原因尚无统一的说法。

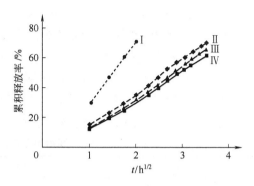

图 2-2-9　骨架片中 HPMC K100M 用量对释药速率的影响

（3）骨架材料粒度的影响　将 K4M 及 K100M 过筛，分别获得小于 80 目、80 目和 120 目等不同的粒度，以 DC-Na：HPMC＝1：0.8 分别制成骨架片，释放度测定结果表明，骨架片中所用的相同黏度的 HPMC 粒度越细，释药速率越慢。

将不经过筛的 K4M 原料粉末与通过 120 目筛的细粉按同样方法和处方分别制成 DC-Na：HPMC＝1：1.4 的骨架片，两种骨架片的释药数据无显著差异，提示在生产此类骨架片时有可能省略对 HPMC 过筛的操作，但流动性及制片工艺等不如 120 目筛者易于掌握。

2.1.2　不溶性骨架片的处方和工艺研究

不溶性骨架缓释片是液体穿透骨架，将药物溶解，然后从骨架的沟槽中扩散出来。骨架材料的性质、用量，药物性质及其处方中的含量、药物颗粒的大小及含水量、辅料的性质及用量，片剂大小、工艺过程等均为影响药物释放速度的因素。

例 2-2-3　维生素 C（Vit C）缓释片

维生素 C 为水溶性药物，该类药物在体内溶出快，吸收快，消除也快，故疗效维持时间较短。为使水溶性药物在体内缓慢释放以延长疗效，可以不同的高分子聚合物为阻滞剂，制备固体分散体，达到药物缓释目的。

（1）制备方法　根据阻滞剂性质的不同，采用两种方法制备固体分散体。

① 溶剂法　将阻滞剂与药物按一定比例溶解或混悬于加热到一定温度的乙醇中，充分混匀后，加热蒸除乙醇，得片状或块状固体物。粉碎，过筛，得不同粒度大小的颗粒，进一步组方压片。

② 熔融法　将阻滞剂（如 PEG 4000）水浴加热使熔融，然后按一定比例将药物加入到熔融的高聚物中，搅拌均匀后迅速冷却。经放置脆化后粉碎、过筛，得不同粒度的颗粒，进一步组方压片。

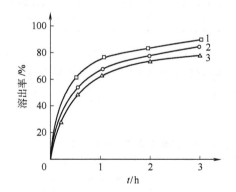

图 2-2-10　药物的溶出曲线

1—药物与硬脂酸的固体分散体（1：1）；2—药物与乙基纤维素的固体分散体（1：1）；3—药物与聚乙烯醇缩甲丁醛的固体分散体（1：1）

（2）药物释放影响因素考察

① 由药物和一种高聚物组成的固体分散体　将维生素 C 与 MC、CMC、HPMC、PVP 及 PEG 4000 按 1：1 比例（质量比）分别按前述方法制备固体分散体并测定其中药物的溶出情况，发现固体分散体颗粒中药物的溶出与其物理混合物差不多，在 10min 内几乎 100％溶出。而在 EC、硬脂酸或聚乙烯醇缩甲丁醛（1：1）的固体分散体中，药物溶出比其物理混合物慢得多。由图 2-2-10 可见，这三种高聚物或阻滞剂都具有延缓药物释放的作用。

②　由药物和不同比例的高聚物或阻滞剂形成的固体分散体　取 EC、硬脂酸、聚乙烯醇缩甲丁醛，分别按含高聚物或阻滞剂 75％（3∶1）、66.6％（2∶1）、50％（1∶1）和 33.3％（1∶2）的比例与药物（维生素）制成固体分散体，其药物溶出情况见表 2-2-1。从表中可见，在 3 种高聚物或阻滞剂制成的固体分散体中，不管高聚物或阻滞剂占的比例多大，都具有延缓药物释放的作用，且高聚物的或阻滞剂的含量越大，缓释作用越强。

表 2-2-1　不同比例的高聚物或阻滞剂对固体分散体中维生素 C 的累积溶出率的影响（$x \pm s$，$n=6$）/％

组　成	3∶1			2∶1		
	1h	2h	3h	1h	2h	3h
EC＋Vit C	54.46±5.8	66.62±6.8	82.9±4.4	60.13±4.3	70.42±5.2	85.33±4.5
硬脂酸＋Vit C	60.30±2.6	71.43±5.2	83.20±3.7	68.56±4.1	77.53±3.6	84.35±5.2
聚乙烯醇缩甲丁醛＋Vit C	54.01±5.2	62.86±6.0	72.67±2.4	62.42±4.1	69.20±3.2	80.62±4.1

组　成	1∶1			1∶2		
	1h	2h	3h	1h	2h	3h
EC＋Vit C	69.43±5.6	78.25±6.0	86.45±3.7	77.08±4.2	84.21±3.1	91.17±3.9
硬脂酸＋Vit C	77.01±6.0	83.73±5.3	92.83±4.8	80.35±3.9	86.37±5.1	94.56±6.1
聚乙烯醇缩甲丁醛＋Vit C	69.39±5.3	75.85±3.5	86.08±3.6	75.08±4.9	84.7±2.0	92.41±3.9

（3）药物和两种高聚物组成的固体分散体　根据上述实验，选择 EC 为阻滞剂，再加入一定比例的水溶性高聚物（HPC 或 PEG 4000），用熔融法制备固体分散体，观察其中药物溶出情况，结果见表 2-2-2。由表中可见，水溶性高聚物的加入对药物的释放也有影响：加入量越多，药物释放越快，但当加入量为 3％时，其释放速率稍小于不加者。故加入少量水溶性高聚物既可改变基质的溶解性能，又不加快（甚或减小）药物释放，是可取的。

表 2-2-2　两种高聚物组成的固体分散体中药物的累积释放率/％

组　成	72∶25∶3			70∶25∶5			65∶25∶10		
	1h	2h	3h	1h	2h	3h	1h	2h	3h
EC＋Vit C＋HPC	18.66±4.0	61.86±3.7	72.56±4.1	60.13±1.9	71.35±3.5	86.33±2.9	70.28±3.4	79.35±4.1	86.86±3.2
BE＋Vit C＋PEG	53.35±3.6	63.04±3.2	77.86±1.5	62.57±4.0	70.93±3.5	82.30±3.0	75.12±3.6	82.28±3.0	90.82±2.9

（4）固体分散体的粒度对药物溶出的影响　将 EC-Vit C（2∶1）的固体分散体适当粉碎、过筛，分成 20～40 目、40～80 目、80～120 目 3 种颗粒，分别测定药物溶出情况，结果见表 2-2-3。可见，粒度不同，药物溶出速率稍有不同，颗粒越大，溶出越慢，而粒度小于 40 目后差别不大。

表 2-2-3　不同粒度范围的 EC-Vit C 的固体分散体颗粒中药物的累积溶出率/％

粒　度	时　间/min				
	10	40	70	100	130
20～40	45.66±0.9	57.23±1.8	64.93±2.0	72.22±2.1	80.22±1.8
40～80	55.81±2.1	69.89±1.7	77.82±3.0	82.55±2.0	85.21±1.9
80～120	55.99±3.0	69.89±2.4	78.92±1.4	84.95±2.5	88.01±2.1

（5）用固体分散体及物理混合物组方压制片剂 根据以上实验结果，选择 EC 为阻滞剂，不加（片 1）或加入 3% PEG 4000（片 2），分别制备 Vit C 的固体分散物［SD_1：EC-Vit C(3∶1)，SD_2：EC-Vit C∶PEG 4000(72∶25∶3)]，过 40 目筛，再与淀粉、柠檬酸等组方压片，同时以 EC∶Vit C 同一比例（3∶1）的物理混合物加相同的辅料组方压片（片 3），得到 3 种片剂。

将片 1 和片 2 的累积释放率 C 对时间 t 的平方根（$t^{1/2}$）进行直线回归，得回归方程及相关系数如下：

片 1　　$C=10.4565+4.5538t^{1/2}$，$r=0.9780$

片 2　　$C=2.1248+4.9837t^{1/2}$，$r=0.9713$

可见，药物的累积溶出率与时间的平方根有较好的线性关系，说明药物释放呈溶蚀型模式。加入 PEG 4000 的片 2 溶出速率常数稍大于片 1，但差别不大。

2.1.3 包衣缓释制剂

包衣缓释制剂的释药机理是单纯的扩散释放，影响药物释放速率的因素有药物的性质、片芯中的辅料、片芯的硬度、颗粒的大小、包衣液的组成、包衣层的厚度等。

例 2-2-4 布洛芬包衣缓释颗粒

（1）包衣颗粒制备方法

① 颗粒芯的制备 取布洛芬过 80 目筛，加入辅料混匀，用适量黏合剂制成软材，按大小要求分别过不同型号的尼龙筛（8～20 目）制粒，50℃以下干燥，整粒，筛选出所需大小范围的颗粒，备用。

② 颗粒包衣 将制好的干燥颗粒置于喷雾包衣器中，通入压缩空气使颗粒悬浮，喷入乙基纤维素包衣液使均匀附于颗粒表面，继续吹入压缩空气，使包衣液基本挥发，然后停止供气，取出包衣颗粒，自然干燥即可。包衣量可由包衣液用量控制。

（2）影响药物释放速率的因素

① 包衣厚度的影响 制备 10～14 目的颗粒，用 2% 乙基纤维素丙酮溶液喷雾包衣，得到包衣量分别为 3.36%、7.56% 及 9.75% 的样品。测定 12h 内包衣颗粒的释药情况，结果见图 2-2-11。分别用 Higuchi 方程和零级动力学进行拟合，比较回归系数可知，当包衣量较小时，释药过程更符合 Higuchi 方程，包衣量越大则越符合零级动力学。

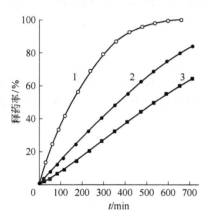

图 2-2-11 布洛芬包衣颗粒（10～14 目）的
释药曲线

1—3.36%；2—7.56%；3—9.75%

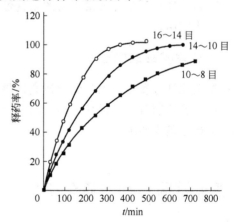

图 2-2-12 布洛芬包衣颗粒（8～16 目）的
释药曲线（包衣厚度为 3.36%）

② 颗粒大小的影响　选用 3 种不同大小的颗粒（8～10 目、10～14 目和 14～16 目），除 14～16 目的颗粒包衣量为 4.82% 外，包衣量均为 3.36%。虽然 14～16 目颗粒包衣量稍高，但因为在此为最小粒径，故也能说明问题，溶出曲线如图 2-2-12 所示。可以看出，在相同包衣量情况下，颗粒越大，药物溶出越缓慢，这与理论分析一致。因此，在一定范围内，大颗粒可用较少的包衣材料达到与小颗粒较多包衣材料相同的缓释效果。在实际应用中，可根据这一结果，同时结合用药及生产条件要求选择最适当的颗粒大小。

③ 介质的 pH 的影响　选用大小为 10～14 目包衣量为 7.56% 的颗粒进行实验。分别以 pH 1.0，5.6 和 7.4 的介质进行溶出度测定，结果见图 2-2-13。在酸性 pH 时，药物 12h 内最高溶出度不超过 20%；而 pH 较高时，药物溶出较好。可见，包衣后颗粒释药仍受 pH 的影响，这与未包衣的布洛芬颗粒释药情况是一致的。由此可见，用乙基纤维素包衣并不改变药物的溶解性质。

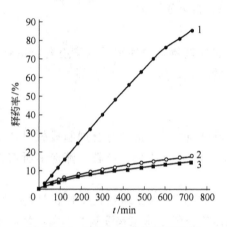

图 2-2-13　不同 pH 条件下布洛芬
颗粒的释药曲线
1—pH 7.4；2—pH 5.6；3—pH 1.0

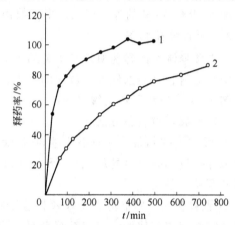

图 2-2-14　片剂与颗粒的释放率比较
1—片剂；2—颗粒

④ 包衣颗粒受压后的释药过程　以 18～20 目包衣量为 6.08% 的布洛芬颗粒，用单冲压片机压片，然后测定药物于人工肠液中的溶出度，结果见图 2-2-14。可见，压片后药物溶出度明显加快，3h 即释药 90%，而压片前包衣颗粒 3h 仅释药不到 50%，表明包衣膜的完整性受到破坏，这与乙基纤维素本身的结构性质有关。所以，此包衣颗粒不能直接压片，只能以胶囊形式应用。

2.2　实验室样品的制备

根据上述处方和生产工艺优化研究结果，确定处方，建立制备工艺和检定方法，试制小批量样品，连续制备三批样品，通过质量检验合格，以供临床前安全性和有效性实验，并制定制造与检定基本要求。

3　放大试验与初步质量研究

3.1　放大试验

经过小试而确定制剂处方与制备工艺条件后，应进行放大实验（如片剂 10000 片左右，胶囊剂 10000 粒左右），并对放大产品按照制订的质量标准进行全面质量评价，一般至少需要对连续三批样品的制备过程进行考察，详细记录制备过程的工艺条件、操作参数、生产设备型号等，各批样品的质量检验合格，才能用于临床研究。

工艺放大是工艺研究的重要内容，是实验室制备技术向工业化生产转移的必要阶段，是药品工业化生产的重要基础，同时也是制剂工艺进一步完善和优化的过程。由于实验室制剂设备、操作条件等与工业化生产的差别，实验室建立的制剂工艺在工业化生产中常常会遇到问题。如胶囊剂工业化生产采用的高速填装设备与实验室设备不一致，实验室确定的处方颗粒的流动性可能并不完全适合生产的需要，可能导致重量差异变大。对于缓释、控释等新剂型，工艺放大研究更为重要。

在初步研究的基础上，应研究建立关键工艺环节的控制指标。可根据剂型与制剂工艺的特点，选择有代表性的检查项目作为考察指标，研究工艺条件、操作参数、设备型号等变化对制剂质量的影响。根据研究结果，对工艺过程中关键环节建立控制指标，这是保证制剂生产和药品质量稳定的重要方法，也是工艺放大及向工业化生产过渡的重要参考。指标的制订宜根据剂型及工艺的特点进行。指标的允许波动范围应由研究结果确定，并随着对制备工艺研究的深入和完善不断修订，最终根据工艺放大和工业化生产有关数据确定合理范围。

放大试验的重点主要有两方面：一是考察生产过程的主要环节，进一步优化工艺条件；二是确定适合工业化生产的设备和生产方法，保证工艺放大后产品的质量和重现性。研究中需要注意对数据的翔实记录和积累，发现前期研究建立的制备工艺与生产工艺之间的差别，包括生产设备方面（设计原理及操作原理）存在的差别。如这些差别可能影响制剂的性能，则需要考虑进行进一步研究或改进。

3.2 质量研究

质量研究和稳定性考察是处方筛选和工艺优化的重要科学基础，同时，处方及工艺研究中获取的信息为药品质量控制（中控指标和质量标准）中项目的设定和建立提供了参考依据。因此，研究中需要注意加强各项工作间的沟通和协调，研究结果需注意进行全面、综合分析。

评价制剂的质量，考查试制样品是否符合设计要求，能否达到理想输送药物的要求，评价项目包括：鉴别、含量测定、稳定性试验、释药试验、药效学试验、安全性试验以及给药系统的特征试验（见表 2-3-1）等。一般以常规剂型或已成功的同类新剂型制剂作对照，通过检测、分析和比较，明确影响制剂质量的因素，掌握剂型的结构和制剂的制备原理，总结出给药系统在体内的行为规律和作用机理，为再设计、试制选出最佳配方和最佳制备工艺提供科学的依据，为新剂型制剂推上市场应用打下坚实的基础。

表 2-3-1 给药系统试验项目

给 药 系 统	特 征 试 验 内 容
速释剂型	崩解时限、溶散时限、t_{max}、c_{max}、AUC
缓控速释剂型	体内外释药（相关性）试验、t_{max}、c_{max}、AUC、MRT（平均停留时间）、生物利用度（等效性）试验
方向性控释剂型	体内分布试验、靶细胞识别试验、毒性试验、治疗等效性试验及微粒的载药量和稳定性
时间性控释剂型	释药间隔和释药量测定；外调式，对外界刺激敏感性试验；自调式，对病理物质敏感性试验
透皮给药制剂	透皮试验、释药试验
植入制剂	生物相容性和降解性试验、释放度试验
漂浮制剂	浮力和漂浮时间测定
生物黏附剂	黏附性试验
粉末吸入剂	有效部位沉积量的测定

4 临床前研究

新药的临床前研究内容主要包括制备工艺、理化性质、检验方法、处方筛选、稳定性、质量标准、动物药代动力学、药理、毒理等研究。

4.1 非临床药代动力学研究

非临床药代动力学试验：即动物药代动力学试验，是指所申请药物的体外和体内（动物）药代动力学（吸收、代谢、分布、排泄）试验。

4.2 非临床研究

非临床研究是指在实验室条件下，为评价药品安全性，用实验模型进行的各种毒性试验，包括单次给药的毒性试验、反复给药的毒性试验、生殖毒性试验、致突变试验、致癌试验、各种刺激性试验、依赖性试验及与评价药品安全性有关的其他毒性试验。

为了提高非临床试验质量制订的质量管理规范称为《药品非临床质量管理规范》，简称GLP（Good Laboratory Practice）。药品的非临床研究必须执行《药品非临床质量管理规范》，以保证各项实验的科学性和实验结果的可靠性。

5 临床研究

新药的临床研究包括临床试验和生物等效性试验。申请新药注册，应当进行临床试验。申请已有国家标准的药品注册，一般不需要进行临床试验；需要进行临床试验的，化学药品一般进行生物等效性试验；需要用工艺和标准控制药品质量的药品，应当进行临床试验。临床试验分为Ⅰ、Ⅱ、Ⅲ、Ⅳ期。

5.1 Ⅰ、Ⅱ、Ⅲ期临床研究

新药在临床前研究完成后，提出申请临床研究，须经国家食品药品监督管理局审评，批准后方可进行。临床研究必须执行《药物临床试验质量管理规范》。

新药在批准上市前，应当进行Ⅰ、Ⅱ、Ⅲ期临床试验。经批准后，有些情况下可仅进行Ⅱ期和Ⅲ期临床试验或者仅进行Ⅲ期临床试验。

Ⅰ期临床试验：初步的临床药理学及人体安全性评价试验。观察人体对于新药的耐受程度和药代动力学，为制定给药方案提供依据。

Ⅱ期临床试验：治疗作用初步评价阶段。其目的是初步评价药物对目标适应证患者的治疗作用和安全性，也包括为Ⅲ期临床试验研究设计和给药剂量方案的确定提供依据。此阶段的研究设计可以根据具体的研究目的，采用多种形式，包括随机盲法对照临床试验。

Ⅲ期临床试验：治疗作用确证阶段。其目的是进一步验证药物对目标适应证患者的治疗作用和安全性，评价利益与风险关系，最终为药物注册申请的审查提供充分的依据。试验一般应为具有足够样本量的随机盲法对照试验。

生物等效性试验，是指用生物利用度研究的方法，以药代动力学参数为指标，比较同一种药物的相同或者不同剂型的制剂，在相同的试验条件下，其活性成分吸收程度和速度有无统计学差异的人体试验。

对于申报存在明显安全性担忧（如安全性范围比较小、给药剂量明显增加）的缓释、控释制剂，一般应当提供与已上市缓释、控释制剂或常释制剂比较的单次给药的动物药代动力学研究资料。

属注册分类 5 的新药，缓释、控释制剂在临床试验时应当进行单次和多次给药的人体药代动力学的对比研究和必要的治疗学相关的临床试验，临床试验的病例数至少为100 对。

5.2　Ⅳ期临床试验与正式生产

完成Ⅰ、Ⅱ、Ⅲ期临床试验研究，结果满意，可申请生产。经国家食品药品监督管理局批准，领到"新药证书"，如研究单位有 GMP 车间和生产许可证，可获得新药产品试生产文号，便可按制造与检定暂行规程，投入为期 2 年的试生产，产品可上市销售。批准为试生产的新药，仅供医疗单位在医生的指导下使用，不得在零售药店出售，亦不得以任何形式进行广告宣传。新药在试生产期内完成Ⅳ期临床试验研究，进一步考察和评价该制剂的质量、稳定性及临床疗效和不良反应。

Ⅳ期临床试验：新药上市后由申请人进行的应用研究阶段。其目的是考察在广泛使用条件下的药物的疗效和不良反应、评价在普通或者特殊人群中使用的利益与风险关系以及改进给药剂量等。

在试生产 2 年期满后，生产单位应提前 3 个月提出转为正式生产申请，经国家食品药品监督管理局批准，转为正式生产，并办理试行规程转为正式规程。

6　新制剂与新药注册办法

从 2005 年 5 月 1 日起国家食品药品监督管理局发布并实施了新的《药品注册管理办法》。根据《药品注册管理办法》，药品注册申请分为新药申请、已有国家标准药品的申请、进口药品申请及其补充申请。其中新药申请，是指未曾在中国境内上市销售的药品的注册申请。已上市药品改变剂型、改变给药途径、增加新适应证的，按照新药申请管理。因此，新剂型制剂的研究开发与生产均属新药申请的范围。

新的《药品注册管理办法》共 16 章 211 条，另有若干附件，分别规定了中药与天然药物、化学药品、生物制品的注册分类以及申报资料项目的要求等。现就其中有关新药制剂的有关内容介绍如下：

6.1　注册分类

6.1.1　中药与天然药物

中药是指在我国传统医药理论指导下使用的药用物质及其制剂。

天然药物是指在现代医药理论指导下使用的天然药用物质及其制剂。

（1）未在国内上市销售的从植物、动物、矿物等物质中提取的有效成分及其制剂。

（2）新发现的药材及其制剂。

（3）新的中药材代用品。

（4）药材新的药用部位及其制剂。

（5）未在国内上市销售的从植物、动物、矿物等物质中提取的有效部位及其制剂。

（6）未在国内上市销售的中药、天然药物复方制剂。

（7）改变国内已上市销售中药、天然药物给药途径的制剂。

（8）改变国内已上市销售中药、天然药物剂型的制剂。

（9）已有国家标准的中药、天然药物。

6.1.2　化学药品

（1）未在国内外上市销售的药品

① 通过合成或者半合成的方法制得的原料药及其制剂。

② 天然物质中提取或者通过发酵提取的新的有效单体及其制剂。

③ 用拆分或者合成等方法制得的已知药物中的光学异构体及其制剂。

④ 由已上市销售的多组分药物制备为较少组分的药物。

⑤ 新的复方制剂。

⑥ 已在国内上市销售的制剂增加国内外均未批准的新适应证。

（2）改变给药途径且尚未在国内外上市销售的制剂

（3）已在国外上市销售但尚未在国内上市销售的药品

① 已在国外上市销售的制剂及其原料药，和/或改变该制剂的剂型，但不改变给药途径的制剂。

② 已在国外上市销售的复方制剂，和/或改变该制剂的剂型，但不改变给药途径的制剂。

③ 改变给药途径并已在国外上市销售的制剂。

④ 国内上市销售的制剂增加已在国外批准的新适应证。

（4）改变已上市销售盐类药物的酸根、碱基（或者金属元素），但不改变其药理作用的原料药及其制剂。

（5）改变国内已上市销售药品的剂型，但不改变给药途径的制剂。

（6）已有国家药品标准的原料药或者制剂。

6.2　新药制剂的申报

新药制剂的申报可分为两个阶段，即临床前研究与临床研究阶段。相应地申报过程分为申请临床研究（临床前研究完成后）与申请生产（临床研究完成后）两个过程。

新药制剂申报资料包括四个部分，即综述资料、药学资料、药理毒理资料和临床资料。应针对这些申报内容进行实验，并总结申报资料。

6.2.1　综述资料

（1）药品名称。

（2）证明性文件。

（3）立题目的与依据。

（4）对主要研究结果的总结及评价。

（5）药品说明书、起草说明及相关参考文献。

（6）包装、标签设计样稿。

6.2.2 药学研究资料

(1) 药学研究资料综述。

(2) 原料药生产工艺的研究资料及文献资料；制剂处方及工艺的研究资料及文献资料。

(3) 确证化学结构或者组分的试验资料及文献资料。

(4) 质量研究工作的试验资料及文献资料。

(5) 药品标准及起草说明，并提供标准品或者对照品。

(6) 样品的检验报告书。

(7) 原料药、辅料的来源及质量标准、检验报告书。

(8) 药物稳定性研究的试验资料及文献资料。

(9) 直接接触药品的包装材料和容器的选择依据及质量标准。

6.2.3 药理毒理研究资料

(1) 药理毒理研究资料综述。

(2) 主要药效学试验资料及文献资料。

(3) 一般药理学的试验资料及文献资料。

(4) 急性毒性试验资料及文献资料。

(5) 长期毒性试验资料及文献资料。

(6) 过敏性（局部、全身和光敏毒性）、溶血性和局部（血管、皮肤、黏膜、肌肉等）刺激性等特殊安全性试验资料和文献资料。

(7) 复方制剂中多种成分药效、毒性、药代动力学相互影响的试验资料及文献资料。

(8) 致突变试验资料及文献资料。

(9) 生殖毒性试验资料及文献资料。

(10) 致癌试验资料及文献资料。

(11) 依赖性试验资料及文献资料。

(12) 非临床药代动力学试验资料及文献资料。

6.2.4 临床试验资料

(1) 国内外相关的临床试验资料综述。

(2) 临床试验计划及研究方案。

(3) 临床研究者手册。

(4) 知情同意书样稿、伦理委员会批准件。

(5) 临床试验报告。

6.3 新药制剂的主要研究内容

对药剂工作者而言，在新药制剂的开发研究中，主要涉及药学部分研究内容，包括：药物稳定性研究的试验资料及文献资料；质量研究工作的试验资料及文献资料；药品标准及起草说明，并提供标准品或者对照品；样品的检验报告书；原料药、辅料的来源及质量标准、检验报告书；药物稳定性研究的试验资料及文献资料；直接接触药品的包装材料和容器的选择依据及质量标准等。其中制剂处方及工艺的研究资料、文献资料是研究重点，必须由药剂工作者来完成，故作一简单介绍。

制剂处方及工艺的研究按顺序应包括以下主要内容：最终处方、最终制备工艺、工艺流程图、处方依据（剂型选择依据、剂量规格选择依据、处方筛选）、工艺筛选、稳定性的影响因素研究、三批制剂的放大规模制备试验、三批放大规模制备样品的初步质量检查结果、各种辅料在处方中的作用、原辅料的来源与质量标准、参考文献等。制剂处方及工艺研究的重点是处方筛选与制备工艺的筛选。在处方筛选中应设计若干个基本合理的不同处方，尽量采用量化的、适当的科学指标进行比较。以片剂为例，要比较和选择不同的填充剂、黏合剂、崩解剂和润滑剂等。如果是难溶性药物，应以溶出度为主要考察指标；如果是稳定性差的药物，应以含量和降解产物为主要考察指标；如果是微量片，应以含量均匀度为主要考察指标等，以获得最佳的处方。对于新结构药物而言，还应充分考察主药与各种辅料之间的相互作用。在制备工艺的筛选中，应设计不同的工艺参数或工艺流程，用科学指标进行比较。

在实际研究开发新药制剂的过程中，可以参考《化学药物制剂研究基本技术指导原则》（2005 年 3 月）开展研究工作。

第三部分　新剂型、新技术基本知识与研究进展

1　固体分散技术

1.1　概述

1.1.1　固体分散体的定义与特点

固体分散体（solid dispersion）通常是指药物以分子、胶态、微晶等均匀分散在某一固态载体物质中所形成的固体状态的分散体系。将药物制成固体分散体所采用的制剂技术为固体分散技术。

固体分散体的主要特点是利用不同性质的载体使药物在高度分散状态下，可达到不同要求的用药目的：

（1）以水溶性高分子材料为载体，增加难溶性药物的溶解度和溶出速率，从而提高药物的生物利用度；通过难溶性高分子载体延缓或控制药物释放；利用肠溶性高分子载体控制药物于小肠释放。

（2）利用载体的包蔽作用，可延缓药物的水解和氧化，提高药物的稳定性。

（3）掩盖药物的不良臭味，减少药物的刺激性。

（4）可以使液体药物固体化等。

固体分散体也有一些缺点，主要是由于固体分散体中药物的分散状态，导致其稳定性不高，久贮易产生老化现象。

固体分散体为中间剂型，可以根据需要进一步制成胶囊剂、片剂、微丸剂、软膏剂、栓剂以及注射剂等。

1.1.2　固体分散体的发展

固体分散体的概念最早由 Sekiguchi 等于 1961 年提出，并研究以尿素为载体，用熔融法制备了磺胺噻唑固体分散物，口服此固体分散物制成的制剂，其吸收和排泄均比口服纯磺胺噻唑增加。1963 年 Levy 等制得分子分散的固体分散体，溶出速率更高，也更易吸收。研究人员还用 PEG、PVP、尿素等水溶性载体材料对难溶性药物固体分散物又进行了广泛的研究。通常难溶性药物生物利用度相对较差，研究证实将难溶性药物制成固体分散体是增加难溶性药物溶解度和溶解速率的有效方法。近年来，人们用水不溶性聚合物、肠溶性材料、脂质材料等为载体制备固体分散体，利用此技术制备缓控释制剂，使固体分散技术的研究进入新的发展阶段。如吲哚美辛-PEG 6000 固体分散体丸剂，尽管剂量小于普通片的一半，药效却相同，而且刺激性显著降低。

1.2　载体材料

固体分散体的溶出速率在很大程度上取决于所用载体材料的特性。固体分散体常用的载

体材料可分为水溶性载体材料、难溶性载体材料、肠溶性载体材料三大类。载体材料在使用时可根据制备目的选择一种载体或使用混合载体。

1.2.1 水溶性载体材料

常用的是水溶性高分子聚合物、表面活性剂、有机酸以及糖类等。

1.2.1.1 聚乙二醇类

聚乙二醇（PEG）具有良好的水溶性，亦能溶于多种有机溶剂。其最适宜用于固体分散体的是 PEG 1000～20000，最常用的是 PEG 4000 和 PEG 6000。该聚合物熔点较低（55～65℃），毒性小，化学性质稳定，能与多种药物配伍。药物为油类时，宜用分子量更高的 PEG 类作载体，如 PEG 12000 或 PEG 6000 与 PEG 20000 的混合物作载体。单用 PEG 6000 作载体则固体分散体变软，特别当温度较高时，能使载体发黏。聚乙二醇类不干扰药物的含量分析，用于增加某些药物的溶出速率，提高药物的生物利用度的研究较多，如用 PEG 4000 制备的氨苯蝶啶固体分散体，经测定生物利用度及疗效均有提高。PEG 也可作为缓释固体分散体的载体材料，如 Serajuddin 等用熔融法，将药物溶解于熔化的 PEG 中，将溶液填入硬明胶胶囊，室温下，胶囊内药物溶液固化。在人工胃液中，胶囊内容物保持固体状态，并按溶蚀机制缓慢溶解，固体表面的药物溶解后形成油性层，延缓药物的溶出，具有缓释作用。药物从 PEG 分散物中溶出的速率主要受 PEG 分子量影响。一般随 PEG 分子量增大，药物溶出速率降低。

1.2.1.2 聚乙烯吡咯烷酮

聚乙烯吡咯烷酮（PVP）为无定形高分子聚合物，无毒，熔点较高，对热稳定，易溶于水和多种有机溶剂。故不宜采用熔融法，而应采用溶剂法制备固体分散物。PVP 能抑制许多药物的晶核形成，同一药物用 PVP 制成固体分散体后，进一步制成微丸，与片剂比，体外溶出度明显提高，体内起效快，生物利用度也有显著改善，但 PVP 易吸湿，制成的固体分散物对湿的稳定性差，贮存过程中易吸湿而析出药物结晶。PVP 常用的规格有 PVP(K_{15})、PVP(K_{30}) 以及 PVP(K_{90}) 等，其中 PVP(K_{30}) 较常用。

1.2.1.3 表面活性剂类

作为载体材料的表面活性剂大多含聚氧乙烯基，其特点是能溶于水或有机溶剂，载药量大，在蒸发过程中可阻滞药物产生结晶，是较理想的速效载体材料。常用的泊洛沙姆 188（Poloxamer 188）为表面活性剂类载体，片状固体，毒性小，对黏膜刺激性极小，可用于静脉注射。采用熔融法和溶剂法制备固体分散体，可大大提高溶出速率和生物利用度。

1.2.1.4 有机酸类

常用的有机酸有枸橼酸、琥珀酸、酒石酸、胆酸、去氧胆酸等。此类载体材料的分子量较小，易溶于水而不溶于有机溶剂。本类载体不适用于对酸敏感的药物。

1.2.1.5 糖类与醇类

常用的糖类载体有右旋糖酐、半乳糖和蔗糖等，醇类载体有甘露醇、山梨醇、木糖醇等。它们的特点是水溶性强，毒性小，因分子中有多个羟基，与药物以氢键结合形成固体分散体，适用于剂量小、熔点高的药物，尤以甘露醇为最佳。

1.2.2 难溶性载体材料

1.2.2.1 纤维素衍生物类

常用的如乙基纤维素（EC），无毒，无药理活性。其含有羟基，能与药物形成氢键，有较大的黏性，载药量大，稳定性好，不易老化。EC 能溶于乙醇、苯、丙酮、CCl_4 等多数有机溶剂。固体分散体多采用乙醇为溶剂，采用溶剂分散法制备。广泛应用于缓释固体分散体。以 EC 为载体的固体分散体释药速率属扩散控释，EC 的黏度和用量均影响释药速率，尤其是 EC 用量对释药速率有更大影响。在 EC 为载体的固体分散体中加入 HPC、PEG、PVP 等水溶性物质作致孔剂可以调节释药速率，获得更理想的释药效果。

1.2.2.2　聚丙烯酸树脂类

此类产品在胃液中可溶胀，在肠液中不溶，是广泛应用于制备缓释固体分散体的材料。此类固体分散体中加入适量水溶性载体 PEG 或 PVP 等可调节释药速率。

1.2.2.3　脂质类

常用的胆固醇、β-谷甾醇、棕榈酸甘油酯、胆固醇硬脂酸酯、巴西棕榈蜡及蓖麻油蜡等脂质材料均可作为制备缓释固体分散体的载体。可加入表面活性剂、糖类、PVP 等水溶性材料，以适当提高其释放速率，达到满意的缓释效果。这类固体分散体常采用熔融法制备。

1.2.3　肠溶性载体材料

1.2.3.1　纤维素衍生物

常用的有醋酸纤维素酞酸酯（CAP）、羟丙甲纤维素酞酸酯（HPMCP）以及羧甲乙纤维素（CMEC）等。此类载体均能溶于肠液中，可用于制备胃中不稳定的需在肠道释放和吸收的药物固体分散体，也可采用肠溶材料制备缓释固体分散体。由于此类固体分散体在胃中药物不溶出，在肠液中溶出，控制了药物的释放，使制剂获高效、缓释的结果。

1.2.3.2　聚丙烯酸树脂类

常用有Ⅱ号及Ⅲ号聚丙烯酸树脂，Ⅱ号聚丙烯酸树脂能在 pH 6 以上的介质中溶解，Ⅲ号聚丙烯酸树脂在 pH 7 以上的介质中溶解，若将两者以一定的比例联合使用，可制成缓释速率较理想的固体分散体。

1.3　固体分散体的类型

1.3.1　固体溶液

药物以分子状态在载体材料中均匀分散，如果将药物分子看成溶质，载体则可看成是溶剂，此类分散体具有类似于溶液的分散性质，故称为固体溶液。固体溶液中药物以分子状态存在，分散程度高，表面积大，溶出快，药物吸收快，生物利用度高。如灰黄霉素与酒石酸制成的固体分散体属于固体溶液，其中灰黄霉素的溶出速率是纯灰黄霉素的 6.9 倍。

1.3.2　简单低共熔混合物

药物与载体材料两种固体共熔后，骤然冷却固化，如果两者的比例符合低共熔物的比例，则可以形成简单的低共熔混合物，即药物仅以微晶形式分散在载体材料中成为物理混合物。为了最大程度地获得均匀的微晶分散体系，药物与载体的用量比一般为低共熔组分比（最低共熔点时药物与载体之比），此时，两组分在低共熔温度同时从熔融态转变成晶核。如果两组分配比不是低共熔组分比，则在某一温度，先行析出的某种成分的微晶可以在另一种成分的熔融体中自由生长成较大的结晶，如树枝状结构。当温度进一步降低到低共熔温度时，低共熔晶体则可以填入先析出的晶体结构空隙，使微晶表面积大大减小，影响增溶效果。低共熔混合物的相图如图 3-1-1 所示。

1.3.3　共沉淀物

共沉淀物（也称共蒸发物）是由药物与载体材料以恰当比例形成的非结晶性无定形物。

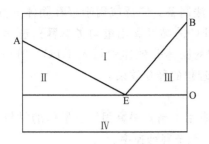

图 3-1-1　简单低共熔混合物相图
A、B 分别为组分 A、B 熔点，相 I 为组分 A 和组分 B 的熔融态，相 II 表示 A 的微晶与 A 在 B 中的饱和溶液（熔融态）共存，相 III 表示 B 的微晶与 B 在 A 中的饱和溶液（熔融态）共存，相 IV 为固态低共熔混合物（低共熔温度为 O 点，低共熔比例在 E 点）

因为其具有玻璃样的脆性、透明、无确定的熔点等性质，有时又称为玻璃态固熔体。常用载体材料为枸橼酸、蔗糖、PVP 等。如磺胺噻唑（ST）与 PVP（1∶2）共沉淀物中，ST 分子进入 PVP 分子的网状骨架中，药物结晶受到 PVP 的抑制而形成非结晶性无定形物。

1.4　常用固体分散技术

1.4.1　熔融法

将药物与载体材料混匀，加热至熔融，也可将载体加热熔融后，再加入药物搅拌使熔，然后将熔融物在剧烈搅拌下迅速冷却成固体，或将熔融物倾倒在不锈钢板上成薄膜，在板的另一面吹冷空气或用冰水，使骤冷成固体。为防止某些药物立即析出结晶，宜迅速冷却固化，然后于一定的温度下放置，使之变脆，易于粉碎。

放置的温度和时间视不同品种而定。如药物-PEG 类固体分散体，只需室温放置；而灰黄霉素-枸橼酸固体分散体则需 37℃或更高温度下放置多日才能完全变脆。为了缩短药物的加热时间，亦可将载体材料先加热熔融后，再加入已粉碎的药物。本法较简便、经济，适用于对热稳定的药物，多用熔点低、不溶于有机溶剂的载体材料，如 PEG 类、Poloxamer、枸橼酸、糖类等，但不耐热的药物和载体不宜用此法，以免分解、氧化。对受热易分解、升华及多晶型转换的药物，可采用减压熔融或充惰性气体的方法。

此外，也可将熔融物滴入冷凝液中，使之迅速收缩、凝固成丸，这样制成的固体分散体俗称滴丸。常用冷凝液有液体石蜡、植物油、甲基硅油以及水等。在滴制过程中能否成丸，取决于丸滴的内聚力是否大于丸滴与冷凝液的黏附力。冷凝液的表面张力小，丸形就好。

1.4.2　溶剂法

根据载体能否溶于有机溶剂，可将此法分为共沉淀法和溶剂分散法两种。

（1）共沉淀法　是指将药物与载体材料共同溶于有机溶剂中，蒸去有机溶剂后使药物与载体材料同时析出，干燥即得。常用的有机溶剂有三氯甲烷、无水乙醇、95％乙醇、丙酮等。蒸发溶剂时，宜先用较高温度蒸发至黏稠时，突然冷冻固化；也可将药物和载体溶于溶剂中，然后喷雾干燥或冷冻干燥，除尽溶剂即得。该法主要适用于熔点较高或不够稳定的药物和载体的固体分散体的制备。本法制备的固体分散体分散性好，但使用有机溶剂，且用量较多，成本较高，且有时难于除尽。因为在制备固体分散体时选择载体一般为水溶性很强的物质，而药物多为难溶性，选择适合的共溶剂较为困难。

（2）溶剂分散法　是指药物溶于有机溶剂中，将不溶于此溶剂的载体材料分散于其中，与药物混匀，蒸去有机溶剂，干燥即得。此分散物也可采用喷雾干燥或冷冻干燥得到。此法不用选择药物和载体的共同溶剂，只需选择能溶解药物的溶剂即可。

1.4.3　溶剂-熔融法

将药物先溶解于适当的溶剂中，与已熔融的载体混合均匀，按熔融法蒸去有机溶剂，冷却固化而得。但药物在固体分散体中所占的量一般不得超过 10％（质量分数），否则难以形成脆而易碎的固体。本法可适用于液态药物，如鱼肝油、维生素 A、维生素 D、维生素 E 等。但只适用于剂量小于 50mg 的药物。凡适用熔融法的载体材料均可采用。在制备过程中一般除去溶剂的受热时间短，产物稳定，质量好。但注意选用毒性小的溶剂，与载体材料应易混合。通常药物先溶于溶剂再与熔融载体材料混合，必须搅拌均匀，防止固相析出。

1.4.4 研磨法

将药物与较大比例的载体材料混合后，强力持久地研磨一定时间，不需加溶剂而只是借助机械力减小药物的粒度，或使药物与载体材料以氢键相结合，形成固体分散体。研磨时间的长短因药物而异。

1.5 固体分散体的物相鉴别

通过固体分散技术将药物与载体材料制成了固体分散体，固体分散体中药物分散状态可呈现分子状态、亚稳定态及无定形态、胶体状态、微晶状态。可选择下列方法进行物相鉴别，必要时可同时采用几种方法进行鉴别：

1.5.1 溶解度及溶出速率

药物制成固体分散体后，溶解度和溶出速率会改变。如药物亮菌甲素溶解度为 (37.9 ± 4.17)mg/L，亮菌甲素与 PVP$(1:5)$ 共沉淀物为 (249.97 ± 13.53)mg/L，说明共沉淀物的溶解度大大增加。

1.5.2 热分析法

（1）差示热分析法（DTA） 又称差热分析，是使试样和参比物在程序升温或降温的相同环境中，测量两者的温度差随温度（或时间）的变化关系。以固体分散体为测试物，测试其有否药物晶体的吸热峰，或测量其吸热峰面积的大小并与物理混合物比较，可考察药物在载体中的分散程度。

（2）差示扫描量热法（DSC） 又称为差动分析，是使试样和参比物在程序升温或降温的相同环境中，用补偿器测量使两者的温度差保持为零所必需的热量对温度（或时间）的依赖关系。固体分散体中若有药物晶体存在，则有吸热峰存在；药物晶体存在越多，吸热峰面积越大。如硫酸奎尼丁-EC 固体分散体的 DSC 曲线上物理混合物也显示出两个成分的峰，而形成固体分散体后硫酸奎尼丁的吸热特征峰已消失。

1.5.3 X 射线衍射法

X 射线衍射技术可以用于了解固体分散体的分散性质。药物与载体的物理混合物衍射图谱是各组分衍射图谱的简单叠加，衍射峰位置及强度无改变。药物在固体分散体中以无定形状态存在，药物结晶衍射峰消失。通过 X 射线衍射来测定是否有药物结晶衍射峰，以判定药物是否形成固体分散体。

1.5.4 红外光谱法

红外光谱法主要用于确定固体分散体中有无复合物形成或其他相互作用。在没有相互作用的情况下，固体分散体的红外图谱应与其物理混合物红外图谱相同。在形成复合物或有强氢键作用时，则药物和载体的某些吸收峰将消失或位移。

1.5.5 核磁共振法

核磁共振法主要用于确定固体分散体中有无分子间或分子内相互作用。例如，将醋酸棉酚、PVP、醋酸棉酚-PVP$(1:7)$ 固体分散体及该固体分散体经重水交换后的产物分别测定核磁共振谱，发现醋酸棉酚图谱中 $\delta 15.2$ 有一个共振峰，这是由分子内氢键产生的化学位移。当利用 PVP 形成固体分散体后，$\delta 15.2$ 峰消失，但在 $\delta 14.2$ 和 $\delta 16.2$ 出现两个钝型化学位移峰，与重水交换后消失。这是 PVP 对醋酸棉酚氢键磁场干扰而出现的自旋分裂现象，提示 PVP 破坏醋酸棉酚分子内氢键，而形成了醋酸棉酚与 PVP 的分子间氢键，即形成了固体分散体。

1.6 固体分散体的速效与缓释原理

1.6.1 速效原理

1.6.1.1 药物的分散状态

药物在固体分散体中所处的状态是影响药物溶出速率的重要因素。药物所处状态主要为药物分散状态和药物形成的高能态。

药物分散在载体材料中的状态与药物的相对含量有关。如倍他米松乙醇-PEG 6000 固体分散体，当倍他米松乙醇<3%（质量分数）时为分子状态分散，4%～30%时以微晶状态分散，30%～70%逐渐变为无定形分散，70%以上时转变为均匀的无定形。分子状态分散时溶出最快，其次为无定形，而微晶最慢。

1.6.1.2 载体材料对药物溶出的促进作用

（1）载体材料可提高药物的可润湿性　在固体分散体中，药物周围被可溶性载体材料包围，使疏水性或亲水性弱的难溶性药物具有良好的可润湿性，遇胃肠液后，载体材料很快溶解，药物被润湿，因此溶出速率与吸收速率均相应提高。如氢氯噻嗪-PEG 6000、吲哚美辛-PEG 6000 或利血平-PVP 等固体分散体。

（2）载体材料保证了药物的高度分散性　当药物分散在载体材料中，由于高度分散的药物被足够的载体材料包围，使药物分子不易形成聚集体，故保证了药物的高度分散性，加快药物的溶出与吸收。

（3）载体材料对药物有抑晶性　药物和载体材料在溶剂蒸发过程中，由于氢键作用、络合作用或黏度增大，载体材料能抑制药物晶核的形成及成长，使药物成为非结晶性无定形状态分散于载体材料中。

1.6.2 缓释原理

药物采用疏水性材料、脂质材料为载体制备的固体分散体，不但具有提高生物利用度的作用，而且具有药物缓释长效作用。释药机制与骨架型制剂缓、控释原理相同，载体材料形成网状骨架结构，药物以分子或微晶状态分散于骨架内，药物的溶出必须首先通过载体材料的网状骨架扩散，故释放缓慢。水溶性药物及难溶性药物均可用固体分散技术制备缓释固体分散体，其释药速率受载体种类、黏度、用量、制备工艺等诸多因素影响，如乙基纤维素的固体分散体其载体用量愈大，固体分散体的粒径愈大，乙基纤维素黏度愈高，则溶出愈慢，缓释作用愈强。缓释作用可符合零级、一级或 Higuchi 等规律，主要取决于载体材料。如磺胺嘧啶固体分散体以乙基纤维素为载体用溶剂法制备。此类固体分散体制剂受骨架扩散控制释放药物，乙基纤维素的用量对释药速率有较大影响。一般按 Higuchi 方程或一级动力学过程释放药物。用 HPC、PEG 等作致孔剂也可调节至零级动力学释放药物。

难溶性药物用固体分散技术开发缓释产品，为一种值得研究发展的新途径。选择适当的载体及恰当的药物与载体的比例，可获得理想释药速率的固体分散体。尼莫地平为不溶于水的药物，采用亲水性高分子材料 HPMC 为载体，以一定比例将药物制成固体分散体后再制成片剂，既提高了药物在水中的溶解度，又可控制药物的释药速率。

1.7 固体分散体的制备与应用举例

1.7.1 磺胺噻唑-PVP 共沉淀物

【处方】

| 磺胺噻唑 | 0.5g | PVP(K_{30}) | 1.5g |

1.7.1.1 制备方法

共沉淀法。

1.7.1.2 制备操作

(1) 磺胺噻唑-PVP 共沉淀物制备　取 0.5g 磺胺噻唑置于 50ml 鸡心瓶中，加入 1.5g PVP(K_{30})，加入适量 95% 乙醇，稍加热使其溶解，在 50℃ 水浴上减压除去乙醇，取出产品，研磨后过 60 目筛。如此制备的共沉淀物中药物与 PVP 的质量比为 1∶3。

(2) 磺胺噻唑-PVP 物理混合物制备　按 1∶3 比例称取磺胺噻唑和 PVP，放入乳钵中混合研磨后过 60 目筛，即得。

(3) 显微镜观察　分别取少许磺胺噻唑、PVP(K_{30})、共沉淀物、物理混合物的粉末置载玻片上，滴加少量水，在显微镜下观察形态。

(4) 溶出速率试验　精密称取 50mg 磺胺噻唑或相当于 50mg 磺胺噻唑的物理混合物和共沉淀物，放入 500ml 烧杯中，加入 500ml 人工胃液，在 37℃ 下测定溶出速率，搅拌桨转速 50r/min。从样品接触人工胃液即开始计时，按 0min、1min、3min、5min、12min、25min 间隔取样，每次取样 5ml 并补加 5ml 人工胃液，过滤样品。从滤液中取 1ml，用人工胃液稀释至 10ml，在 282nm 处测吸收度。以人工胃液为空白，第 25min 的样品取出后，将烧杯置直火上加热至沸，使药物全部溶解再冷却到 37℃，取样 5ml 同上述操作，此份样品即为时间无穷大时的样品。比较各样品的溶出速率。

1.7.1.3 注意事项

(1) 磺胺噻唑直接加乙醇溶解缓慢，且需乙醇量较大，故先将磺胺噻唑与 PVP 在鸡心瓶中混合，再加入乙醇。

(2) PVP 加入鸡心瓶内时要防止沾在磨口口颈上，否则瓶塞不易打开。

(3) 减压蒸发时要使瓶内液体尽量沸腾，这样所得产品质地疏松，药物在载体中分布均匀。

1.7.2 吲哚美辛滴丸

【处方】

| 吲哚美辛 | 1g | 聚乙二醇 6000 | 9g |

制成滴丸。

1.7.2.1 制备方法

溶剂-熔融法。

1.7.2.2 制备操作

(1) 简易滴丸装置的安装。

(2) 吲哚美辛与 PEG 6000 熔融液的制备　按处方量称取吲哚美辛加入适量无水乙醇，微热溶解后，加入处方量的 PEG 6000 熔融液中（60℃ 水浴保温），搅拌混合均匀，直至乙醇挥尽为止。继续静置于 60℃ 水浴中保温 30min，待气泡除尽，备用。

(3) 滴丸的制备　将上述除尽气泡的吲哚美辛 PEG 6000 混匀熔融液转入注射器内，在保温 70～80℃ 的条件下，控制滴速，一滴滴地滴入冷凝液中。待冷凝完全，倾去冷凝液，收集滴丸，用滤纸除去丸上的冷凝液，放置硅胶干燥器中（或自然干燥），24h 后，称重，计算收率。

1.7.2.3　注意事项

熔融液内的乙醇与气泡必须除尽，才能使滴丸呈高度分散状态且外形光滑。

2　包合技术

2.1　概述

2.1.1　包合物的定义与特点

包合物（inclusion compound）是一种分子被包嵌于另一种分子的空穴结构内形成的分子囊，它是通过包合技术形成的一类形式独特的络合物。

药物作为客分子经包合后，溶解度增大，稳定性提高，液体药物可粉末化，可防止挥发性成分挥发，掩盖药物的不良臭味，调节释药速率，提高药物的生物利用度，降低药物的刺激性以及其他毒副反应等。

包合过程是物理过程而不是化学过程，不是以化学键结合的，故属于一种非键型络合物。包合物由主分子和客分子两种组分组成：具有包合作用的外层分子称为主分子；被包合到主分子空间中的小分子物质称为客分子。主分子具有较大的空穴结构，足以将客分子容纳在内形成分子囊。包合物的主分子可以是单分子（如直链淀粉、环糊精等）或以氢键结合的多分子聚合而成的晶格，如氢醌、尿素等。均需有一定形状和大小的空洞，特定的笼格、洞穴或沟道，以容纳客分子。客分子的大小、分子形状应与主分子能提供的空间相适应，若客分子小，选择的主分子较大，包合力弱，客分子可自由进出洞穴；若客分子太大，嵌入空洞内困难或只有侧链或一部分进入空洞，包合力也弱，均不易形成稳定的包合物。只有当主、客分子大小适当时，主-客分子间隙小，产生足够强度的范德华力，才能够形成稳定的包合物。所以包合物的形成取决于主分子和客分子的主体结构和二者极性。

2.1.2　包合物的种类

2.1.2.1　按包合物的几何形状分类

包合物根据其主分子形成空穴的几何形状可以分为管状包合物、层状包合物、笼状包合物。

（1）管状包合物　是由一种分子构成管形或筒形空洞骨架，另一种分子填充其中而成。尿素、硫脲、环糊精、去氧胆酸等均形成管状包合物，如图 3-2-1。

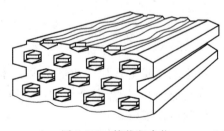

图 3-2-1　管状包合物

（2）层状包合物　如胶岭石黏土、皂土等层状空间中包封碳水化合物、乙醇、甘油形成的包合物和石墨包封客分子形成的包合物均为层状包合物。药物与某些表面活性剂能形成胶团，某些胶团的结构也属于包合物。月桂酸钾使乙苯增溶时，乙苯可存在于表面活性剂亲油基的层间，形成层状包合物。非离子型表面活性剂使维生素 A 棕榈酸酯增溶，其结构也可认为是层状包合物（图 3-2-2）。

（3）笼状包合物　是客分子进入几个主分子构成的笼状晶格中而成，其空间完全闭合。包接过程为非化学结合，包合物的形成主要取决于主分子和客分子的大小。如对苯二酚（氢醌）包合物（图 3-2-3）。

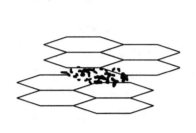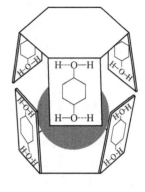

图 3-2-2　层状包合物　　　　　图 3-2-3　笼状包合物

2.1.2.2　按包合物的结构分类

根据主分子的构成可分为单分子包合物、分子筛包合物和高分子包合物。

（1）单分子包合物　单分子包合物由单一的主分子和单一的客分子形成的包合物。常用单一的主分子辅料，如具有管状空洞的包合辅料环糊精。

（2）分子筛包合物和高分子包合物　此类包合物主要有沸石、硅胶等。原子排列成三面体配位体，形成笼状或筒状空洞，包合客分子而形成高分子包合物。

2.2　包合材料

2.2.1　环糊精

环糊精（cyclodextrin，CD）系淀粉用经嗜碱性芽孢杆菌培养得到的环糊精葡萄糖转位酶作用后形成的产物，是由 $6\sim12$ 个葡萄糖分子连接而成的环状低聚糖化合物。常见的环糊精有 α、β、γ 三种，是由 6、7、8 个葡萄糖分子通过 α-1,4-糖苷键连接而成。图 3-2-4 表示的是环糊精包封药物的立体结构。

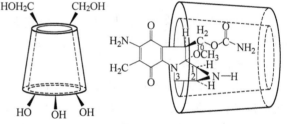

图 3-2-4　环糊精包封药物的立体结构

环糊精作为主体，能将一定大小和形状的客体分子包合而形成一种特殊的包合物。环糊精为白色结晶性粉末，熔点在 $300\sim305℃$。本品对酸较不稳定，对碱、热和机械作用都相当稳定。

2.2.2　环糊精衍生物

鉴于环糊精的包合特性，为了进一步改善它的性质，近年来对其衍生物，特别是 β-CD 的衍生物进行了大量深入的研究。制备了不少环糊精的衍生物，将环糊精上羟基用甲基、乙基、羟丙基、葡萄糖基等基团代替都可增大水溶性，特别是 β-CD 具有空洞适中、包药法简单等优点。但 β-CD 在水中溶解度低，其形成的包合物最大溶解度也仅为 1.85%，使它在药

97

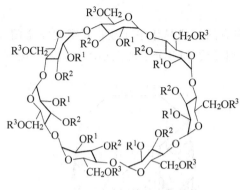

图 3-2-5 β-环糊精衍生物结构

剂学中的应用受到一定限制。因此，促使人们研究寻找水溶性大、应用范围更广的 CD 衍生物，以扩展优良的药用辅料。β-环糊精衍生物化学结构如图 3-2-5 所示。

2.3 包合作用的影响因素

2.3.1 药物与环糊精的比例

以不同比例的主、客分子投料进行包合，再分析不同包合物的含量和产率，并计算应选择的投料比。包合物不仅在固态中能形成，在水和有机溶剂中也能形成，包合物在晶体中客分子不一定都在空穴内，也可以在晶格空隙中，在溶液中客分子在空穴内。主、客分子之比一般不遵循化学计量关系，客分子最大存在量取决于主分子所提供的空洞数，而所有空洞又并未被完全占领，因此，主、客分子的比例有较大的变动范围。大多数 CD 包合物主、客分子组成物质的量之比为 1:1，形成稳定的单分子化合物。若 CD 用量少，药物包合不完全；若 CD 用量偏多，包合物的含药量低。

2.3.2 对药物的要求

有机药物应符合以下条件：①药物分子的原子数大于 5；②如具有稠环，稠环数应小于 5；③药物的相对分子质量在 $100\sim400$；④水中溶解度小于 $10g/L$，熔点低于 $250℃$。无机药物大多不宜用 CD 包合。

2.3.3 药物的极性或缔合作用的影响

环糊精在空洞内与客分子之间的包合为用低极性客分子取代已被包合的水分子的过程。这种在并非完全溶剂化的疏水性空洞内的相互作用，非极性客分子从能量的角度更加容易发生，因此疏水性药物、非解离型药物易被包合。

2.4 常用的包合技术

包合物的制备主要有以下几种方法：饱和水溶液法、研磨法、超声波法、冷冻干燥法、喷雾干燥法、液-液法或气-液法等，其中最常用方法为前三者。

2.4.1 饱和水溶液法

饱和水溶液法即将环糊精包合水溶液同药物或挥发油按一定的比例混合，在一定温度和一定时间条件下搅拌、振荡，经冷藏、过滤、干燥即得环糊精的包合物。

（1）包合过程中影响包合率的主要因素包括投料比、包合温度、包合时间、搅拌方式等。

（2）客分子为油，投料比一般认为油：β-CD 为 1:6 时包合效果比较理想。以不同比例的主、客分子投料进行包合，再分析不同包合物的含量和产率，计算应选择的投料比。难溶性药物可加少量丙酮或异丙醇等有机溶剂溶解。在水中溶解度大的药物加入某些有机溶剂，以促使包合物析出。

（3）包合时混合时间 30min 以上，包合温度一般定在 $30\sim60℃$ 较适宜。一般认为增加包合温度可提高包合率，但包合温度过高也会影响药物的稳定性，并会使挥发油的挥发速度加快。

（4）包合方法的选择应根据设备条件进行试验，饱和水溶液法为常用方法。

（5）超声波法：常用超声波破碎仪或超声波清洗机，选择合适的强度、超声时间代替搅拌力。

如吲哚美辛-β-CD包合物的制备：取吲哚美辛1.25g，加25ml乙醇，微热使溶解，滴入500ml、75℃的β-CD饱和水溶液中，搅拌30min，停止加热继续搅拌5h，得白色沉淀，室温静置12h，滤过，沉淀在60℃干燥，过80目筛，经P_2O_5真空干燥，即得包合率98％以上的包合物。

2.4.2 研磨法

取环糊精加入2～5倍量的水研匀，加入客分子药物置研磨机中充分混匀研磨成糊状，经低温干燥，溶剂洗涤，再干燥，即得。工业化大生产目前采用胶体磨法制备包合物。

2.4.3 超声波法

将环糊精包合水溶液加入客分子药物溶解，混合后用超声波处理，将析出沉淀经溶剂洗涤，干燥即得。

2.4.4 冷冻干燥法和喷雾干燥法

喷雾干燥法适用于难溶性或疏水性药物，易溶于水的药物，遇热性质又较稳定的药物。此法干燥温度高，受热时间短，产率高，制得的包合物可增加药物溶解度，提高生物利用度。

如对易溶于水，干燥过程中易分解、变色的药物，用冷冻干燥法制备包合物，其产品疏松，溶解度好，可制成注射用粉针。

2.4.5 液-液法和气-液法

这两种方法主要用于中药中提取挥发油或芳香化合物，其蒸气或冷凝液直接通入β-CD溶液中，进行包合，经过滤、干燥即得。

2.5 包合物的验证

2.5.1 X射线衍射法

各晶体物质在相同的角度处具有不同的晶面间距，从而显示衍射峰。用X射线衍射法作药物、环糊精、机械混合物和包合物粉末的X射线衍射谱，从而进行鉴别验证。X射线衍射法是一种鉴定晶体化合物的常用技术。

2.5.2 红外光谱法

红外光谱法是比较药物包合前后在红外区吸收的特征，根据吸收峰的变化情况，确认吸收峰的改变，由此证明药物与环糊精产生的包合作用，并可确定包合物结构的方法。分别作药物、环糊精、二者机械混合物和包合物的红外吸收光谱，并进行比较。该法主要用于含羰基药物的包合物检测。

2.5.3 核磁共振法

核磁共振法可从核磁共振谱上碳原子的化学位移大小，推断包合物的形成，可根据药物的化学结构有选择性地采用碳谱和氢谱。

2.5.4 荧光光谱法

荧光光谱法是比较药物与包合物的荧光光谱，从曲线与吸收峰的位置和高度来判断是否形成包合物。

2.5.5 圆二色谱法

非对称的有机药物分子对组成平面偏振光的左旋和右旋圆偏振光的吸收系数不相等，称为圆二色性。由于左、右旋转圆偏振光的振幅不同，合成后沿椭圆轨迹运动，成为椭圆偏振光。在不同波长测定圆二色性物质的旋光度 α 或椭圆率 Q，并以旋光度或椭圆率为纵坐标、波长为横坐标作图，若得具有峰尖和峰谷的曲线，称这种现象为 Cotton 效应，此曲线称为 Cotton 效应曲线。此曲线总是位于光学活性物质的吸收峰附近。对有光学活性的药物，可分别作药物与包合物的 Cotton 效应曲线，即圆二色谱，从曲线形状可判断包合与否。如维生素 A 酸溶于二甲亚砜后有明显的圆二色性，而 β-CD 为对称性分子，无圆二色性。

2.5.6 热分析法

热分析法中包括差示热分析法（DTA）和差示扫描量热法（DSC），是鉴定药物和环糊精是否形成了包合物的常用检测方法。如陈皮挥发油 β-CD 包合物，其中陈皮挥发油 β-CD 配比为 1∶1、1∶2、1∶4 时，均只有一个峰温为 317℃ 的峰，表明形成了包合物；而混合物具有两个峰，即 107℃ 和 317℃，这样可以明显区别包合物与混合物。

2.5.7 薄层色谱法

薄层色谱法（TLC）是选择适当的溶剂系统，对药物和包合物在同样的条件下进行展开，观察色谱展开后的斑点位置，若药物与 β-CD 已形成包合物，则包合物不含有展开斑点。

2.5.8 紫外分光光度法

用此法可以从两方面证实有无包合物生成：一是从紫外可见光与吸收峰的位置和高度来判断；也可从在紫外吸收曲线上有无等吸收点来判断。

2.5.9 溶出度法

溶出度法不仅用于包合物的生成，也可以证实或评价形成包合物的增溶效果。其方法是通过绘制溶解度曲线进行判断。因难溶性药物包合溶解度增大，通过测定药物在不同浓度的环糊精溶液中的溶解度，绘制溶解度曲线。以药物浓度为纵坐标、环糊精浓度为横坐标作相溶解度图，从曲线上判断是否生成包合物。

2.6 包合技术在药剂学中的应用

（1）增加药物的溶解度和溶出度 难溶性药物制成包合物后，可以增大药物的溶解度和溶出度，促进药物的吸收，提高生物利用度。

（2）提高药物的稳定性 药物被包合后，因包合物中主分子的屏障作用，可以改善光、热、氧等因素对药物的影响，提高不稳定药物的稳定性。

（3）使液体药物粉末化 液体药物经包合后可以进一步制成固体制剂，如片剂、胶囊剂等。

（4）防止挥发性药物的挥发 挥发性药物（如挥发油）利用包合技术制成包合物后，可以有效防止挥发性成分的挥发。

（5）掩盖药物的不良臭味和降低药物的刺激性、毒性、副作用 药物经包合后可以掩盖不良臭味，降低刺激性。如大蒜精油制成包合物后，可掩盖其不良臭味和刺激性。

（6）调节释药速度 主分子的溶解度可以调节药物的释放速率。选择可溶性好的包合材料，制成的包合物释药速率快。若需缓慢释药，则可以选择溶解度小的包合材料。

（7）提高药物的生物利用度　有些药物制成包合物后在胃肠道释药速率加快，生物利用度提高。

2.7　包合物的制备举例——薄荷油 β-环糊精包合物

2.7.1　制备方法

饱和水溶液法。

2.7.2　制备操作

（1）β-环糊精饱和水溶液的制备　称取 β-环糊精 8g，加蒸馏水 100ml，在 60℃ 温度下制成饱和水溶液，保温备用。

（2）薄荷油 β-环糊精包合物的制备　将 β-环糊精饱和溶液置 250ml 的烧杯中 50℃ 恒温，取薄荷油 2ml，缓慢滴入 β-环糊精的饱和水溶液中，50℃ 恒温搅拌 2.5h，过滤，用无水乙醇 5ml 洗涤 3 次至表面无油渍为止，将包合物置于干燥器中干燥，即得，称重，计算收率。

2.7.3　注意事项

（1）β-环糊精的溶解度在 25℃ 时为 1.79%，在 45℃ 时可增加至 3.1%，在实验过程中，应控制好温度。包合完成后降低温度，使其从水中析出沉淀。

（2）包合率取决于环糊精与药物的配比以及包合时间，按实验要求进行操作。

3　微型包囊技术

3.1　概述

3.1.1　微型包囊的相关概念

微型包囊是指利用天然或合成的高分子材料（称为囊材）作为囊膜壁壳，将固态药物或液态药物（称为囊心物）包裹而成的药库型微型胶囊，简称微囊（microcapsule）。药物溶解或分散在高分子材料基质中，形成的基质型微小球状实体称微球。制备微囊的技术称为微型包囊术，简称微囊化。微囊和微球的粒径属于微米级，粒径在纳米级的分别称为纳米囊和纳米球。

3.1.2　药物微囊化的应用特点

药物微囊化后有以下特点：

（1）掩盖药物的不良臭味，提高患者的服药顺应性。如鱼肝油、氯贝丁酯、生物碱类及磺胺类等。

（2）提高药物的稳定性。如水解的阿司匹林、易挥发的挥发油类等药物。

（3）防止药物在胃内失活或减少对胃的刺激性。如尿激酶、红霉素、胰岛素等易在胃内失活，氯化钾、吲哚美辛等对胃有刺激性，易引起胃溃疡，微囊化可克服这些缺点。

（4）使液态药物固态化，便于应用与贮存。如脂溶性维生素、油类、香料等。

（5）减少复方药物的配伍变化。如阿司匹林与氯苯那敏配伍后加速阿司匹林的水解，将二者分别包囊后可大大得以改善。

（6）缓释或控释作用。如吲哚美辛缓释微囊、左炔诺孕酮控释微囊及促肝细胞生长素速释微囊等。

（7）使药物浓集于靶区。如治疗指数低的药物或副作用较大的抗癌药微囊化后制成靶向制剂，可将药物浓集于肝或肺等靶区，提高疗效，降低毒副作用。

（8）将活细胞、生物活性物质包囊提高其生物相容性和稳定性。如胰岛素、血红蛋白等包囊后，在体内生物活性高。

至今已报道了 30 多类药物应用微囊化技术，如解热镇痛药、镇静药、避孕药、抗癌药、驱虫药、多肽蛋白质类药物、诊断用药以及抗生素、维生素等，其中上市的微囊化商品有红霉素片、β-胡萝卜素片等。过去只是由于药物口服活性低或注射用半衰期短等原因，许多极有前途的药物不能大范围应用，经采用微囊化这一新技术后，可以提高口服药物的活性和生物利用度，或通过非胃肠道给药显著延长药效，或浓集于靶器官、靶组织，从而制成满意的缓释制剂或靶向制剂。许多按照过去标准认为不合格的药物可能被制成令人满意的新药，这对新药研制开发具有特别重要的意义。

3.1.3 药物微囊化的发展

药物微囊化的研究和应用可分为 3 个阶段：

① 20 世纪 80 年代以前，主要应用粒径为 $5\mu m \sim 2mm$ 的微囊。用于掩盖药物的不良气味，提高药物的稳定性等。

② 20 世纪 80 年代后，发展了粒径小（$0.01 \sim 10\mu m$）的第二代产品。这类产品通过非胃肠道给药能显著延长药效，降低毒性，提高生物利用度。

③ 第三代产品主要是纳米级靶向制剂，具有特异的吸收和作用部位。

国内外药物微囊化的报道更多，如掩盖不良气味的蒜素微囊胶囊剂、掩盖口味的对乙酰氨基酚微囊片、缓释且降低胃刺激性的阿司匹林微囊片（或胶囊）和氯化钾微囊胶囊、减少挥发并缓释的薄荷脑和水杨酸甲酯同樟脑的混合物微囊洗剂、各种剂型的缓释黄体酮微囊等。近年来临床应用微囊化抗癌药治疗癌症，如抗癌药微囊经人工化学栓塞提高了治疗效果。国内已有研究报道的品种有：氯霉素微囊片，提高稳定性的复方维生素微囊片、牡荆油微囊片，降低刺激性的吲哚美辛微囊片，延长药效的复方甲地孕酮微囊注射液、亮丙瑞林微囊注射液、美西律微囊骨架片，增加吸收的促肝细胞生长素微囊、药物浓集于肺的汉防己甲素微囊等。除有生物技术药物（如蛋白质、酶、激素、肽类）的微囊化外，还有胰岛活细胞的微囊化，它不仅能保持胰岛的活力，并能在糖尿病动物体内长时期不断分泌胰岛素，克服注射胰岛素带来的副作用。此外，应用影细胞（ghost cell）或重组细胞（如红细胞）作载体，可使药物的生物相容性得以改善；将抗原微囊化可使抗体滴度提高。

3.2 囊心物与囊材

3.2.1 囊心物

微囊的囊心物（core material）即被包物质。可以是固体，也可以是液体。如是液体，则可以是溶液、乳浊液或混悬液。包合的对象除主药外，还可以包裹提高微囊化质量而加入的附加剂，如稳定剂、稀释剂以及控制释放速率的阻滞剂、促进剂和改善囊膜可塑性的增塑剂等，通常将主药与附加剂混匀后微囊化，亦可先将主药单独微囊化，再加入附加剂。若有多种主药，可将其混匀再微囊化，或分别微囊化后再混合，这取决于设计要求、药物、囊材和附加剂的性质及工艺条件等。另外，要注意囊心物与囊材的比例适当，如囊心物过少，容易生成无囊心物的空囊。

3.2.2 囊材

用于包囊所需的材料称为囊材（coating material）。对囊材的一般要求是：①性质稳定；②能与药物配伍，不影响药物的药理作用及含量测定；③无毒、无刺激性；④成膜性好，有一定的强度、弹性及可塑性，能完全包封囊心物；⑤有适宜的释药速率；⑥具有符合要求的黏度、渗透性、亲水性、溶解性等特性。如果供静脉注射，囊材还需具有生物相容性和降解性。

常用的囊材可分为天然的、半合成或合成的高分子材料，现简述如下：

3.2.2.1 天然高分子材料

天然高分子材料是最常用的囊材，因其稳定、无毒、成膜性和成球性好，因而被广泛应用。

（1）明胶 明胶是由18种氨基酸交联形成的直链聚合物，分为酸法明胶（A型）和碱法明胶（B型）两种，可以根据药物的需要选择。制备微囊时浓度一般为2％～10％。

（2）阿拉伯胶 系由糖苷酸及阿拉伯胶的钾、钙、镁盐所组成。一般不单独使用，通常与明胶等量配合使用，作囊材的浓度为2％～10％，亦可与白蛋白配合作复合材料。

（3）海藻酸盐 系多糖类化合物，常用稀碱从褐藻中提取而得。海藻酸钠可溶于不同温度的水中，不溶于乙醇、乙醚及其他有机溶剂。因海藻酸钙不溶于水，故以海藻酸钠为囊材制备微囊时可用 $CaCl_2$ 固化成囊。

（4）壳聚糖 是由甲壳素脱乙酰化后制得的一种天然聚阳离子型多糖，具有优良的生物降解性和成膜性。可溶于酸或酸性水溶液，无毒，无抗原性，在体内能被溶菌酶等酶解。在体内可溶胀成水凝胶。

（5）蛋白类 常用于载体材料的有白蛋白、玉米蛋白、鸡蛋白等，通常用量在30％以上。

（6）淀粉 用作囊材的一般是淀粉的衍生物，如羟乙基淀粉、羧甲基淀粉等。

3.2.2.2 半合成高分子材料

作囊材的半合成高分子材料多系纤维素衍生物，其特点是毒性小、黏度大、成盐后溶解度增大。但由于易水解，故不宜高温处理，需要现用现配。

（1）羧甲基纤维素盐 属阴离子型的高分子电解质，常用的浓度为0.1％～0.5％，如羧甲基纤维素钠（CMC-Na）常与明胶配合作复合囊材，一般将 CMC-Na 与3％明胶，再按体积比2:1混合。CMC-Na 遇水溶胀，体积可增大10倍，在酸性液中不溶。水溶液黏度大，有抗盐能力和一定的热稳定性，不会发酵。也可以制成铝盐（CMC-Al）单独作囊材。

（2）邻苯二甲酸醋酸纤维素（CAP） 略有醋酸味，在二氧六环、丙酮中溶解，水、乙醇中不溶，可溶于 pH＞6 的水溶液。用作囊材时可单独使用，用量一般浓度为3％左右，也可与明胶配合使用。

（3）乙基纤维素（EC） 化学稳定性高，适用于多种药物的微囊化，不溶于水、甘油或丙二醇，可溶于乙醇，易溶于乙醚，遇强酸易水解，故对强酸性药物不适宜。

（4）甲基纤维素（MC） 在水中溶胀成澄清或微浑浊的胶体溶液，在无水乙醇、三氯甲烷或乙醚中不溶。用作囊材的浓度为1％～3％，亦可与明胶、CMC-Na、PVP 等配合作复合囊材。

（5）羟丙甲纤维素（HPMC） 于冷水中能溶胀成澄清或微浑浊的胶体溶液，pH 4.0～8.0，无水乙醇、乙醚或丙酮中几乎不溶，长期贮存性质稳定。

3.2.2.3 合成高分子材料

作囊材用的合成高分子材料，有非生物降解型的和生物降解型两类。非生物降解、且不受 pH 影响的囊材有硅橡胶、聚酰胺等；非生物降解、但可在一定 pH 条件下溶解的囊材有聚乙烯醇、聚丙烯酸树脂类等。近年来，生物降解的材料得到广泛应用，如聚碳酸酯、聚氨基酸、聚乳酸、乙交酯-丙交酯共聚物、聚乳酸-聚乙二醇共聚物、聚氰基丙烯酸烷酯类等，其特点是无毒、成膜性好、化学稳定性高，可用于注射或植入。

聚酯类是迄今研究最多、应用最广的生物降解的合成高分子，它们基本上都是羟基酸或其内酯的聚合物。常用的羟基酸是乳酸和羟基乙酸。

聚酯的特性常用热分析法测定，包括差示热分析（DTA）及差示扫描量热法（DSC），热分析可了解载药微囊的结构及其变化，测定的主要参数是玻璃化转变温度（T_g）和晶体的熔点（T_m）。

这些聚合物都表现出一定的降解溶蚀的特性，结晶度低的或聚合度低的降解较快。

3.3 药物微囊化方法

根据囊心物和囊材的性质、微囊要求的粒径、释放性能以及靶向性特点，可选择不同的微囊化方法。目前可归纳为物理化学法、物理机械法和化学法三大类。

3.3.1 物理化学法

此法微囊化在液相中进行，囊心物与囊材在一定条件下形成新相析出，故又称相分离法。即在药物与材料的混合液中，加入另一种物质或不良溶剂，或采用其他适当手段使材料的溶解度降低，自溶液中产生一个新相（凝聚相）而制成微囊的方法。其微囊化步骤大体可分为囊心物的分散、囊材的加入、囊材的沉积和囊材的固化四步。

根据形成新相方法的不同，相分离法又分为单凝聚法、复凝聚法、溶剂-非溶剂法、改变温度法和液中干燥法。相分离法所用设备简单，高分子材料来源广泛，可将多种类别的药物微囊化。相分离工艺已成为药物微囊化的主要工艺之一。

3.3.1.1 单凝聚法

单凝聚法是相分离法中较常用的一种，它是在高分子囊材（如明胶）溶液中加入凝聚剂以降低高分子溶解度凝聚成囊的方法。

（1）基本原理　囊材选用高分子化合物，将囊心物分散在囊材中，然后加入凝聚剂〔可以是强亲水性电解质（硫酸钠或硫酸铵的水溶液），或强亲水性的非电解质（如乙醇或丙酮）〕，由于囊材水合膜的水分子与凝聚剂结合，使明胶的溶解度降低，分子间形成氢键，最后从溶液中析出而凝聚形成微囊。但这种凝聚是可逆的，一旦解除促进凝聚的条件（如加水稀释），就可发生解凝聚，使微囊很快消失。最后再采取措施加以交联，囊材一旦固化即成型，使之成为不凝结、不粘连、不可逆的球形微囊。

（2）工艺流程　本法以明胶为囊材的单凝聚法工艺流程如图 3-3-1。

（3）成囊条件

① 明胶溶液的浓度与温度　明胶的浓度增加可促进胶凝，浓度降低到一定程度就不能胶凝。同一浓度时温度愈低愈易胶凝，而高过某温度则不能胶凝。

② 药物及凝聚相的性质　单凝聚法在水性介质中成囊，药物亲水性适当，要求药物在水中极微溶解，但也不能很疏水。微囊化的难易取决于明胶同药物的亲和力，亲和力强的易被微囊化。如果囊心物的药物易溶于水或过分亲水，只存在于水相而不能混悬于凝聚相中成

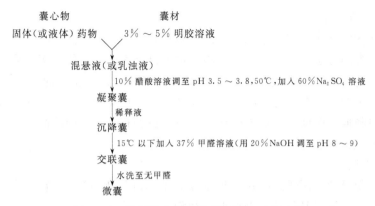

图 3-3-1　以明胶为囊材的单凝聚法工艺流程

囊；如药物过分疏水，因凝聚相中含大量的水，药物既不能混悬于水相中，又不能混悬于凝聚相中，也不能成囊。

③ 凝聚囊的流动性　为了得到良好的球形微囊，凝聚囊应有一定的流动性。

④ 固化　欲得不可逆的微囊，必须加入固化剂固化，同时还要求微囊的粘连愈少愈好。通常使用用甲醛作固化剂。

3.3.1.2　复凝聚法

复凝聚法系指使用两种带相反电荷的高分子材料作为复合囊材，在一定条件下交联且与囊心物凝聚成囊的方法。可作复合材料的有明胶与阿拉伯胶（或 CMC 或 CAP 等多糖）、海藻酸盐与聚赖氨酸、海藻酸盐与壳聚糖、海藻酸与白蛋白、白蛋白与阿拉伯胶等。

现以明胶与阿拉伯胶为例，说明复凝聚法的基本原理。将溶液 pH 调至明胶的等电点以下，使之带正电，而阿拉伯胶仍带负电，由于电荷互相吸引交联形成正、负离子的络合物，溶解度降低而凝聚成囊。复凝聚法是经典的微囊化方法，它操作简便，容易掌握，适合于难溶性药物的微囊化。

工艺流程如图 3-3-2。

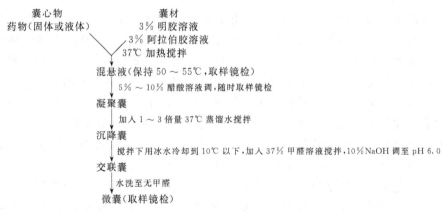

图 3-3-2　复凝聚法工艺流程

复凝聚法及单凝聚法对固态或液态的难溶性药物制备微囊时，要求药物表面都必须能为囊材凝聚相所润湿，从而使药物混悬或乳化于该凝聚相中，才能随凝聚相分散而成囊。有时对于过分疏水的药物可适当加入润湿剂。此外，还应使凝聚相保持一定流动性，如控制温度或加水稀释等，这是保证囊形良好的必要条件。

3.3.1.3 溶剂-非溶剂法

溶剂-非溶剂法是在聚合物溶液中加入一种对囊材不溶的溶剂（非溶剂），引起相分离，而将药物包裹成囊的方法。本法所用的囊心药物可以是固体或液体，但必须对溶剂和非溶剂均不溶解，也不起反应。使用疏水囊材，要用有机溶剂溶解，疏水的药物可与囊材混合溶解；如药物是亲水的，不溶于有机溶剂，可混悬或乳化在囊材溶液中，再加入争夺有机溶剂的非溶剂使材料降低溶解度从溶液中分离，过滤，除去有机溶剂即得微囊。附加剂聚异丁烯（PIB）可提高本法的囊化效果。

3.3.1.4 改变温度法

本法无需加凝聚剂，而通过控制温度成囊。乙基纤维素（EC）作囊材时，可先在高温溶解，后降温成囊。用 PIB 作分散剂可改善微囊间的粘连。

3.3.1.5 液中干燥法

从乳状液中除去分散相挥发性溶剂以制备微囊的方法称为液中干燥法，亦称乳化溶剂挥发法。

液中干燥法的干燥工艺包括两个基本过程：溶剂萃取过程（两液相之间）和溶剂蒸发过程（液相和气相之间）。按操作，可分为连续干燥法、间歇干燥法和复乳法，O/W 型、W/O 型及 O/O 型乳状液（如乙腈/液体石蜡）可采用前两者，W/O/W 型或 O/W/O 型可采用复乳法。它们都要先制备囊材溶液，乳化后囊材溶液处于乳状液中的分散相，与连续相不易混溶，但囊材溶剂对连续相应有一定溶解度，否则，萃取过程无法实现。

连续干燥法制备微囊的基本工艺流程如图 3-3-3。

在易挥发的溶剂中将囊材溶解并将药物分散 ──加连续相及乳化剂──→ 乳状液 ──连续蒸发除去囊材的溶剂──→ 微囊制剂

图 3-3-3　连续干燥法工艺流程

3.3.2 物理机械法

这类方法是指在气相中将固态或液态药物微囊化，包括以下几种：

3.3.2.1 喷雾干燥法

喷雾干燥法又称液滴喷雾干燥法，可用于固态或液态药物的微囊化，粒径范围 $5\sim 600\mu m$。该法的工艺是先将囊心物分散在囊材的溶液中，再将此混合物喷入惰性热气流使溶剂迅速挥发，液滴收缩成球形，进而干燥，固化，得微囊。喷雾干燥法溶解囊材的溶剂可以是水，也可以是有机溶剂，目前主要以水作溶剂。影响因素包括混合液的黏度、均匀性、药物及囊材的浓度、喷雾的速率、喷雾方法及干燥速率等。干燥速率由混合液浓度与进出口温度决定。囊心物比例不能太大才能被囊膜包裹，通常囊膜多孔，故所得微囊产品堆密度较小。如囊心物为液态，通常载药量不超过 30%。微囊带电易引起粘连，在最后干燥阶段更是如此。如囊材中含有聚乙二醇作抗粘剂时，可降低微囊带电而减少粘连；处方中使用水或水溶液，或在工艺中采用连续喷雾而无间歇时，均可减少微囊带电而避免粘连。在粒径小的囊心物包囊时，囊材溶液中加入抗粘剂制成混悬液，可减少微囊粘连，常用的抗粘剂见表 3-3-1。二氧化硅、滑石及硬脂酸镁等亦可以粉状加在微囊成品中，以减少贮存时的粘连，或在压片或装空心胶囊时改善微囊的流动性。

3.3.2.2 喷雾冻凝法

将囊心物分散于熔融的囊材中，趁热将其喷于冷气流中凝聚而成囊的方法，称为喷雾冻凝法。常用的囊材有蜡类、脂肪酸和脂肪醇等，它们均是在室温下为固体，而在较高温度能

表 3-3-1　包囊时常用的抗粘剂及其用量

抗 粘 剂	用于囊材溶液中/(g/100g 囊材)	用于微囊成品中/(g/100g 微囊)	抗 粘 剂	用于囊材溶液中/(g/100g 囊材)	用于微囊成品中/(g/100g 微囊)
滑石	20～100	1～3	硬脂酸镁	10～50	0.5～3
硅胶	3～20	1～3	单硬脂酸甘油酯	1～3	—

熔融的囊材。

3.3.2.3　流化床包衣法

流化床包衣法系利用垂直强气流使囊心物悬浮在包衣室中，囊材溶液通过喷嘴喷射于囊心物表面，使囊心物悬浮的热气流将囊材溶液的溶剂挥干，囊心物表面便形成囊材薄膜而得微囊。制得的微囊粒径范围 $35\sim500\mu m$。设备装置基本上与片剂悬浮包衣装置相同。囊材可以是多聚糖、明胶、树脂、蜡、纤维素衍生物及合成聚合物。在悬浮成囊的过程中，药物虽已微粉化，但在喷雾过程中可能会黏结，因此可加入第三种成分如滑石粉或硬脂酸镁，先与微粉化药物黏结成一个单位，然后再通过空气悬浮法成囊。

3.3.2.4　多孔离心法

利用离心力使囊心物高速穿过囊材的液态膜，再进入固化池固化制备微囊的方法称为多孔离心法（multiorifice-centrifugal process）。它利用圆筒的高速旋转产生离心力，利用导流坝不断溢出囊材溶液形成液态膜，囊心物（液态或固态）高速穿过液态膜形成的微囊，再经过不同方法加以固化（用非溶剂、冻凝或挥去溶剂等），即得微囊。

3.3.2.5　锅包衣法

锅包衣法系将囊材溶液喷在固态囊心物上，利用包衣锅挥干溶剂形成微囊，在微囊形成的过程中，导入包衣锅的热气流可加速溶剂挥发。

上述几种物理机械法均可用于生产水溶性和脂溶性的、固态或液态药物的微囊，其中以喷雾干燥法最常用。通常采用物理机械法时，囊心物有一定的损失且微囊有粘连，但囊心物损失在 5% 左右，粘连在 10% 左右，生产中都认为是合理的。

3.3.3　化学法

利用在溶液中单体或高分子通过聚合反应或缩合（交联）反应，产生囊膜或基质，从而制成微囊，这种微囊化的方法称为化学法。本法的特点是不加凝聚剂，常先制成 W/O 型乳状液，再利用化学反应交联或用射线辐照固化。主要分为以下几种方法：

3.3.3.1　界面缩聚法

界面缩聚法亦称界面聚合法。本法是在分散相（水相）与连续相（有机相）的界面上发生单体的缩聚反应。此法要求囊心物必须是水溶性的。

3.3.3.2　辐射化学法

聚合物（明胶或 PVA）在乳化状态下利用 ^{60}Co 产生 γ 射线的能量，照射使其交联固化，形成微囊，这种方法为辐射化学法。该法工艺简单，不需要在明胶溶液中引入其他成分，但一般仅适用于水溶性药物，并需有辐射条件。

3.4　影响微囊粒径的因素

理想的微囊应为大小均匀的球形或类球形，囊与囊之间不粘连，分散性好，便于制成制剂。微囊的结构随着工艺条件的不同而有差异。相分离凝聚法制备的微囊为多个囊心物微粒分散于一个球形体内，形成球形镶嵌型。物理机械法、界面缩聚法、溶剂-非溶剂法等所得的是球形膜壳型微囊，其中物理机械法制得的微囊可以含多囊心物或单囊心物，但界面缩聚法只能得单囊心物微囊。

口服粒径小于 $200\mu m$ 的微囊与黏性的液体或食物共服时，在口内即无异物感，故常要求制备小粒径的口服微囊，但粒径太小操作时粘连严重。在其他条件相同时，通常微囊粒径愈大则药物的释放愈慢，有机溶剂残留量愈高，粒径对生物利用度以及体内分布的靶向性等也均有影响。影响微囊粒径的因素有：

(1) 囊心物的大小　固体药物微囊化后的粒度大小与分布主要取决于囊心物，通常如要求微囊的粒径约为 $10\mu m$ 时，囊心物粒径应达到 $1\sim2\mu m$；要求微囊的粒径约为 $50\mu m$ 时，囊心物粒径应在 $6\mu m$ 以下。对不溶于水的液态药物，用相分离法制备微囊时，可先乳化，再微囊化，即得到小而均匀的微囊。

(2) 囊材的用量　一般药物粒子小，其表面积愈大，要制成囊壁厚度相同的微囊所需囊材愈多，但囊材用量愈多，微囊的粒径愈大。

(3) 制备方法　不同的制备方法制得的微囊的粒径有所不同，可见表 3-3-2。

表 3-3-2　微囊化方法与粒径范围

微囊化方法	粒径范围/μm	适用的囊心物	微囊化方法	粒径范围/μm	适用的囊心物
空气悬浮法	$35\sim5000$	固态药物	锅包衣	$5\sim5000$	固态药物
相分离	$2\sim5000$	固态、液态药物	喷雾干燥	$5\sim600$	固态、液态药物
多空离心	$1\sim5000$	固态、液态药物			

(4) 制备温度　一般温度不同时制得的微囊的收率、大小及其粒度分布均不同。例如单凝聚法制备明胶微囊，$50^\circ C$ 时收率为 68%，其中 $5.5\mu m$ 的微囊占 65% 以上；$40^\circ C$ 和 $45^\circ C$ 时的收率分别为 74% 和 95%，其中 $5.5\mu m$ 的微囊分别占 34.7% 和 33%；$55^\circ C$ 和 $60^\circ C$ 时收率分别为 72% 和 58%，其中多数粒径小于 $2\mu m$。

(5) 制备时的搅拌速率　在一定程度下高速搅拌，微囊粒径小，低速搅拌粒径大。但无限制地提高搅拌速率，微囊可能因碰撞合并而粒径变大。此外，搅拌速率又取决于工艺的需要。

(6) 附加剂的浓度　例如采用界面缩聚法且搅拌速率一致，但分别加入浓度为 0.5% 与 5% 的斯盘-85，前者可得小于 $100\mu m$ 的微囊，后者则得小于 $20\mu m$ 的微囊。

3.5　微囊中药物的释放

药物微囊化后，一般要求药物能定时定量地从微囊中释放，达到临床预定的要求。

3.5.1　微囊中药物释放的机制

微囊中药物释放的机制通常有以下三种：

(1) 透过囊壁扩散　药物经体液溶解再透过囊壁扩散，即微囊进入体内后，体液向微囊中渗透而逐渐使微囊中的药物溶解扩散而出。这是物理过程，囊壁不溶解。也有人提出药物释放首先是已溶解或黏附在囊壁表面的少量药物发生短暂的快速释放，称为突释效应，然后才是扩散。例如氯贝丁酯微囊，当囊壁较厚时，药物的释放可以分为 4 个阶段：①初期的突释，来自微囊表面的药物；②慢速释放，来自逐渐溶解的药物扩散透过囊壁；③较快速的稳态扩散释放，来自药物饱和溶液，维持时间最长；④最后较缓慢的释放，来自药物的残留溶液，这时已不足以维持所需的浓度梯度。

（2）囊壁的溶解　其速率主要取决于囊材的性质、体液的体积、组成、pH以及温度等，但不包括酶的作用，囊壁溶解属于物理化学过程。除囊壁溶解外，应注意囊壁因外力、摩擦等而引起的裂缝和破裂，也会加速药物释放。

（3）囊壁的消化降解　这是在酶作用下的生化过程。当微囊进入体内后，囊壁可受胃蛋白酶或其他酶的消化降解成为体内的代谢产物，从而使药物释放出来，其第一阶段为最初的快速释放阶段，药物从微囊壁扩散释出；第二阶段是聚合物水解并同时分子量减小，但仍保持其不溶性，药物扩散释出；第三阶段是低分子碎片的溶解和聚合物主体的融蚀使药物释放。

3.5.2 影响微囊药物释放速率的因素

对零级释放（控释制剂）而言，影响释放速率的主要因素包括：

（1）微囊囊壁的厚度　囊壁厚度可用光学显微镜或扫描电镜直接测得，也可以通过微囊的质量、密度等值估算。在其他条件相同时，囊壁愈厚释药愈慢。

（2）囊壁的物理化学性质　不同的囊材形成的囊壁具有不同的孔隙率和降解性能，多孔性特性常数 ε 较小或难于降解的囊材，形成的微囊释药较慢。同种囊材也会因制备方法或工艺的不同而有差异。在相近条件下，常用的几种囊材形成的囊壁释药速率次序如下：

明胶＞乙基纤维素＞苯乙烯-马来酐共聚物＞聚酰胺

在囊材中加入疏水性附加剂，如硬脂酸、蜂蜡、十六醇以及巴西棕榈蜡等，可降低释药速率。因它们在成囊后充填乙基纤维素囊壁起增塑作用，阻塞膜孔使膜致密。如磺胺嘧啶乙基纤维素微囊采用不同量的硬脂酸，随着后者含量增加，药物体外释放速率降低。

（3）工艺条件　将对乙酰氨基酚以醋酸纤维素丁酸酯为囊材，采用不同的制备工艺，所得的微囊在8h内释药量结果见表3-3-3。三种微囊虽大小差不多，但用一般液中干燥法制成的微囊，其8h内释药量显著低于另外两种乳化条件的微囊。

表 3-3-3　微囊化的乳化条件不同对释放药物的影响

工　艺	微囊粒径/μm	8h内释药量/%	微囊中药物含量/%
液中干燥法	769	33±5.6	77±1.3
改良的液中干燥法(间隙干燥)	659	40±1.9	83±1.8
溶剂-非溶剂法	783	51±4.1	36±2.9

不仅整个工艺影响释药，仅干燥条件不同，释药速率也不相同。例如冰冻干燥或喷雾干燥的微囊，其释药速率比烘箱干燥的微囊要大些，干燥程度较大的释药较慢，因为干燥的微囊要先经过吸水溶胀才能有效地释药。还可能由于烘箱干燥的每个干燥颗粒中所含的微囊数平均比前二者多，表面积减小，因而释药变慢。

（4）溶出介质的pH和离子强度　溶出介质的pH通常会影响囊壁的溶解或降解速率，因而都会影响释药速率。值得注意的是，介质的离子强度也有影响。如将荧光素尼龙微囊50mg混悬在4L pH 7.4、离子强度分别为0.8、1.0、1.2的磷酸盐缓冲溶液中，其1h体外释药结果分别为38.78%、64.35%、71.99%。

3.6　微囊质量的评定

目前微囊质量评定，除制成制剂的本身要求应符合药典有关制剂规定外，大致包括下述内容：

3.6.1　微囊的形态与粒径

微囊形态应为圆整球形或类球形的封闭囊状物。微囊可采用光学显微镜、扫描或透射电子显微镜观察形态并提供照片。微囊粒径因不同的制剂要求而不同。注射剂的微囊粒径应符合药典中混悬注射剂的规定；用于静脉注射起靶向作用时，应符合静脉注射的规定。

3.6.2 微囊的药物含量与包封率

对于粉末状微囊需要计算其药物含量。微囊中所含药物的质量分数又称为载药量。一般采用溶剂提取法测定载药。溶剂的选择原则，主要应使药物最大限度溶出而最少溶解囊材，溶剂本身也不应干扰测定。载药量可由下式求得：

$$微囊的载药量 = \frac{微囊内的药量}{微囊的总质量} \times 100\% \qquad (3\text{-}3\text{-}1)$$

对处于液态介质中的微囊，可用过滤、凝胶柱色谱法、离心法或透析法分离微囊后进行测定，再计算载药量和包封率。包封率（entrapment rate）可由下式计算：

$$包封率 = \frac{微囊内的药量}{微囊内的药量 + 介质中的药量} \times 100\% \qquad (3\text{-}3\text{-}2)$$

微囊内的药量占投药量的比例称为微囊中药物的收率，即药物的包封产率；微囊重占投药量和投材料量总重的比例称为微囊的收率。这两种收率对评价微囊的质量意义不大，但可用于评价工艺。

微囊中药物收率和载药量高低取决于采用的工艺。喷雾干燥法和流化床包衣法可得微囊中药物收率95%以上的微囊，但是用相分离法制得的微囊，微囊中药物收率常为20%～80%。

3.6.3 微囊药物的释放速率

为了掌握微囊中药物的释放规律、释放时间及奏效部位，必须对微囊进行释药速率的测定。根据微囊的特点，可采用2005年版《中国药典》（二部）附录ⅩD释放度测定法测定。

3.7 微囊制备举例

3.7.1 活性炭微囊

【处方】

活性炭	0.6g	3%阿拉伯胶溶液	10ml
3%明胶溶液	10ml	37%甲醛溶液	2ml

3.7.1.1 制备方法

复凝聚法。

3.7.1.2 制备操作

（1）明胶液的配制　取明胶0.9g加蒸馏水至30ml，加热溶胀，搅拌制成3%明胶溶液，备用。

（2）阿拉伯胶液的配制　取阿拉伯胶0.9g，加蒸馏水至30ml，加热溶胀，搅拌制成3%阿拉伯胶溶液，备用。

（3）微囊的制备　取3%阿拉伯胶溶液10ml置100ml小烧杯中，加活性炭0.6g，再加入3%明胶溶液10ml，加热搅拌，使成均匀的混悬液，保持烧杯内温度为37℃，取样在显微镜下观察。搅拌下缓缓加入10%醋酸调节pH为3.8～4.1，并随时取样镜检。形成圆整囊后，加入37℃蒸馏水50ml，搅拌，以改善囊形，增加流动性，使不致粘连。搅拌下以冰块冷却至10℃以下，促进囊膜胶凝。滴加37%甲醛2ml，搅拌15min，再用10%氢氧化钠调至pH 6.0，以促进胺醛缩合，缩短固化时间，增加囊膜硬度，搅拌，镜检，即得。

3.7.1.3 注意事项

(1) 操作中以中速搅拌，太慢会使微囊粘连，太快易使微囊变形。

(2) 温度应控制在要求范围。

(3) 操作过程中要及时镜检。

(4) 实验仪器要干净，以避免电解质影响。

(5) 微囊成品应外形圆整，大小均匀，少有空心囊。

3.7.2 液状石蜡微囊

【处方】

液状石蜡	5g	37％甲醛溶液	2.5ml
明胶	5g	60％硫酸钠溶液	适量
10％醋酸溶液	适量	蒸馏水	适量

3.7.2.1 制备方法

单凝聚法。

3.7.2.2 制备操作

(1) 明胶液的制备　称取明胶 5g，用 100ml 60℃蒸馏水浸泡膨胀后，于 50℃恒温水浴中不断搅拌使之完全溶解，保温以防凝固，备用。

(2) 液状石蜡乳的制备　称取液状石蜡 5g 于烧杯中，加明胶液混合，于组织捣碎机中快速乳化 2min，即得均匀的乳剂，用 10％醋酸溶液调节 pH 为 3.5～3.8，于 50℃恒温水浴中保存。

(3) 微囊的制备

① 制备凝聚囊　量取适量 60％的硫酸钠溶液，在不断搅拌下滴入液状石蜡乳中，在显微镜下观察成囊的程度，根据所消耗的硫酸钠溶液的体积，计算体系中硫酸钠的浓度。

② 配制硫酸钠稀释液　硫酸钠稀释液的浓度，应比成囊体系中硫酸钠的浓度增加 1.5％。用量为成囊体系的 3 倍以上（所消耗硫酸钠溶液的体积与制备液状石蜡乳所用蒸馏水的体积之和乘以 3），稀释液的温度为 15℃。

③ 制备沉降囊　将凝聚囊倾入稀释液中，分散，静置，沉降，倾去上清液，用硫酸钠稀释液洗 2～3 次，除去多余的明胶，即得沉降囊。

④ 囊膜固化　将沉降囊混悬于硫酸钠稀释液 400ml 中，加 37％甲醛溶液 2.5ml，搅拌 5min，用 20％氢氧化钠溶液调节 pH 为 8.0～9.0，继续搅拌 20～30min，静置，待微囊完全沉降，倾去上清液，过滤，用蒸馏水洗至无甲醛味，抽干，即得。

⑤ 微囊保存　将以上得到的微囊，根据所要制备的剂型加辅料制成颗粒或混悬于蒸馏水中，放置备用。

⑥ 计算收率。

3.7.2.3 微囊大小的测定

微囊的形状大小取决于囊心物的性质及囊材的凝聚方式，微囊可以呈各种不同的形状，如球状实体、平滑球状膜壳、葡萄串状等。本实验采用凝聚法制备的微囊均为圆球形，测定微囊大小的方法，可用校正过的带目镜测微仪的光学显微镜测定，亦可用库尔特计数器测定微囊的大小与粒度分布。

3.7.2.4 注意事项

(1) 配制硫酸钠稀释液，浓度不能过高或过低，否则会使微囊溶解或粘连成团，无法保持囊形。

（2）硫酸钠稀释液浓度的计算方法为：若制备微囊时硫酸钠凝聚剂（60％）用去 50ml，制备液体石蜡乳时加蒸馏水 100ml，则微囊体系中硫酸钠的浓度为：

$$60\% \times \frac{50}{50+100} = 20\%$$

再增加 1.5％，即 21.5％为硫酸钠稀释液的浓度。

（3）60％硫酸钠溶液是单凝聚法制备微囊时的凝聚剂，由于硫酸钠是含 10 个结晶水的晶体，浓度较高，在低温时，很容易析出晶体，故应配制后加盖放置于约 50℃恒温水浴中保存备用。

（4）囊心物为水不溶性固体或液体药物时，只要不与囊材及固化剂发生化学反应，均可按上述方法制成微囊。

（5）制备液状石蜡乳时，如果没有组织捣碎机，也可在研钵中采用研磨法制备。

4 口服速释制剂

4.1 概述

4.1.1 口服速释制剂定义与研究进展

4.1.1.1 口服速释制剂的定义

口服速释制剂是指药物和适宜辅料制成的服用后能快速崩解或快速溶解的制剂。它可以在唾液或少量水的作用下迅速崩解或溶解，释放药物，通过口腔黏膜或胃黏膜吸收。对于需要快速起效的药物，速释制剂具有特殊的意义，现已成为药物制剂新剂型研究的热点。

4.1.1.2 口服速释制剂的研究进展

20 世纪初，美国人将溶解度不同的物质制成片剂，遇水后片剂中易溶性成分首先溶解，而剩余的难溶性物质形成"蜂窝"状，由于片剂的结构发生变化而发生崩塌，使片剂快速崩解成颗粒。这标志着速释制剂的开始。20 世纪 60 年代，固体分散技术应用于难溶性药物，使速释制剂得到了迅速发展。70 年代，Gregory 等采用冷冻干燥技术制造了高孔隙率的药物载体，该载体在口腔遇到唾液迅速溶解，服用方便，吸收快，生物利用度高。泡腾技术的出现开拓了人们的思路，制药工作者尝试着将其用于制备速溶制剂，其原理主要是用柠檬酸、酒石酸等和碳酸盐遇水后发生化学作用产生二氧化碳，气体从片剂内部释放出来导致了片剂的迅速崩解。90 年代，同样是基于制备高孔隙率的思路，如固态溶液技术、喷雾干燥技术等，这些方法都有一些独特的优点。另一方面，人们开始把注意力转向辅料选择上，试图用普通的制备工艺（如湿法制粒、直接压片等工艺）制备崩解性能与冷冻干燥工艺相当的速释片。最近 Cima 公司采用直接压片法制备口腔速溶给药系统，工艺简单，适应性好，备受人们的关注。近年来，口服速释制剂发展很快，剂型的品种也逐渐增多。据统计，2004 年全球医药市场通过将普通剂型改进为速释制剂的药品年增长率接近 10％，其中仅口服速释药便占整个医药市场 20％以上份额，全球销售超过 100 亿美元。目前世界上口服速释制剂已达数十个品种，随着人们对药品剂型改良的不断重视，越来越多的传统药物将被开发成服用方便、附加值较高的速释制剂。

4.1.2 口服速释制剂的特点

口服速释制剂与普通固体制剂相比具有许多优点：

（1）速崩、速溶、起效快 普通片剂因崩解和药物溶解缓慢，起效慢。药物吸收的限速步骤往往是药物的溶解，尤其是对于难溶性药物来讲，溶解速度慢就会导致生物利用降低。而速释制剂由于崩解速度快，药物表面积增大，使得药物的溶出速度也随之加快，能够很快吸收起效。

（2）吸收充分，生物利用度高 速释制剂短时间内即可迅速崩解和溶解，使药物呈液体状态，随着吞咽动作由食管进入胃。这些药物即可通过口腔、咽、食管和胃的生物膜被吸收进入血液，因此提高了药物的吸收和生物利用度。

（3）减少药物对食管和胃肠道的刺激作用 普通片剂崩解慢，在口服过程中有食道阻塞和组织损伤的危险；刺激性大的药物（如阿司匹林等），如果吸收不好在胃内停留时间过长，有诱发胃及胃肠道出血的可能性。Porzio用吡罗昔康速溶片治疗风湿或非风湿性疼痛时未发现胃肠道副作用。Silva等给140例患者使用吡罗昔康速溶片，其胃肠副反应发生率大大低于双氯芬酸和萘普生普通片。

（4）服用方便 速释制剂既可在唾液中崩解或溶解，又可按普通剂吞服，还可放于水中崩解后送服。尤其适用于老人、小儿，为吞咽困难的病人及取水不便者服药提供了方便。

4.1.3 口服速释制剂的种类

根据释药的机制和应用特点，口服速释制剂可分为水中分散型、口腔应用型及其他速释型。

4.1.3.1 水中分散型速释制剂

水中分散型速释制剂系指置于水中能迅速分散并释放出药物的新剂型。包括：分散片、泡腾片、自乳化释药制剂等剂型。

4.1.3.2 口腔应用型速释制剂

口腔应用型速释制剂是指服用后在口腔快速崩解或溶解的固体制剂。包括：口腔崩解片（口腔速崩片和口腔速溶片）、速液化咀嚼片、口含片及舌下片。

口含片是指在口腔内缓缓溶解于唾液中而发挥作用的片剂，多用于口腔与咽喉疾患，如草珊瑚含片、华素片等。

舌下片是指应用时置于舌下或颊腔中的片剂，如硝酸甘油舌下片。因药物由舌下黏膜直接吸收，故可防止胃肠液 pH 以及酶对药物的破坏作用，也可避免药物的肝脏首过效应。

4.1.3.3 其他速释制剂

其他速释制剂包括：固体分散技术滴丸、膜剂、β-环糊精包合物等。

分散片、泡腾片、口腔崩解片有关内容分别在第 1 部分 1.1 节、1.2 节、1.3 节中叙述，在此不再赘述。下面主要讲述自乳化口服释药制剂和速液化咀嚼片。

4.2 自乳化口服释药系统

4.2.1 自乳化口服释药系统定义与特点

自乳化口服释药系统（self-emulsifying drug delivery system，SEDDS）是由药物、油相、非离子型表面活性剂和潜溶剂形成的均一透明的溶液，是在乳剂研究基础上发展起来的一种新型制剂。

许多药物因为难溶于水而导致其口服生物利用度低，个体间吸收差异大，给药剂量难以控制，对药物的疗效有一程度的影响。自乳化口服释药系统在体温条件下，由于表面活性剂的存在，于胃肠道自发乳化形成粒径在 $5 \mu m$ 左右的乳剂，快速分布于整个胃肠道中。细小油滴的巨大比表面积大大提高了水不溶性药物的溶出，提高了药物的生物利用度，同时可以避免水不稳定药物的水解及药物对胃肠道的不良刺激。与乳剂相比，SEDDS 属于热力学稳定体系，克服了乳剂久置必分层的缺点，便于贮存。此外，自乳化制剂给药方便，可以做成软胶囊、片剂、微丸等多种给药形式，制备工艺简单，因此逐渐成为药剂学研究的重要领域。

4.2.2 影响自乳化口服释药系统中药物口服吸收的因素

SEDDS 处方中，表面活性剂的亲水亲油平衡值（HLB 值）、油脂与表面活性剂的组成和配比、表面活性剂的浓度和自乳化时的温度、所形成的乳液的粒径大小、所带电荷等对自乳化的形成有重要的影响。

4.2.3 处方组成

4.2.3.1 药物

SEDDS 适用于脂溶性或水难溶性的药物，可以提高药物的生物利用度和治疗效果。处方中药物的性质对 SEDDS 的自乳化有一定的影响，取决于药物与自乳化系统的物理化学相容性。

4.2.3.2 油相的选择

SEDDS 用的油脂类辅料主要是长链和中链的甘油三酯类，其对脂溶性药有良好的溶解性，同时对乳剂有稳定作用。近来，通过水解和化学修饰的植物油由于改善了对难溶性药物的溶解性，且还保留了其无毒性的优点，因此广泛用于自乳化制剂的辅料。油相在 SEDDS 中的质量分数一般为 35％～70％，要求其安全、稳定，并可与多种成分在不同的温度下形成乳剂。

4.2.3.3 表面活性剂的选择

常用的非离子表面活性剂为吐温-85、F68、斯盘-80 等。以聚乙二醇甘油酯（PGG）作乳化剂制备 SEDDS，取得了较好的乳化效果。在 SEDDS 中通常非离子表面活性剂的用量较大，一般为 30％～60％。表面活性剂的 HLB 值和浓度对 SEDDS 的溶出释放有影响，HLB 值在 11～15 之间，SEDDS 具有最佳溶出。在应用表面活性剂时要充分考虑其安全性，因此要选择毒性较小的非离子表面活性剂和天然的两性表面活性剂，有时为了调节乳剂的 HLB 值或减少表面活性剂的毒性，需要多种表面活性剂配合使用。

4.2.3.4 潜溶剂的选择

加入潜溶剂的作用是：降低界面张力，增加界面膜的流动性，调节 HLB 值。一般采用中等链长的醇、胺及有机酸等。根据油相和表面活性剂的相容性选择潜溶剂，如乙醇、丙二醇、聚乙二醇等。

4.2.4 制备实例

环孢素 SEDDS

【处方】

环孢素	100mg	精制植物油	320mg
丙二醇	100mg	聚氧乙烯（40）氢化蓖麻油	380mg
无水乙醇	100mg		

制法：将环孢素用无水乙醇溶解后，加入乳化剂聚氧乙烯（40）氢化蓖麻油和辅助乳化剂丙二醇，精制植物油为油相，混合均匀，得澄清黏性液体，再制成软胶囊。

4.2.5 质量评价

（1）乳剂的粒径　乳滴的粒径是评价 SEDDS 最重要的指标，因为乳滴粒径越小，药物的溶出速率越大，生物利用度越大。可通过检径测定仪或透射电镜测定所形成微乳的粒径，SEDDS 经水稀释后所得乳剂粒子较小（小于 $5\mu m$）。

（2）自乳化速率　自乳化速率是评价混合物自发形成稳定微乳或分散相粒径均一的精细乳滴能力的一个指标。用 37℃ 恒温的溶出介质（pH 1.2 或 pH 7.4）以不同比例稀释 SEDDS，轻微搅拌后用肉眼观察完全分散的时间可以代表其自乳化速率。

（3）药物的释放速率　通常体外释药的动力学实验可采用透析袋扩散法、总体液平衡反向透析法、离心超滤法、低压超滤法等。

4.2.6 自乳化口服释药系统目前存在的问题与发展前景

虽然 SEDDS 对脂溶性药物有很好的促进吸收作用，可以显著提高脂溶性药物的生物利用度，但自乳化制剂也存在一些问题。一方面，多数 SEDDS 在体外轻微搅拌下很容易在水中形成自乳化乳剂，但是在胃液中自乳化的效果不理想，说明酸性环境对自乳化影响很大，另一方面，目前由于 SEDDS 所用辅料多为液体，因此只能做成软胶囊的形式给药。在制剂过程中胶液和药液的温度、滴头的大小、滴制速度等因素都会影响软胶囊的质量，而且辅料中的油脂很容易氧化变质，因此 SEDDS 的包装和储存对湿度、温度要求比较高，制剂成本较高。现已上市的 SEDDS 产品有环孢素软胶囊。为了解决 SEDDS 中所遇到的困难和挑战，人们又逐渐开发了自乳化纳米粒、自乳化微球、低共熔自乳化纳米固体制剂等，其中如何把 SEDDS 制成固体自乳化制剂成为研究的重要方向。

自乳化释药系统是一种非常有前景的新剂型，将为解决水溶性差的药物的口服吸收提供一个新的途径，尤其对那些在水中不稳定、生物利用度又低的药物意义更大，具有巨大的经济和社会效益。

4.3　速液化咀嚼片

速液化咀嚼片是指药物与适宜的辅料制成的咀嚼后能迅速在口中液化释出药物的制剂。

4.3.1　速液化咀嚼片的辅料

常用的填充剂有：麦芽糖-糊精、果糖、蔗糖、乳糖、麦芽糖和木糖醇等。

常用的黏合剂为：PVP 和淀粉浆等。

因片内含易溶的糖（醇）类填充剂，咀嚼后数秒内在口中即迅速液化释出药物。制酸药、镇痛药和镇咳药等药物均可制成此种制剂，片内含药量可高达 75%。

4.3.2　制备工艺

常用湿法制粒压片工艺。

5　口服缓控释制剂

5.1　概述

5.1.1　口服缓控释制剂的定义

（1）缓释制剂（sustained-release dosage form）　2005 年版《中国药典》（二部）附录

ⅩⅨ D 将缓释制剂定义为：在规定释放介质中，按要求缓慢地非恒速释放药物，其与相应的普通制剂比较，给药频率比普通制剂减少一半或给药频率比普通制剂有所减少，且能显著增加患者的顺应性的制剂。

（2）控释制剂（controlled-release dosage form）　2005 年版《中国药典》（二部）附录 ⅩⅨ D 将控释制剂定义为：在规定释放介质中，按要求缓慢地恒速或接近恒速释放药物，其与相应的普通制剂比较，给药频率比普通制剂减少一半或给药频率比普通制剂有所减少，血药浓度比缓释制剂更加平稳，且能显著增加患者的顺应性的制剂。

普通制剂中药物被体内吸收后，血药浓度容易发生波动，出现所谓"峰谷现象"，影响药物疗效。缓控释制剂使人体获得平稳的治疗血药浓度，使疗效剂量最佳化。口服缓控释制剂是国内外医药产品发展的重要方向。由于其开发周期短、投入少、经济风险低、技术含量增加、附加值显著提高等，因而被制药工业看重。

5.1.2　缓控释制剂的种类

缓控释制剂主要有以下几种：

① 口服缓控释制剂　包括亲水凝胶骨架片、溶蚀性骨架片、不溶性骨架片、薄膜包衣骨架片、多层缓释片、渗透泵控释片、胃内滞留漂浮片、缓释干混悬剂等。

② 腔道和黏膜用缓控释制剂　包括眼用控释膜、口腔黏膜贴片、鼻腔黏膜控释制剂、宫颈黏膜贴片等。

③ 注射用控释制剂　包括注射控释微球、微囊等。

④ 植入制剂　包括肌肉、皮下植入片等。

本节主要对口服缓控释制剂进行论述。

5.1.3　口服缓控释制剂的特点

口服缓控释制剂与普通口服制剂相比（如图 3-5-1）具有以下特点：

① 对半衰期短或需频繁给药的药物，可以减少服药次数，提高病人顺应性，方便患者长期服用。

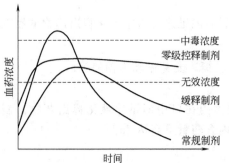

图 3-5-1　缓控释制剂与常规制剂比较

② 通过控制释药速度，使血液浓度平稳，避免"峰谷现象"，有利于降低药物的毒副作用。

③ 可减少用药的总剂量，减小对胃肠道的刺激，因此可用最小剂量达到最大药效。

缓控释制剂虽有上述重要特点，但也存在着一些问题，如在临床使用中剂量调整缺乏灵活性等。

5.1.4　口服缓控释制剂的发展

国外在 20 世纪 50 年代末开始研制口服缓控释制剂。70 年代被医学界认可上市的口服缓控释制剂药物品种逐渐增多。目前国外上市的口服缓控释制剂药物品种共约 200 多种，不同规格的商品计 500 种以上。2002 年，全球口服缓控释制剂的市场规模为 216 亿美元，年增长率为 9％。

我国在 20 世纪 70 年代末和 80 年代初开始研制口服缓释、控释制剂。随着国家对制剂发展越来越重视，在"七五"期间，第一次将制剂课题立为国家攻关课题，其中口服缓控释制剂有 9 个，其后在我国上市的口服缓控释制剂逐年增多。近年来，我国缓控释制剂的研发和生产得到很大发展，无论从生产的品种、数量还是从剂型和释放机理的研究等多方面已经大大缩短了与先进国家的距离，还有一些中药有效成分或部位正在开发为缓控释制剂。《中国药典》收录的缓控释制剂也在逐版增加。

与此同时，作为一类新制剂，缓控释制剂的生产水平、质量控制和重现性等方面仍有待提高，以方便临床用药的不同剂量和规格。

5.2 口服缓控释制剂的设计

按照缓控释制剂的要求，其给药间隔时间较普通制剂应有所延长，且缓控释制剂的最初目的主要是提高用药的安全性和有效性及病人的顺应性，相对于普通制剂，缓控释制剂给药间隔有所延长，这些主要通过控制血浆药物水平和降低给药频率来实现。就普通制剂而言，大多数药物均存在着治疗窗，从图 3-5-1 可以看出，血药水平低于治疗窗，则达不到应有的治疗效果，高于治疗窗则会出现中毒症状。因此，为了用药的安全有效，提出了治疗指数（TI）的概念。治疗指数可以用可耐受的最高血药浓度（c^*_{max}）和能产生合适治疗效果的最低血药浓度（c^*_{min}）的比值来表示。

通常情况下，延长给药间隔可通过如下两个途径来解决：一是通过修改药物的分子结构、降低药物的消除速率（k_{el}）；二是通过减小药物从剂型中的释放速率以减小药物的吸收率常数 K_a。这两种途径均可显著减小多剂量给药中血药浓度的波动。但利用减小吸收速率延迟释放将会受到某些生理因素的制约，如果吸收速率太慢，则一些药物不能被完全吸收。对半衰期短的药物制备 24h 给药一次的制剂将是十分困难的。

5.2.1 缓控释制剂设计时应考虑的问题

缓控释制剂的疗效主要由三个基本因素来决定：①药物本身的理化性质，包括稳定性、溶解性、油水分配系数、电荷及蛋白结合率等；②生理因素亦对缓释制剂设计有重要影响，如给药部位、胃肠蠕动、首过效应、血流供应、病人的疾病状态、药物作用的靶器官等；③缓控释系统的特性，如释药类型，释药机制等。

5.2.2 药物的物理化学性质对缓控释制剂设计的影响

药物从剂型中释放的行为和体内作用，与其理化性质有关，药物的理化性质在缓控释制剂的设计中起着决定性的作用，这些理化性质往往限制着缓控释制剂的设计和应用。

5.2.2.1 解离度和水溶性

对于弱酸或弱碱性药物，由于非解离性药物容易通过脂质生物膜，因此了解药物的 pK_a 和吸收的关系很重要。通常水溶性较大的药物较合适，解离度较小的药物在制备缓控释制剂时要考虑增加溶出及生物利用度的问题。药物在吸收前必须以溶液状态存在，难溶性药物往往存在着生物利用度问题，这主要是因为未溶药物在胃肠道有限的转运时间及在吸收部位有限的溶解度。虽然降低药物溶解度可得到长效的结果，但这可能引起不恒定和不完全的吸收。

对于水难溶性药物，最好不选择以膜扩散控制为机制的释放系统。此类药物可选择骨架系统作为释放系统。如果以高分子材料作为包衣来控制释放，则药物的溶解速率必须加以考虑。

5.2.2.2 油水分配系数

药物进入体内后需转运通过各种生物膜以达到靶区。如果药物具有很高的油水分配系数（油溶性），则易于进入生物膜，但不能继续转运，如果有较低的油水分配系数则不能穿透生物膜。保持恰当的油水分配系数可得到理想的穿透量（生物膜、控速膜）。分配系数高的药物，其脂溶性大、水溶性小，而且这类药物由于能局限于细胞的脂质膜中，通常能在机体滞留较长的时间，吩噻嗪即是此类药物的代表。分配系数低的药物通常很难通过脂质膜，从而造成其生物利用度差，而且分配效应也同样适用于扩散通过聚合物膜的情况，因此，扩散膜的选择，很大程度上取决于药物的分配特性。

5.2.2.3 药物稳定性

设计缓控释制剂时，药物在各种物理化学环境中的稳定性必须加以考虑，对于一些在胃肠中稳定性较差的药物，如制备成口服缓控释制剂时，则会大大降低其生物利用度，此时可考虑选择其他给药途径。在胃酸环境中不稳定的药物可采用保护手段，将药物设计成定位释药系统，使药物在小肠释放，避开胃酸环境。

5.2.2.4 药物的蛋白结合

众所周知，许多药物能和血浆蛋白形成结合物，这种结合可影响药物的作用时间，药物血浆蛋白结合物可像药物贮库一样，产生长效作用。高血浆蛋白结合率的药物能产生长效作用，但有些药物如季铵盐类能和胃肠道的黏蛋白结合，这种结合如果作为药物贮库则有利于长效和吸收，若这种结合不能作为药物贮库继续向胃肠道下部转移，则可影响药物的吸收。

5.2.2.5 剂量

通常口服给药系统的剂量大小有一个上限，常规制剂单剂量最大为 0.5～1.0g，这对于缓控释制剂同样适用。随着制剂技术的发展，现在有许多片剂已经超越了这一限度，但作为口服制剂，其剂量不能无限增大。

5.2.3 药物的动力学性质对缓控释制剂设计的影响

如果没有对药物多剂量给药后吸收、分布、代谢和消除（ADME）特性的全面了解，设计缓控释制剂几乎是不可能的。药物的每一项药动学参数对缓控释制剂的设计都是至关重要的。

5.2.3.1 吸收

口服后吸收不完全或吸收无规律的药物很难制备成缓控释制剂。为了使血液和组织中药物的水平维持恒定，药物必须从剂型中均匀释放，并被均匀地吸收，理想的状况应是释放的药物完全被吸收。通常情况下，在缓控释制剂中速度限制步骤应是药物从剂型中的释放速度而不是药物吸收的速度，但这只是我们所期望的，事实上情况并不都是如此。

一些非缓释制剂中药物的吸收分数有时很低，如药物在胃肠道中降解、生理损失、部位特异性、剂量依赖性等。但只要吸收均匀稳定，尽管吸收不完全，仍然可以设计制造缓控释制剂。

通过口服的药物在进入大循环之前，由于肠道内容物的促进水解、菌群的分解代谢、穿透肠道壁时的代谢等常表现出大量的药物损失，尤其在胃肠道具有大量的酶类。肠道中药物的降解多符合一级动力学过程，而且以溶液状态的药物分解尤为严重。若药物以固体状态的缓控释制剂出现，则可能增加药物的吸收分数，改善生物利用度。

一些药物在肠道中吸收波动不定，如在胃肠道中有多个吸收性质的吸收窗，这将会大大影响药物在整个肠道中的吸收速度和程度，这类药物设计口服缓控释制剂将是十分困难的。如抗凝剂双香豆素、氨基糖苷类抗生素庆大霉素和卡那霉素即属此类药物。

同样有些药物在胃肠道通过特殊转运机制或通过特殊部位吸收。此类药物亦不是缓控释制剂的最佳候选药物，如核黄素（riboflavin）主要通过主动转运吸收，而且主要在肠道上端吸收，但这并不是绝对的，虽然核黄素已在多种维生素缓释制剂中存在，但已有人研究证明其缓释制剂与普通制剂相比并无任何优越之处。

对于单剂量非缓释口服药物而言，假定肠道转运时间为 $10\sim12h$，为了保证95％的药物被吸收，其吸收速率常数最小值应为 $0.25\sim0.35h^{-1}$。对于具有低吸收速率常数的药物，如将其设计为吸收速率常数更小的缓控释系统则会降低其生物利用度。因此吸收速率很慢的药物亦非设计缓控释制剂所需的最佳药物。

5.2.3.2 分布

药物在组织中分布是整个药动学的一个重要环节，而在药物分布中一个重要环节是药物和组织及血浆蛋白的结合。通常情况下，结合型药物不能穿过生物膜，而且认为是无活性的，但结合的药物因能缓缓分解出游离药物，故具有长效的性质。

表观分布容积是描述药物分布最常用的一个指标，从概念上讲，表观分布容积是体内药量和血药浓度的比例常数。由于吸收过程的驱动力是浓度而不是药量，故引入此参数。表观分布容积的生理意义很难解释，因此只能将其作为一个比例常数，而不能将其作为生理常数。在多隔室模型药物中，表观分布容积依赖于药物的分布时相而表现出不同的数值。因此对文献中提供的表观分布容积数值应加以谨慎使用和解释。

对于设计缓控释制剂产品而言，应尽可能多地掌握其分布情况，但事实上描述分布性质的药学参数很少，表观分布容积是最常用的一个。表观分布容积的大小影响着药物血浆浓度或靶位浓度的大小，也影响着药物的消除性质，但由于表观分布容积很难解释，故这种影响的程度难以预见。对于缓控释制剂产品，应对其分布性质加以研究。

5.2.3.3 代谢

在吸收前有代谢作用的药物制成缓控释制剂，生物利用度会降低。药物代谢可在各种组织部位进行，但代谢最活跃的部位为肝脏。确定药物的代谢部位及途径可以为选择最佳给药部位提供重要依据，从而也有助于得到理想的生物利用度。

药物代谢可通过原形药物的消除速率常数或代谢产物出现的速率常数来表示。假如药物代谢的速率是可预测的且速率常数不是太大，则这种药代动力学参数在设计缓控制剂时是应加以考虑的。然而复杂的代谢方式使这种设计变得十分困难，尤其是代谢产物有生理活性时更是如此，如消心痛（硝酸异山梨酯）。有两种与代谢有关的情况大大限制了缓释制剂产品的设计：一种情况是临床上需要长期给药的慢性病，而这种药物又具有酶抑制作用，如将这类药物设计成缓释制剂则很难维持均一重现的血药水平；第二是具有明显肠道代谢或首过效应的药物，这类药物因其代谢过程具有饱和性，故代谢损失的药物量与剂量有关，且这类药物如设计成缓控释制剂则会明显降低药物生物利用度。

尽管如此，只要药物的首过代谢不是特别大，或可以预测，仍然可能设计为合理的缓释制剂。

5.2.3.4 药物的作用时间

通常口服缓控释制剂的目的是要在较长的时间里维持药物的血药浓度在有效范围内，因此，药物必须以与其消除速率相同的速率进入血液循环，药物的消除速率一般以其半衰期定量表示。药物的半衰期和药物的作用时间是设计缓控释制剂必须考虑的因素，影响药物半衰期及作用时间的因素主要包括药物的消除、代谢和分布的方式。大多数药物的消除半衰期在 $1\sim20h$ 的范围内，而对半衰期较短的药物来说使用普通制剂需频繁给药以减小血药水平的波动，对于这类药物设计成缓释制剂是最理想的。目前，设计成缓控释制剂最短的半衰期尚无规定，但根据药物动力学知识，对于一个给定的稳态血药水平，零级释放的控释制剂，其释放速率正比于其消除速率。据此，对于半衰期十分短的药物如设计成缓释制剂则其释放速率需很大，这种剂型要维持一定的时间则相应需要相当大的剂量。表 3-5-1 给出了缓释剂量 ϕ_m 和普通剂量 ϕ_i 比例与相应半衰期及释放时间的关系。

表 3-5-1　ϕ_m/ϕ_i 与 $t_{1/2}$ 及相应释放时间（T_d）的关系

$t_{1/2}/\mathrm{h}$	$T_d=6\mathrm{h}$	$T_d=8\mathrm{h}$	$T_d=12\mathrm{h}$	$t_{1/2}/\mathrm{h}$	$T_d=6\mathrm{h}$	$T_d=8\mathrm{h}$	$T_d=12\mathrm{h}$
1	4.6	5.54	8.32	6	0.69	0.92	1.39
2	2.08	2.77	4.16	7	0.59	0.79	1.19
3	1.39	1.85	2.77	8	0.52	0.69	1.04
4	1.04	1.39	2.08	9	0.46	0.62	0.92
5	0.83	1.11	1.66	10	0.42	0.55	0.83

　　根据表 3-5-1，如对于一个半衰期为 4h 的药物，其给药间隔为 12h 的缓释制剂的剂量与普通制剂的剂量比约为 2，如果该药普通制剂单次有效剂量为 325mg，则 12h 给药一次的缓释制剂其剂量可达 650mg。因此如半衰期为 4～6h，最小有效剂量为 125～325mg 之间，而要求释放时间为 6～8h 或 12h 时，则制剂规格大小尚能接受。

　　应该指出的是，许多药物的有效作用时间比根据半衰期所预期的要长，如可的松。可的松作为抗炎药使用时隔日给药一次，这种给药方案与其半衰期关系不大，而这种给药方案可有效降低长期应用可的松治疗引起的肾上腺抑制作用。已经证明，从治疗学和副作用两点考虑，缓释型可的松剂型在临床上是不适用的，事实上泼尼松龙磷酸钠和甲基泼尼松龙缓释制剂与普通制剂一样有效，并无更多的优点。

　　和以上情况相似，没有更充足的理由将具有很长生物半衰期的药物设计成缓释制剂。有些药物每日给予一次较大剂量和每日给予数次较小剂量具有相同的临床效果，这时如设计成缓释制剂则无任何意义。常见的此类药物见表 3-5-2。

表 3-5-2　一些较长半衰期的药物

药　　物	半　衰　期	药　　物	半　衰　期
双香豆素	27h	地高辛	34h
氯氮䓬	15h	胍乙啶	9～10d
氯磺丙脲	36h	甲丙氨酯	11.3h
地西泮	54h,20h	苯妥英	22h
氯乙基戊烯炔醇	24h	华法林	52h
毛地黄毒苷	5～7d,28d		

5.2.3.5　副作用

　　有些药物的副作用发生率和体内血药浓度有关，理论上可通过控制药物的血药水平来降低副作用发生率，因而缓控释制剂是解决此类问题的重要方法之一。如可以通过将马来酸氯苯那敏分散在多孔性骨架材料中，有效降低其嗜睡副作用。

　　缓控释技术更广泛应用于降低胃肠道副作用的发生率，而且比用于降低全身副作用发生率更能取得满意的效果。对于一些易产生胃肠刺激的药物，如阿司匹林、硫酸亚铁、氯化钾和呋喃妥因等，制备成缓控释制剂后可降低和胃肠道黏膜直接接触的药物量，因而降低肠道刺激性。但也有报道，有两例服用拜尔公司生产的缓释阿司匹林引起胃肠道出血，这说明缓释制剂并不能完全杜绝此类副作用。

　　在服用钾盐治疗中一个常见问题是胃部的刺激性，为解决此问题，通常制成肠溶制剂，但这又出现了另外一些问题，即肠道局部钾离子浓度过高引起肠道腐烂和肠道狭窄，但制成蜡质骨架控释片剂达到在整个 4～6h 内控制药物释放，完全解决了副作用发生率高的问题。

总之，一般情况下可通过设计成缓控释制剂控制体内血药水平，达到降低药物全身或局部副作用发生率的目的，选用何种缓释机制则取决于药物的性质及副作用发生的机制。

5.2.3.6 安全范围

正如前文所述，在描述药物安全范围的指数中，治疗指数是最常用的一种。然而治疗指数只是一个比例，仅提供了一种相对安全性的粗略估计，而设计缓控释制剂需要了解与安全性有关的更详细的情况，如产生毒性和治疗作用的相应剂量及相应的血药浓度水平。正如表 3-5-3 和表 3-5-4 所示，各种药物的治疗指数相差较大。通常情况下，治疗指数愈大表示该药愈安全，如果某药物治疗指数超过 10，则认为该药相对较安全。精确描述药物安全性的较好方法是将治疗指数和有效及安全血药浓度范围结合起来，这种方法对治疗浓度范围窄的药物来说十分有用。

对于治疗浓度范围窄的药物来说，设计缓控释制剂时剂型中药物释放一定要保证精确控制，但仅靠释放的精确控制是远远不够的，因为还存在着许多其他因素，如病人的个体差异、多剂量给药时药物的蓄积等，这些因素也影响着药物的血药水平。所以，对于安全浓度范围较窄的药物制备缓控释制剂时有一定的难度，但也同样能够通过选择不同的缓释机制，以达到精确控制血药浓度的目的。

表 3-5-3　某些药物的治疗指数

药　　物	治疗指数	药　　物	治疗指数	药　　物	治疗指数
阿普比妥	5.3	洋地黄毒苷	1.5～2.0	青霉素	>100
氯苯那敏	1400	苯海拉明	2300	苯巴比妥	2.6

表 3-5-4　某些治疗血药浓度范围较窄的药物

药　　物	治疗血药浓度范围	药　　物	治疗血药浓度范围	药　　物	治疗血药浓度范围
地高辛	$0.02～2\mu g/L$	钾	$0.5～1.3mmol/L$	普萘洛尔	$20～50\mu g/ml$
洋地黄毒苷	$14～30\mu g/L$	苯妥英	$10～20\mu g/L$	茶碱	$10～16\mu g/ml$
利多卡因	$1.15～4mg/L$	普鲁卡因胺	$4～8mg/L$		

5.3　口服缓控释制剂的制备原理与方法

口服缓控释制剂常用以下一些技术和方法来延缓并控制药物释放：

① 将固体药物、液体药物或药物混悬于液体中与高分子材料混合填装于有通透性但不溶性的胶囊中，或在胶囊外包上控释衣膜，通过囊壁或控释膜扩散控制药物释放。

② 将药物颗粒均匀分散于生物可降解性或非生物可降解性固体骨架中，通过药物扩散或骨架溶蚀或二者共存来控制药物释放。

③ 将药物均匀分散于水凝胶型骨架材料中，这种材料遇水后形成自表面至中心（surface to center）的溶胀，药物自溶胀层中扩散释放，达到控制释放速率的目的。

④ 渗透泵技术。

⑤ 剂型包衣时带有一部分密度远小于胃肠液的空间，这样终产品在胃液中漂浮较长时间达到缓慢释放药物。

⑥ 剂型中含有生物黏附高分子材料，进入胃肠道后黏附于并覆盖于胃肠道表面，延长

药物在胃肠道的停留时间，达到长效的作用。

5.3.1 控制溶出速度来控制药物释放

通过控制药物溶出速度作为速度控制步骤来制备口服缓控释产品从原理上是最简单的，从制备方法上也是最容易的，具有缓慢溶解速度的药物自身即是长效的。如地高辛、灰黄霉素、水杨酰胺、阿司匹林铝和硫酸亚铁等。一些水溶性的药物可能通过制备难溶性盐或难溶性衍生物以达到降低溶解速度的目的，但是这种缓释机制很难达到恒定重复的利用率，因为其溶出面积在逐渐减小。通常情况下，可通过药物粉末或颗粒包衣或将药物分散于高分子骨架材料中，达到药物的缓释。

5.3.1.1 包衣工艺控制释放速度

这种方法是用缓慢溶解的材料将颗粒包衣，然后将包衣后的细粒直接压片或装胶囊即得。由于衣层的溶解速度与其衣层厚度及水溶性有关，因此必须重复制作各种包衣厚度的包衣颗粒，采用不同包衣厚度颗粒填装胶囊达到缓释效果的技术在 20 世纪 50 年代早期已被广泛应用，此类产品的有效性已被临床广泛证明。

通常的做法是将 1/4～1/3 的未包衣药物粒子作为初期释放的速释部分，而其余的 3/4～2/3 的粒子可分组包成各种不同厚度衣层的粒子，以达到在整个时间段内理想的释放效果。

5.3.1.2 骨架溶蚀控制药物释放速度

将药物和难溶性高分子材料（载体）压制成片，形成骨架片，药物的释放速度依靠介质穿透进入骨架内的速度来控制。

骨架装置一个最大的不足之处就是药物的释放速度随着时间延长而持续下降。这主要是由于在扩散溶剂的前沿，随着时间延长，扩散距离和片剂面积有所减小。因此要从骨架装置中获取零级药物释放，则必须考虑采用特殊的几何形状以弥补扩散距离和相应扩散面积的变化。

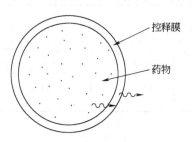

控释膜

药物

图 3-5-2 控制药物扩散释放
的难溶性控释膜

5.3.2 控制扩散过程控制药物释放

通过控制扩散过程来达到药物缓控释的系统中，有两种体系，即贮库型制剂和水凝胶骨架型。

5.3.2.1 贮库型（reservoir devices）

其原理是水不溶性聚合物材料包裹在含药核心周围，释放时，药物分配进入聚合物衣膜中，然后扩散进入周围介质中，图 3-5-2 展示了贮库型控释制剂中药物的释放，药物穿过聚合物衣膜顺浓度梯度而扩散。

常用于制备贮库型制剂的方法如下：采用不溶性高分子材料作为膜材，用压制包衣和空气悬浮包衣技术，包裹含有主药成分的药片，同时亦可采用微囊化技术包裹药物颗粒制成片剂或胶囊剂，在多数情况下不仅核心中含有药物，在包衣的高分子材料中亦含有药物，这样可同时提供初期的速释剂量和后期的维持剂量。对于缓慢溶解的高分子材料可采用锅包衣技术对片剂、微丸或微囊进行包衣，将包衣的微丸或颗粒或微囊制成片剂或胶囊剂时要倍加小心，以免对包衣膜造成损坏，这样会对释放特性造成巨大的影响。

下面介绍用聚合物作控制扩散的包衣材料来制备缓控释剂型的实例：用含有羟丙甲基纤维素的薄膜对乙酰水杨酸进行控释。空白膜层作为控释层，得到了较为理想的体外零级释药过程。图 3-5-3 给出了水杨酸在是否有膜控情况下的释药曲线图，在这个系统中空白膜为控速膜，含药膜则为贮库。

122

获得恒定药物释放的一些关键因素分述如下：

（1）包衣层中聚合物与致孔剂的比例　研究发现数种药物从含有不同量聚乙二醇的乙基纤维素薄膜的释放情况，固定药物浓度，增加薄膜中聚乙二醇的含量，则药物释放速率均有所增加，见表 3-5-5。因为这类致孔剂很快被介质所溶解，形成较大的孔道，随着孔道的增加，外部溶剂很容易扩散穿过控释膜，加速了药物的释放。因而通过选择合适的混合聚合物膜中致孔材料，有可能达到恒速释放。

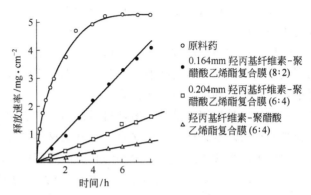

图 3-5-3　水杨酸膜贮库制剂体外释放曲线图

表 3-5-5　聚乙二醇与乙基纤维素比例对药物释放的影响

药　物	PEG/EC 比例	膜厚度 /mm	扩散流量 $/mg \cdot cm^{-2} \cdot min^{-\frac{1}{2}}$	药　物	PEG/EC 比例	膜厚度 /mm	扩散流量 $/mg \cdot cm^{-2} \cdot min^{-\frac{1}{2}}$
水杨酸	0	0.057	0.518	咖啡因	0	0.085	0.301
	10	0.057	0.793		10	0.069	0.491
	20	0.073	1.24		20	0.106	0.851
	30	0.087	1.80		30	0.102	1.44
	40	0.082	2.69		40	0.130	2.51

（2）膜的厚度　通常情况下药物从不溶性薄膜中释放速率随膜厚度增加而减小，如图 3-5-4 所示。

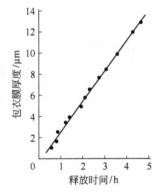

图 3-5-4　膜厚度与药物释放之间的关系

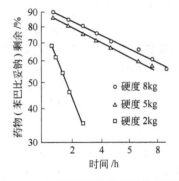

图 3-5-5　不同硬度微囊片药物的释放

（3）硬度　硬度增加，药物释放明显延缓，如图 3-5-5 所示。在此类制剂中扩散控制和溶解控制同时存在，但只要包衣材料选择适当，扩散控制会占主导地位。

5.3.2.2　骨架型

在此类释药系统中，固态药物分散在不溶性骨架材料中，药物的释放速率取决于药物在骨架材料中的扩散速率而不是固体药物的溶解速率。根据 Higuchi 方程，通过数学演算可得下式：

$$Q = Kt^{1/2} \tag{3-5-1}$$

式中　Q——单位面积药物的释放量，mg/cm^2；

$\quad\quad K$——多种因素化简而得的系数；

$\quad\quad t$——时间，h。

这样如果药物从骨架中通过扩散控制来释放，则药物的累积释放量对时间的平方根作图则会成一直线。

采用这种类型的释放系统很难做到零级释放，这主要是因为扩散路径的延长所致。正如贮库型制剂一样，经常需要有一部分剂量迅速吸收进入体内。这部分剂量通常置于压制包衣层中，或和维持剂量简单地压制在一起。

用于骨架型控制扩散的不溶性材料常用的有三种类型，即不溶性聚合物、脂肪和亲水性凝胶骨架材料。尽管许多研究显示这类骨架材料在理想的实验条件下能够较好地控制药物释放，但由于药物含于这类骨架材料的孔隙或通道中，所以当骨架材料在消化道中自身被消化或被破坏时（如脂肪），药物就会很快释放。这对于治疗指数窄的药物来说将是十分危险的。Ritschel描述了一种设计成类似于夹层的片剂（Sandwich tablet）能够防止此类问题，它是将药物溶解于塑性骨架材料中，这样即使是咀嚼后的药片也不会导致药物立即大量释放。Ritschel的片剂如图 3-5-6 所示。

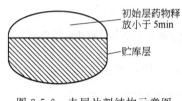

图 3-5-6 夹层片剂结构示意图

对于蜡质脂肪类骨架材料，通常情况下是将药物和有关辅料分散于熔化的蜡质材料中，然后将这些混合物黏合，制粒，压制成核心，再如前所述进行包衣。

对于亲水性凝胶类材料，这种方法即将药物和非消化性亲水性胶体高分子材料共同研磨形成混合物，再将此混合物压制成片。这类高分子材料如羧甲基纤维素钠、羟丙甲纤维素等所形成的片剂，当与水或消化液接触时，初期药物即迅速释放，同时高分子材料在片剂和液体的界面迅速水化形成黏度较大的凝胶层，阻抑了药物的进一步释放。许多研究显示药物从亲水性骨架中的释放特征符合 Higuchi 扩散控制模型。表 3-5-6 为部分已研究过骨架型材料和制备方法及评价结果。

表 3-5-6　典型的几类骨架片的制备和释放度评价示例

骨架材料和所研究的药物	制备工艺	评价方法	结果与注解
骨架材料:羟丙基甲纤维素 药物:马来酸氯苯那敏	片剂:药物和羟丙基甲纤维素混合,用乙醇制粒,颗粒干燥后过筛,压片即得	片剂被固定在圆柱形管中,药物仅从恒定表面释放,用流室法测定药物释放,循环介质体积为 155ml,温度为 37℃	药物释放遵循 Higuchi 模型属于扩散控制
骨架材料:巴西棕榈蜡和十八醇 药物:盐酸曲吡那敏	将各种表面活性剂和药物与巴西棕榈蜡及十八醇加热熔化成混合物混合均匀,冷却,制粒,压制成片芯	用转篮法测定释放度。粒度分布、片重及片剂硬度均加以控制	水溶性表面活性剂可增加药物的释放速率,可能易与释放介质接触
骨架材料:卡波普 934 药物:马来酸美吡拉敏	将药物水溶液和卡波普934 的水分散体混合均匀并搅拌数分钟,再将混合胶体铺成薄层,并干燥,粉碎成 $200\sim500\mu m$ 的小颗粒,再行压片	用摇瓶法测定药物释放	前 2.5h 为零级释放,则后部曲线向下弯曲,前期因有水化层作控释层,后期因完全水化完毕
骨架材料:甲基丙烯酸共聚物 药物:巴比妥钠 　　　盐酸肾上腺素 　　　氢溴酸右美沙芬	药物和骨架材料形成均匀的混合物,压制成不同硬度的片剂	摇瓶法测定药物释放	药物释放符合 Higuchi 模型,硬度对药物释放影响很小

5.3.3 溶出过程和扩散过程同时控制药物释放

严格地讲，释药系统不可能只取决于溶出或扩散，实际上，主要的释药机制往往大大超过其他过程，以致可归类于溶出控制型和扩散控制型。溶出过程和扩散过程同时控制药物释放系统的典型特征为药核被含有部分可溶性材料的不溶性薄膜所包裹，膜中可溶性材料的溶解为核中药物的扩散提供通道。

包衣膜中可溶性高分子材料部分是控制药物释放的关键部分，这种系统对 KCl 可提供零级释放，同时可减轻药物对胃肠道的刺激。这类控释系统的一个典型例子如图 3-5-7 所示。

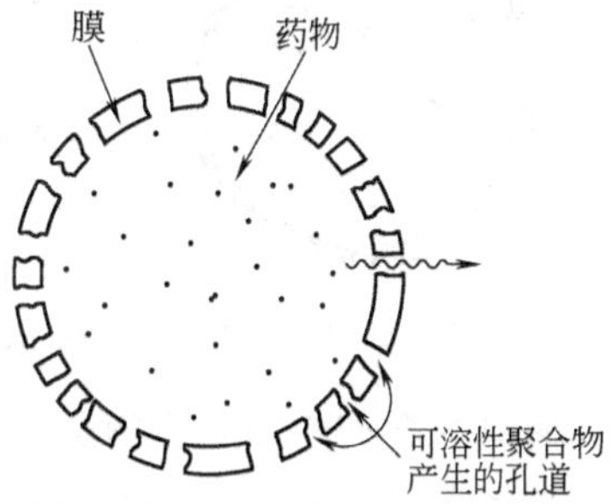

图 3-5-7　部分膜控制药物
释放示意图

5.3.4 离子交换树脂型缓控释制剂

离子交换树脂（ion-exchange resins）的控释应用主要是在胃肠道中控制药物释放和作为载体用于靶向释药系统。树脂是种水不溶性材料，在其侧链上含有可供交换的阴离子和阳离子基团。离子交换技术一直被用于分析领域和蛋白质技术，但它应用于药物控制释放系统却颇具吸引力，因为理论上，含有药物的离子交换树脂其药物释放仅与环境中的离子有关，而与其他因素无关，即对吸收部分其他因素不敏感，如酶、pH 等。这类系统中药物的释放需要有一定浓度的离子存在，故常用于皮肤、外耳道及其他可容纳含有离子的少量溶液的地方，对皮下和肌内注射这种方法较为适合，因为这些部位的离子浓度是恒定的。胃肠道中的离子浓度受食物、饮水量等其他内容物的影响，故相对恒定性较差，但口服系统仍然可用这种技术控制药物释放。

载药树脂可通过以下两种方法制备：①将药物溶液通过含有树脂的色谱柱；②将树脂和药液混合，保持相当长的时间。载药树脂再用水洗去残存的离子，干燥形成粒状或珠状。

当载药树脂和含有适当电荷离子的溶液接触时，药物分子即被交换，并扩散到溶液中。其交换及扩散过程可用下式表示：

$$树脂^+ - 药物^- + X^- \longrightarrow 树脂^+ - X^- + 药物^-$$
$$树脂^- - 药物^+ + Y^+ \longrightarrow 树脂^- - Y^+ + 药物^+$$

上式中，X^- 和 Y^+ 为消化道的离子，在药物离子被交换之前，介质中的离子必须先扩散进入树脂骨架材料中，并和树脂的离子交换基团建立平衡。就整个扩散过程而言，扩散路径的长度和扩散面积对药物释放速率至关重要。另外，树脂刚性部分的结构（如交联度等）也影响着药物的释放。因此，在制备过程中树脂的孔隙率、树脂小球的粒径等必须加以控制。如多柔比星羧甲基葡聚糖微球，以 $RCOO^- NH_3 + R'$ 表示，在水中不释放，置于 NaCl 溶液中，则释放出多柔比星 $R'NH_3Cl$，并逐步达到平衡。这种制剂可用于肝动脉栓塞治疗肝癌，栓塞到靶组织后，由于多柔比星羧甲基葡聚糖微球在体内与体液中的阳离子进行交换，多柔比星逐渐释放，发挥栓塞与化疗双重作用。

在离子交换中，药物的释放可进一步通过对含药树脂的包衣来控制，如图 3-5-8 所示，包衣和未包衣的含药树脂按适当比例混合，填充硬胶囊或混悬于含有适当助悬剂介质中制成可口的混悬剂，这种技术可提供较为理想的释药曲线。当包衣部分缓慢释放时，未包衣部分会发挥出较快释放的效能，包衣部分的释药速度很大程度上取决于包衣材料的类型和包衣膜的厚度，苯丙胺醇的药物树脂复合物每 12h 给药一次，连续 2 周，可产生和溶液每 5h 给药一次相同的血药水平。

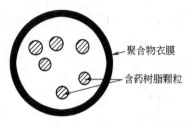

图 3-5-8　包衣含药树脂示意图

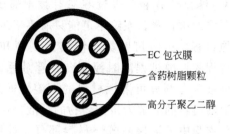

图 3-5-9　改进型包衣含药树脂示意图

简单的含药树脂复合物通常不能达到满意的缓释效果，离子交换型释药系统进一步的改进型如图 3-5-9 所示。在此系统中，含药树脂颗粒首先用可渗入性聚合物（如聚氧乙烯）处理，然后再用水可透过性聚合物（如乙基纤维素）进行包衣，作为控制药物释放的限速屏障。

5.3.5　非 pH 依赖型控释制剂

整个胃肠道多变的化学环境也使剂型的设计变得更为复杂，使胃肠道的给药较其他给药途径复杂，相对较短的滞留时间也限制了胃肠道长效制剂的应用和研制。药物在胃肠道吸收时要遭遇一系列 pH 变化，从口腔的 pH 7，到胃部 pH 1～4，再到小肠中 pH 5～7，由于大多数药物均为弱酸或弱碱，因此其在一般缓释制剂配方中的释放均为 pH 依赖型。如盐酸罂粟碱在胃部酸性环境中溶解度较高，故释放较快，而在肠道及其下部则释放较慢。然而缓冲系统的加入有助于减少药物释放的 pH 依赖性。某些有机酸（如氨基酸、柠檬酸、草酸、磷酸、琥珀酸等）及其盐类常加到制剂配方中，以减轻药物释放对 pH 的依赖性，如镇痛药右丙氧芬从缓冲型缓释制剂中的释放表现出了良好的 pH 重现性。将这种含缓冲系统的缓控释制剂经改进制成非 pH 依赖型（pH-independent）缓释颗粒，可对酸性或碱性药物提供在胃肠道中恒定的释放速率。其制备方法系将药物与一种或多种缓冲剂混合，然后与其他辅料混合制成颗粒，再将这种粒子用聚合物包衣，形成半透膜，当胃肠液穿透包衣膜进入内部后即形成稳定的 pH 环境，可提供与 pH 无关的药物释放。

5.3.6　渗透泵型控释制剂

渗透泵片是由药物、半透膜材料、渗透压活性物质和推动剂等组成。此类释药体系以渗透压为释药动力，可产生恒速释药（如图 3-5-10），利用渗透压原理可制成口服渗透泵片和渗透植入剂，它们均能在体内恒速地释放药物。现以单室泵型口服渗透泵片为例说明其原理和构造：其结构为中等水溶性药物和具有高渗透压的渗透促进剂或其他辅料压制成固体片芯，外包控速半渗透膜，然后用激光在片芯包衣膜上开一个释药小孔，口服后胃肠道的水分通过半透膜进入片芯，使药物溶解成饱和溶液或混悬液，加之具有高渗透压辅料的溶解，故

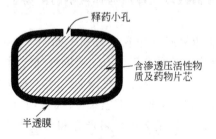

图 3-5-10　原始的单元渗透泵示意图

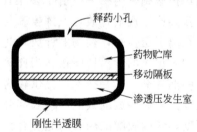

图 3-5-11　改进型渗透泵装置

膜内的溶液为高渗溶液，渗透压可达到 4000～5000kPa，而体内渗透压只为 760kPa 左右。由于膜内外存在大的渗透压差，药物溶液则通过释药小孔持续泵出，其流量与渗透进入膜内的水量相等，直到片芯药物溶尽。

近年还研究开发了新一代的改进型渗透泵释药装置，其中一种装置系由两个被活动隔膜隔开的隔室组成（如图 3-5-11），其中含有渗透压活性物质的一室能吸收胃肠道中的水产生渗透压作用于隔膜。

例：维拉帕米渗透泵片

【处方】

（1）片芯

盐酸维拉帕米(40 目)	2850g	PVP	120g
甘露醇(40 目)	2850g	乙醇	1930g
聚环氧乙烷	60g	硬脂酸(40 目)	115g
(40 目,相对分子质量 500 万)			

（2）包衣液（用于每片含 120mg 的片芯）

醋酸纤维素(乙酰基值 39.8%)	47.25g	PEG 3350	4.5g
醋酸纤维素(乙酰基值 32%)	15.75g	二氯甲烷	1755ml
羟丙基纤维素	22.5g	甲醇	735ml

【制备】

（1）片芯制备　将盐酸维拉帕米、甘露醇、聚环氧乙烷置于混合器中，混合 5min；将 PVP 溶于乙醇中，缓缓加至上述混合组分中，搅拌 20min，过 10 目筛制粒，于 50℃ 干燥 18h，经 10 目筛整粒后，加入硬脂酸镁混匀，压片。制得含主药 120mg/片，片重 257.2mg，硬度为 9.7kg 的片芯。

（2）包衣　用空气悬浮包衣技术包衣，进液速率为 20ml/min，包至每个片芯上的衣层增重 15.6mg。将其置于相对湿度 50%、50℃ 的环境中，存放 45～50h，再在 50℃ 干燥箱中干燥 20～25h。

（3）打孔　在包衣片上，于片剂上下两面对称处打一释药小孔。孔径为 254μm。

5.3.7　延长胃肠转运时间的缓释制剂

胃肠道转运时间个体之间差异很大，其范围为 8～62h，但对于大多数人来说胃肠道的转运时间不超过 24h，影响胃肠道转运时间的主要因素为释药系统的物理性质和胃肠道内的食物。最近的研究发现多个释药单位的制剂相对于单个释药单位的制剂而言不易受到食物的影响，因为它们释药亚单位（subunits）遍布整个胃肠道，然而这些释药亚单位的密度对其整个胃肠道转运时间具有显著的影响，其粒径则影响不大。如将释药单位的密度在 1.0～1.6 范围变化，则胃肠道转运时间在 7～25h 范围变化。进一步研究显示，制剂的密度在 1～3 范围对胃肠道的转运时间无显著影响。毫无疑问，人们希望释药系统在吸收部位停留足够长时间，使绝大多数药物释放并吸收，为达此目的可采用多种方法：一种方法是采用生物黏附高分子材料，将释药系统黏附在胃肠道壁的表面；另一种方法是采用低密度的释药小丸来改变释药系统的密度。

（1）生物黏附法　生物黏附法是指具有生物黏附性的高分子材料作为载体黏附于机体黏膜并使混合其中的药物释放、被吸收以达到治疗目的的方法。生物黏附片是由具有生物黏附性的聚合物与药物混合组成片芯，然后由此聚合物围成外周，再加覆盖层制成。

(2) 胃内漂浮滞留法　用密度低于胃液的释药系统可使其在胃中停留长时间并释放药物。常用的低密度载体为 HPMC、脂肪酸类等。以上方法可制成漂浮型胶囊或片剂（buoyant tablets or capsules），漂浮型片剂的制备可将药物、辅料和约含 20%～75%（质量分数）的亲水性胶体物质（如羟乙基纤维素、羟丙基纤维素和羟丙甲纤维素等）进行简单混合制粒，并将此颗粒压制成硬度为 5～6kg 的片剂，当片剂和胃液接触时在表面形成一层水性凝胶屏障层，同时保持其整体密度小于 1.0（图 3-5-12）。进一步研究显示这种低密度的片剂在胃中不能长久停留，除非胃中有大量的水，因此此类释药系统需要使用者每隔 1h 饮用一杯水，而这种要求在通常情况下很难被满足。

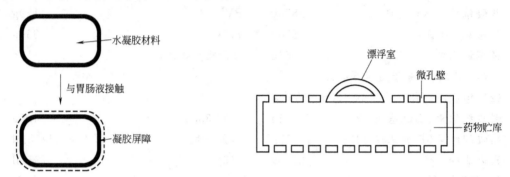

图 3-5-12　简单胃漂浮片示意图　　　　图 3-5-13　带有漂浮室的胃漂浮制剂

漂浮型片剂经优化改进后制成双层片剂，即速释层（immediate release layer）和缓释层（sustained release layer）。此释药系统进入体内后，速释层迅速将药物释放，缓释层即形成水性凝胶，并保持其密度小于 1，较长时间滞留于胃内。

另外一种利用漂浮原理制成的释药系统系将含有药物贮库的多孔性装置附上一充气空间（图 3-5-13），其上部和下部可用于扩散控制药物释放。而两侧为完全隔绝材料，以免未溶药和胃液直接接触。

例：呋喃唑酮胃内漂浮片

【处方】

呋喃唑酮	100g	丙烯酸树脂	40g
十六烷醇	70g	十二烷基硫酸钠	适量
HPMC	43g	硬脂酸镁	适量

【制备】

精密称取药物和辅料，充分混合后用 2% HPMC 水溶液制软材，过 18 目筛制粒，于 40℃干燥，整粒，加硬脂酸镁混匀后压片。每片含主药 100mg。

本品以零级速度及 Higuchi 方程规律体外释药。在胃内滞留时间为 4～6h，明显长于普通片（1～2h）。初步试验表明，其对幽门弯曲菌清除率为 70%，胃窦黏膜病理炎症的好转率为 75.0%。

在过去的 50 余年时间里，许多技术和手段都被用来研制和开发口服缓控释给药系统，不管其是基于溶解、扩散、离子交换还是渗透压原理，越来越多的缓控释给药系统都是建立在聚合物材料成熟的基础之上，因此对高分子聚合物深入研究和理解是今后缓控释制剂设计的关键。但是，所有口服缓控释系统均受到胃肠道转运时间的限制，一般人的胃肠道有效转运时间均在12h以内，因此下一步更为复杂、更高水平的研究将集中于延长胃肠道转运时间上，以及对于定位释药、肽类给药和降低口服缓控释给药的首过消除等方面。这一部分材料很多正处于实验阶段，随着制剂科技不断进步，相信会逐渐成为现实。

5.4 口服缓控释制剂的体外释放度评价

根据前述口服缓控释制剂的概念及有关目的，在研制开发缓控释制剂时，首先应对制剂的体外释药情况进行评价。

建立缓控释制剂体外释放实验方法，是缓控释制剂研制成功与否的关键。国际上对缓控释制剂在批准生产前，均须先提供其体外释药实验方法可行性研究的有关资料，以证明体外测定方法确能反映出药物重要的生物学参数及生产中由于技术条件的微小变化（如配方、辅料的用量、溶剂的用量等）带来的影响。药物的体外释放度受到很多因素的影响，如溶剂pH、离子浓度、表面活性剂、药物的溶解度（脂溶性或水溶性）、仪器的搅拌强度等。体外实验方法设计不合理，则不能反映体内情况，以致带来错误的判断。

理论上，一个成功的缓控释制剂应能有控制地释放药物而不受体外实验条件（如pH、搅拌强度或表面活性剂）的影响。如一种缓控释制剂受这些外界条件影响很大，则进入体内还会有更多的影响因素，如进食及食物造成的药物滞留等，更难实现原设计的模式。事实上现行市售的各种缓控释制剂产品其体外释药大多数受到pH及搅拌强度等因素的显著影响。

美国、日本、德国、中国对剂型体外释药特性的考察各有其具体规定，见表3-5-7。

表 3-5-7 美国、日本、德国及中国对剂型体外释药特性考察的具体规定

美 国	日 本	德 国	中 国
在极端的生理条件下进行体外释放试验 溶剂 pH 1.0—4.0—6.0—7.4	在尽可能多的不同条件下测定 溶剂 pH 1.2—4.0—6.8	3种 pH 条件下测定 溶剂 pH 1.2—4.0—6.8 或 7.4	在多种 pH 条件下测定药物的释放度并绘制三维释放曲线图
遇到难溶性药物不用有机溶剂而是加入表面活性剂	至少两种搅拌强度(50—100—200r/min)	至少两种搅拌强度 考察溶剂中加入表面活性剂或食物成分(如脂肪)的影响	遇到难溶性药物不用有机溶剂而是加入表面活性剂,溶剂体积应符合漏槽条件
至少三次取样，即 1h, $t_{50\%}$ 和 $t_{80\%}$	换用另一种溶出方法测定(桨法、篮法互换)	考察其他成分如酒、酶等的影响换用另一种溶出方法测定	至少取样三次,第一取样点为0.5~2h(累积释放率约30%),第二取样点 t 累积释放率约50%,第三取样点累积释放率>75%

体外释放度测定的方法：一种是封闭式搅拌容器法，我国药典采用转篮法和桨法；另一种是流室法，即将样品置于一个小池内，使新鲜的溶剂以一定流速不断流入，而样品溶解后经滤膜流入样品收集管中。此法更能模拟药物在体内的运转过程，更接近体内层流流动的情况，它可以测定瞬时浓度，便于进行溶剂的更换，精确改变介质pH，便于固定被测药物，片剂、胶囊等任何剂型均可用此法测定，且便于进行连续和自动操作。由于具有上述优点，美国药典23版将此法作为测定缓释制剂释放度的装置之一，但由于所用溶出介质数量较多，广泛应用受到一定限制。

上述内容为口服缓控释制剂体外释放度研究时的普遍情况。下面对一些具体问题进行讨论：

5.4.1 溶出介质

溶剂的选择是缓控释制剂体外释放度测定成败的关键步骤，一般情况下对于口服缓控释制剂可选择人工胃液、人工肠液、0.1mol/L 盐酸、pH 6.8 的磷酸盐缓冲液或 pH 4～8 的缓冲液。个别难溶性的药物可加入少量十二烷基硫酸钠（0.5％以下）、异丙醇、乙醇（10％以下），最好不用醇类溶出介质，如有需要应提供体内外相关依据。如采用水性介质加用表面活性剂仍不能满足要求，则可考虑采用某些非挥发性有机溶剂的水溶液，如丙二醇水溶液等。但就表面活性剂的水溶液和有机溶剂的水溶液相比，则表面活性剂的水溶液更能反映实际情况，更易做到体外-体内的相关性分析。如硝苯地平缓释片在 0.5％的十二烷基硫酸钠水溶液中测得的体外释放度数据和体内吸收百分数具有良好的相关性。而用 10％的丙二醇水溶液测得的体外释放度数据则体外-体内相关性很差。

5.4.2 溶剂 pH 对释放度的影响

近几年，美国 FDA 与制药厂商举行了多次国际性研讨会，大多数制药厂商认为，释放度的要求在保证生产厂家监督本厂产品的质量方面是一个简便、有益的手段。

在缓控释制剂的研制和生产过程中必须考虑不同 pH 条件下释放度的变化，因为人体整个胃肠道系统 pH 的复杂多变性，故对一种缓释产品或两种缓释产品进行体外释放行为评价时需采用三种以上不同 pH 介质，常选用的 pH 介质为 pH 1.0、pH 5.4、pH 6.0 和 pH 7.4。某些缓释产品在单一的 pH 介质中可能具有相同的释放曲线，但却在体内表现出完全不同的血药浓度水平。以下是一种已经上市商品名为 Berlex Quinaglute（奎尼丁葡萄糖酸盐）和一种仿制品的体外释放曲线，如图 3-5-14、图 3-5-15 所示。

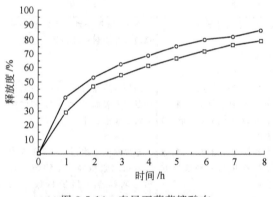

图 3-5-14　奎尼丁葡萄糖酸在
0.1mol/L HCl 中释放曲线

○ Berlex Quinaglute 商品；□ 仿制品

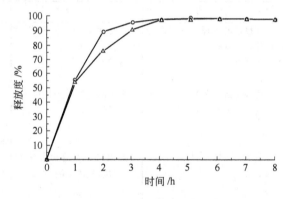

图 3-5-15　奎尼丁葡萄糖酸在 pH 5.4
醋酸盐缓冲液中释放曲线

△ 改进后处方；○ Berlex Quinaglute 商品

尽管在上述两种介质中的释放曲线两种产品有相似之处，但用释放度对时间和 pH 绘制三维释放曲线图，则可发现两种产品的体外释放行为并不完全平行，如图 3-5-16、图 3-5-17 所示，尤其在中间 pH 的后期释放度上差距更大。

当然有些缓释制剂在某些特定的条件下体外释药和体内吸收会获得显著的相关性，但在其他条件下则不能获得显著相关。事实上在 0.1mol/L HCl 中测得的释放曲线可能与在空腹条件下测得的体内吸收显著相关，而在与某种药物或食物（如脂肪、肉类等）一起进服时，就会影响药物的吸收，因为这些食物可引起胃肠道 pH 的改变。另外，胆汁盐的分泌、胃空速率、具有缓冲能力的胰液的分泌等，亦会影响药物的吸收。

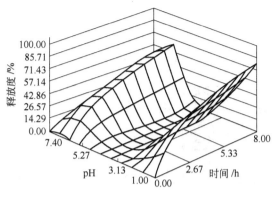

图 3-5-16　仿制品奎尼丁葡萄糖酸在
不同介质中释放曲线

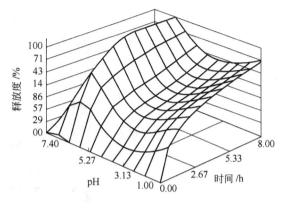

图 3-5-17　Berlex Quinaglute 奎尼丁葡萄糖酸在
不同介质中释放曲线

5.4.3　搅拌速率

前文提到口服缓控释制剂其体外释放度测定装置有两种类型，但目前大多数口服缓控释制剂，其体外释放度测定采用搅拌容器型。搅拌容器型的装置在《中国药典》及 USP 上均有法定标准收载，但其搅拌强度却可因具体品种不同而加以调整。在研制和开发或评价一种口服缓控释产品体外释放特性时，搅拌强度必须加以考虑。用桨法和篮法时，其搅拌强度常用 50r/min、100r/min。低于 50r/min 和高于 100r/min 很少使用。

5.4.4　取样时间点的设计

2005 年版《中国药典》（二部）附录ⅪⅩ D 中规定，口服缓控释制剂的体外释放度测定时取样点规定为不少于 3 个点，第一个取样点，通常是在 0.5～2h，释放量控制在 30% 左右，该取样点主要考查制剂有无突释效应；第二个取样点（4～6h）释放量控制在 50%；第三个取样点（7～10h）释放量控制在 75% 以上，说明释药基本完全。以上只是考虑药物在胃肠道内的停留时间，此外，还应根据药物在胃肠道内吸收部位及给药间隔（如每天服用一次还是两次）进行适当调整，每 24h 口服一次的缓控释制剂的取样时间可以适当延长，释放量可以适当增减。美国药典（USP）建议将缓控释制剂取样点确定为其给药间隔的 25%、50% 和 75%。

5.4.5　释药机制的分析

对缓控释制剂体外释药机制的分析，有助于建立合理数学模式，并对制造工艺及配方调整具有指导意义。

5.4.5.1　可通透性聚合物薄膜控释系统

当控释系统中有控速薄膜存在时，其释药装置如图 3-5-18 所示，带有贮库性质的药物颗粒，用高分子聚合物进行薄膜包衣，作为控释膜，其包衣层厚度为 h_m。微观上，颗粒外表的药物分子溶解于周围介质中，然后分配扩散并通过聚合物控释膜，最后进入溶出介质中，设其水化扩散层厚度为 h_d，静置溶液层药物分子按浓度梯度自然扩散，假设扩散层的厚度很小并保持恒定，则药物分子从内部向表面，从表面向溶出介质中的扩散可简化为一维平面过程。药物的释放速度正比于药物在介质中的溶解度（C_s）和水化层中的扩散系数 D_d，反比于水化扩散层厚度。

5.4.5.2　聚合物骨架扩散控释给药系统

在这种控释给药系统中，药物贮库实际上是药物以微晶或固体颗粒均匀分散于由高分子聚合物链组成的骨架中，分散于骨架材料中的药物颗粒在骨架中不能自由移动。药物释放进

131

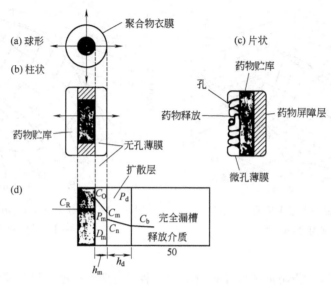

图 3-5-18 可通透性聚合物薄膜控制药物释放示意图

入介质须有两个步骤：首先药物溶解于周围的骨架中；再扩散穿透聚合物骨架释放于介质中。在微观上可见接近表面层的固体首先溶解并释放，当该层耗尽时紧邻层的药物即开始溶解并释出。

经一系列方程推导可得到如下结论：当骨架型控释体系经过一段时间释药过程后，药物在骨架中的扩散（matrix diffusion-controlled process）成为控速的关键过程时，则药物的释放量正比于时间的平方根。

5.4.5.3 膜控-骨架杂化控释给药体系

最近对于膜控-骨架杂化控释体系的研究较多，并有一些产品上市。这种体系主要目的是取膜控恒速释药的优点和骨架体系机械制造及物理强度上的优点，使二者的优点集中于一种释药体系，即膜控-骨架杂化控释给药体系。这种体系通常情况下将药物分散于骨架材料中，制成片剂或颗粒等剂型，再用可通透性聚合物材料包衣。其释药过程的主控装置为膜控而非骨架扩散。这种释药装置的剖面图见图 3-5-19，这种装置有时称为夹层释药体系。

在释药初期可近似得到零级释放，当释药过程继续进行到后期，药物耗竭区和药物分散区界面进一步接近核心部位，这时药物扩散穿透骨架区的过程成为整个释药过程的限速步骤，得到了非零级释放，Q-$t_{1/2}$ 成线性关系。

5.5 口服缓控释制剂的体内过程评价

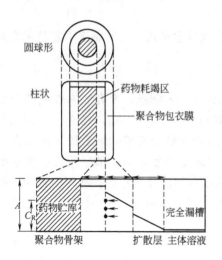

图 3-5-19 膜控-骨架杂化控释体系释药示意图

体内试验是判断制剂内在质量的有效方法。我国《药品注册管理办法》规定，新研制的缓控释制剂应当提供与普通制剂比较的单次或多次给药的动物药代动力学研究资料，以考察新研制的缓释制剂在动物体内是否有缓释效果以及是否与普通制剂有相同的吸收程度。以确认缓控释制剂的优越性。缓控释制剂最终需要得到体内验证，能在体内达到预想的血药浓度水平，并维持恰当的时间。此部分内容详见生物药剂学及药物动力学的有关内容。

5.6 体内外相关性

建立和确证体外溶出、释放试验和体内生物利用度试验之间相关关系的主要目的是使体外溶出、释放试验可以作为人体生物利用度和生物等效性试验代替性的指示性试验，一旦这种关系建立后，就可能用体外试验来控制产品的质量，即用体外溶出或释放试验结果作为制剂产品体内生物利用度特性质量相关的指标。同时，也可用于筛选处方，保证制药产品体内外性能的一致性。

一般体内外相关性（IVIVC）有三种情况，简述如下：

5.6.1 整个相关

这种相关是指整个体外溶出、释放时间过程和整个体内时间过程之间存在相关关系，即整个体外释放曲线和整个体内吸收曲线存在相关关系，这是最高水平的相关关系。当缓释制剂体外溶出或释放速率和试验条件无关时（pH、表面活性剂、渗透压、搅拌等），可能存在这种相关关系。体内吸收曲线可通过 Wagner-Nelson 法或 Loo-Reegelman 法求得。

如：①累积释放量（%）对血药浓度；②累积释放量（%）对累积吸收量。

5.6.2 参数相关

这种相关是指体外释放时间过程和体内时间过程的参数之间存在相关关系，这一相关的方法主要是利用统计矩分析原理，可以将体外平均溶出时间和体内平均滞留时间或体内平均溶出时间进行比较。

如：①体外平均释放时间对体内平均释放时间；②体外平均释放时间对体内平均滞留时间；③体外释放速度常数对体内吸收速度常数。

5.6.3 单点相关关系

某一释放时间点（如 $t_{50\%}$、$t_{90\%}$）与某一药动学参数（如 AUC、c_{max} 或 t_{max}）存在相关关系。可有以下三种情况：

（1）某一特定时间点体外释放量和体内药动学参数之间有相关性。

如：①时间 t 时的释放量对 AUC；②时间 t 时的释放量对 c_{max}；③时间 t 时的释放量对平均滞留时间 MRT。

（2）某一体外释放量所需时间（$t_{x\%}$）与体内药动学参数之间有相关性。

如：①$t_{x\%}$ 对 AUC；②$t_{x\%}$ 对 c_{max}；③$t_{x\%}$ 对 MRT。

（3）体外释放参数（如一级溶出速度常数 K_d、零级释放速度常数 K_0 和平均释放时间 MDT）与体内药动学参数之间有相关性。

如：①释放速度常数 K_d 或 K_0 对 c_{max} 或 AUC；②MDT$_{体外}$ 对 c_{max} 或 AUC。

6 靶向制剂

6.1 概述

靶向制剂（TDS）指能将治疗药物专一性地导向身体所需发挥作用的部位（靶区），而对非靶区没有或几乎没有作用的制剂。

现有的药物治疗，大多数是没有靶向性的，药物进入血液循环后，要与蛋白质结合，经受多种酶、组织、器官的代谢和排泄等，只有少量药物才能到达靶部位。要提高靶区的药物浓度，就必须增加剂量，这不仅造成药物的浪费，而且也增大了药物的毒副作用，特别是对于治疗指数小的药物，如抗癌药，剂量的增加往往会造成严重后果，甚至是致命的。靶向给药的概念是由 Ehrlich P. 于 1906 年提出的，距今已近 100 年。由于人类对疾病认识的长期局限和未能在细胞、分子水平上了解药物作用机制，并且缺少材料和制备方法，导致靶向制剂的研究长期未得到重视。随着分子生物学、细胞生物学和材料科学等方面的飞速发展，靶向制剂已成为一个重要的研究领域。另外，通过 DNA 技术，不仅能阐明药物的作用方式，鉴别细胞表面多种受体的不同类型，而且能提供高效的药物。对于这些新药和前面提到的治疗窗小、有特殊靶区的药物，有必要将药物以完整的形式、适当的浓度，有效、安全、方便地传递至靶区。选择性传递药物至药理受体，既能提高疗效，亦能降低毒副作用。除此之外，靶向制剂还可以用来解决药物在其他剂型中可能遇到的以下问题：药物稳定性差或溶解度小；吸收不良或在生物环境中不稳定（如酶的代谢等）；半衰期短或分布面广而缺乏特异性；治疗指数（中毒剂量和治疗剂量之比）小或存在各种生理解剖屏障或细胞屏障等。

6.1.1 靶向制剂的分类

靶向制剂的靶随药物的治疗目的不同而不同，包括：①入侵的生物体，如细菌、病毒、寄生虫；②病变组织，如结肠、肿瘤；③特种器官，如与大循环有血脑屏障之隔的中枢神经；④特种细胞，如肿瘤细胞；⑤特种酶，如涉及神经递质与激素合成的酶；⑥特种受体，如神经递质受体与激素受体。

靶向制剂按给药途径分为注射用靶向制剂和非注射用靶向制剂（如：局部用药，包括外用、关节腔注射等）两大类。按分布水平可分为三级：第一级指达到特点的靶组织、靶器官；第二级指达到特定的细胞；第三级指达到细胞内特点的部位。按载体材料组成、粒径大小、形态特征和靶向原理而分为微球（囊）、毫微球（囊、粒）、脂质体、乳剂、复乳、大分子药物载体、前体药物等。按靶向制剂所具有的功能可分为单功能靶向制剂、双功能靶向制剂和多功能靶向制剂。按靶向性原动力可分为被动靶向、主动靶向（免疫载体、前体药物等）和物理靶向（磁性、栓塞）等。

6.1.2 制备靶向制剂的目的

制备靶向制剂的设计目的，是希望通过选择性传递药物至靶区（药理部位），从而最大限度地提高疗效。决定药物在靶区出现的因素有数个，主要有：①靶向制剂分布到靶区的能力；②靶区的靶向制剂对有效成分的释放；③靶向制剂和游离药物从靶区的消除；④靶向制剂和游离药物从靶区扩散或转运至非靶区；⑤流向或流出靶区的血液和淋巴液流。靶向制剂可以通过内部或外部条件的介导（pH、温度、酶），被动或主动地释放游离药物，故而药物的释放速度因其释药机理不同而不同。对于有选择性的酶降解释药机理，游离药物的释放速度取决于酶的浓度和活性；而当靶区的局部环境对靶向制剂的释药无特异性影响时，游离药物的释放速度取决于靶向制剂在靶区中的量或浓度。故而，如果靶向制剂传递至靶区的分布速度小，或靶向制剂由靶区的消除速度大于传递至靶区的速度，那么在靶区就得不到有效的药物浓度，不能产生所希望的药理作用。靶向制剂分布至靶区的速度取决于血流量，而消除取决于游离药物或靶向制剂对靶区的内皮屏障（endothelial barrier）的通透性、血液和淋巴液流向或流出靶区的速度、游离药物的释放速度。大分子或荷电物质，不能通过屏障，从而限制了它们到达靶区或从靶区消除的速率。药物或靶向制剂在靶区内的结合，也降低了靶区的清除速率，但对于只有游离药物有活性时，这种结合会降低疗效（即降低了需要产生理想效果的有效量）。

6.1.3 靶向制剂的研究进展

经过近一个世纪，靶向制剂有了长足发展，广泛用于临床，疗效显著。现将其近年来研究情况综述如下：脂质体作为药物载体，具有靶向性是其最大特点。它有天然靶向性、隔室靶向性、物理靶向性和配体专一靶向性四大类型。近年来，国外有人研制出更新类型的脂质体——空间稳定脂质体（S-liposome），它是表面含有棕榈酰葡萄糖苷酸或聚乙二醇的类脂衍生物。其特点是在血液循环中存在时间更长，故又被称为长循环脂质体。这些 S-liposome 由于含有亲水基团，因而能有效地阻止血液中许多不同组分（特别是调理素）与其结合，从而降低与单核吞噬细胞系统（MPS）的亲和力，可在循环系统中稳定存在并使半衰期延长，增加肿瘤组织对它的摄取。由于癌增长部位及感染、炎症部位病变引起毛细血管的通透性增加，含有药物的 S-liposome 能增加药物在这些部位的聚集量；并且，由于脂质体药物的缓释直接作用于病变部位，增强了治疗效果。这种增加药物的治疗指数的机制称为"被动靶向"。S-liposome 的被动靶向作用已在许多动物模型上进行了研究。如小鼠结肠癌、乳腺癌、淋巴癌以及人类癌症模型等，并验证了其体内靶向作用。如有实验表明，多柔比星的 S-liposome 比游离多柔比星静注后在肿瘤组织中的药物浓度增加了 4～16 倍。又如，由于人体免疫缺陷病毒（HIV）引起的卡氏瘤（KS），其癌变部位的血管通透性显著增加，S-liposome 可将高于正常皮肤 5～11 倍的多柔比星输送到 KS 部位，其总体有效率高于 80%，而且降低多柔比星的心毒性等毒副作用。另外，近年来日益受到各国药剂学家瞩目的是阳性脂质体。它是由一种中性磷脂和一种或多种阳性成分组成的。其中，中性磷脂起到稳定双层膜和降低阳性成分毒性的作用，同时提供阳性脂质的细胞渗透功能，如胆固醇、磷脂酰胆碱、磷脂酰乙醇胺以及二油酰磷脂酰乙醇胺等。而阳性成分则是具有不同化学结构的两性分子，多为双链季铵盐表面活性剂，为整个脂质体提供正电荷。正是由于这种性质，它可作为荷负电物质的传递载体，特别适用于蛋白质、多肽、寡核苷酸类物质、脱氧核糖核酸（DNA）、核糖核酸（RNA）等。如：可以用其介导基因转染，使脂质体与 DNA 形成复合物，介导与细胞的作用，并将 DNA 释放到细胞中，实现基因转染，所以在基因治疗方面有独特应用。

6.1.4 靶向性评价

由于靶向制剂在不同器官组织中的到达、滞留和药物释放的时间不同，其药理反应与血浆药物浓度的关系较为复杂，会因器官、组织不同，或同一器官中组织的部位不同而不同，通常评价制剂的靶向性有如下几个参数：

① 相对摄取率 r_e

$$r_e = \frac{(AUC_i)_p}{(AUC_i)_s} \qquad (3\text{-}6\text{-}1)$$

式中，AUC_i 是由浓度-时间曲线求得的第 i 个器官或组织的药时曲线下面积，脚标 p 和 s 分别表示药物制剂及药物溶液。$r_e > 1$ 时，表示药物制剂在该器官或组织有靶向性，r_e 愈大，靶向效果愈好；$r_e \leqslant 1$ 时，表示无靶向性。

② 靶向效率 t_e

$$t_e = \frac{(AUC)_{靶}}{(AUC)_{非靶}} \qquad (3\text{-}6\text{-}2)$$

t_e 值表示药物制剂或药物溶液对靶器官的选择性。$t_e > 1$ 时，表示药物制剂对靶器官比某非靶器官有选择性。t_e 值越大，选择性越强。药物制剂的 t_e 值与药物溶液的 t_e 值相比，其比值大小可以说明药物制剂靶向性增大的程度。

③ 峰浓度比 c_e

$$c_e = \frac{(c_{\max})_p}{(c_{\max})_s} \tag{3-6-3}$$

$c_{\max}$ 为峰浓度，每个组织或器官中 c_e 值的大小，表明药物制剂改变药物在该组织器官中的分布效果。c_e 值愈大，表示改变药物分布的效果愈明显。

6.2 被动靶向制剂

被动靶向制剂（passive targeted preparation）又叫自然靶向制剂，它是机体免疫防护的反映。广义而言，是利用载体的组成、粒径、电荷等特征，通过生物体内各组织细胞的内吞、融合、吸附和材料交换，毛细血管截留，或利用病变组织的毛细血管高通透性特征，而定位于靶区的剂型。狭义而言，被动靶向制剂是指载药微粒被单核-巨噬细胞系统的巨噬细胞（尤其是肝的 Kupffer 细胞）摄取，通过正常生理过程运至肝、脾等器官的剂型。被动靶向也包括将药物载体直接定位于独立的隔室，如胃肠道的不同区域、眼、鼻、关节、肺、直肠等。

静脉给药时，粒径的大小直接影响到制剂的分布取向：

① $d > 7\mu m$，可被肺的最小毛细血管机械过滤；

② $2\mu m < d < 7\mu m$，可以通过此血管床，进入肝、脾或其他组织；

③ $0.05\mu m < d < 2\mu m$，可很快被网状内皮系统（RES）吞噬，总量可达 90% 甚至更多，其半衰期仅约 1min，可定位于肝脏，治疗寄生虫、真菌感染；

④ $d < 0.1\mu m$ 的粒子，可以通过肝脏，而进入脾、骨髓。

粒子表面荷电性，对其分布也有影响，带负电的粒子要比中性或正电的粒子从血中清除快。另外，粒子被网状内皮系统（RES）的清除与给予的剂量相关，大剂量清除得慢，小剂量清除得快。

被动靶向制剂包括脂质体与类脂质体、毫微球与毫微囊、微球与微囊等。

6.2.1 脂质体

脂质体系指将药物包封于类脂质双分子层内而形成的微型泡囊，也称为类脂小球或液晶微囊。类脂双分子层厚度约为 4nm。与脂质体靶向性相关的因素包括：①巨噬细胞吞噬；②缓释；③血流动力学；④病变组织对脂质体的亲和性；⑤病变组织的通透性。

（1）通过巨噬细胞的吞噬而产生靶向作用

① 激活巨噬细胞，防止肿瘤转移　研究表明，巨噬细胞对转移性癌具有强烈的杀灭作用。在体外试验中，活化的巨噬细胞几乎可以杀灭任何肿瘤细胞。包裹巨噬细胞活化剂的脂质体，激活巨噬细胞的机理是：其一，易与吞噬细胞结合并进入细胞内；其二，包于脂质体中的免疫增强剂在巨噬细胞内滞留足够长的时间，使巨噬细胞充分活化。许多巨噬细胞的活化剂［如卡介苗、淋巴因子、胞壁二肽（MDP）、巨噬细胞激活因子（MAF）、干扰素（IFN）等］在体外试验中均有巨噬细胞活化作用，但在体内迅速失活，效果极不理想，用脂质体包裹这些巨噬细胞活化剂后，就可避免这些活化剂在进入体内后，由于体液稀释和与血清蛋白结合及降解等原因而迅速失活，且能迅速到达巨噬细胞内部并保持较长时间的活

性。动物实验表明，脂质体与巨噬细胞活化剂结合后，有很强的巨噬细胞活化作用，可抑制肿瘤的转移，促进肿瘤消退。C57BL/6 小鼠足掌内注射同系黑色素瘤细胞，4～5 周后，当肿瘤直径达到 10～15mm 时，切除带瘤肢体（包括淋巴结），3 天后，静脉注射巨噬细胞激活因子脂质体（L-MAF）或胞壁二肽脂质体（L-MDP），对照组则单独注射空白脂质体或巨噬细胞激活因子（MAF）及胞壁二肽（MDP）。每周 2 次，共给药 4 周，最后一次给药后 2 周处死小鼠，查数肺癌瘤节数，结果空白对照组的平均瘤节数为 14，L-MDP 组的平均瘤节数为 4，而 MDP 溶液组为 19 个。有报道，人类 MAF 与脂质体结合后，其激活人单核细胞杀瘤的能力较游离的 MAF 提高 800 倍以上，如果将两种以上免疫增强剂掺合在同一脂质体内，对巨噬细胞的激活有协同作用。

② 抗寄生虫　肝脏吞噬细胞具有清除血液内异物的功能，同时肝脏的供血量大、营养丰富，是许多寄生虫繁殖场所，因而利用脂质体的肝靶向，将药物导向肝内，杀灭寄生虫，可达到提高疗效、降低毒副作用的目的。临床上用五价锑剂治疗利什曼综合征，不仅毒性大且失败率为 5％～56％，利用脂质体包裹后，锑剂在肝、脾中浓度增加，在肝、脾和血浆内的半衰期延长，使疗效提高 200～700 倍。

③ 抗真菌　两性霉素 B（AmB）是治疗全身性真菌病中最有效的多烯类抗生素。游离的 AmB 毒性大，主要是肾毒性，即使在小剂量时也会导致肾功能失调，将其制成脂质体后，毒性极大下降，现已开发成产品。

④ 抗细菌　用小鼠肺炎模型测定庆大霉素脂质体的效价，小鼠初次感染后 32h，以 20mg/kg 单剂量的庆大霉素和庆大霉素脂质体给药，72h 后发现，给予游离庆大霉素组较庆大霉素脂质体组动物肺中存活的细菌数高 1000 倍。一种吞噬细胞增强素——特夫素（Tuftsin，Tuft）可提高巨噬细胞活性，增加巨噬细胞对载药脂质体的摄入量，Tuft 与利福平脂质体的复合制剂，比游离药物利福平的抗结核分枝杆菌活性至少提高 2000 倍。

⑤ 抗病毒　磷酰甲酸盐（PF）和磷酰醋酸盐（PA）能抑制病毒 DNA、RNA 的聚合和逆转录，从而有效地抑制病毒的繁殖，但在生理 pH 条件下，呈多价离子态，故穿透完整细胞壁的能力极弱，不能有效地发挥抗病毒作用。用脂质体包裹后，其穿透力显著提高，抗病毒作用大大增强。PA 脂质体较 PA 对体外组织培养细胞中 HSV-2 的抑制作用强 30 倍。

⑥ 关节靶向　抗炎甾醇类激素包入脂质体后有很大的优越性：a. 浓集于炎症部位便于被吞噬细胞吞噬；b. 使游离药物避免与血浆蛋白作用，因而一旦到达炎症部位，就可经内吞、融合后释药，在较低剂量情况下便能发挥疗效，从而减少甾醇类激素因剂量过高引起的并发症和副作用。

（2）利用血流动力学靶向释药　与流经其他非血栓部位时所受的压力不同，脂质体在流经血栓部位时，包入脂质体内部的药物优先释放出来，集中在血凝块周围，形成局部高浓度。

（3）缺血心肌的靶向　试验表明，正常大鼠心肌细胞与脂质体以四种方式作用，即融合、内吞、吸附和磷脂分子交换，而缺氧改变了心肌细胞对脂质体的摄取方式，并增加其摄取能力。缺血心肌组织对脂质体（尤其对带正电荷脂质体）的摄取显著增加。

（4）利用病变组织的通透性　肿瘤组织和炎症组织的通透性均较正常组织的通透性高，脂质体可以穿过血管内皮间隙而靶向定位于病变组织。提高脂质体的体内循环稳定性，则有可能提高其靶向性。提高脂质体的体内稳定性有多种途径，如增加双分子层膜中胆固醇比例、减小粒径和进行表面修饰等。

6.2.2 微球

微球（microsphere）系指药物溶解或分散在辅料中形成的微小球状实体，亦即基质型骨架微粒。微球粒径通常为 $1 \sim 250 \mu m$。已见报道的制备微球的材料有 20 余种，包括生物可降解物质和生物不可降解物质两大类。作为靶向制剂的材料，应首选生物可降解物质，如蛋白类（明胶、白蛋白）、糖类（淀粉、葡聚糖、壳聚糖等）、合成聚合物类（聚乳酸等）。将药物制成微球，可达到缓释和靶向的目的。缓释方面，以肌内注射为主；而靶向治疗，则主要通过动脉栓塞和利用毛细血管床的机械滤过或巨噬细胞的吞噬来达到。

6.2.3 纳米球、纳米囊

纳米球（nanospheres）（属基质骨架型）、纳米囊（nanocapsules）（药库膜壳型）是一些粒径为 $10 \sim 1000nm$ 的固态胶体颗粒。活性成分溶解、夹嵌、包裹在其中或吸附、连接于其上。作为靶向制剂的纳米球（囊）具有如下特点：①提高对肿瘤细胞的靶向性；②降低对正常组织的毒性；③防止药物在转运过程中过早失活和损失；④在靶部位缓释；⑤改进给药方案，降低剂量，缩短给药时间，减少给药次数。

6.2.4 注射用乳剂、微乳

通常所说的微乳，属于胶体分散体系，是粒径为 $10 \sim 100nm$ 的乳滴分散在另一种液体中，外观为透明的液体，具有一定的组织靶向性；而乳剂的粒径要比微乳大，可超过 $1 \mu m$，外观为乳白色。乳剂和微乳的基本组成相似，两者的主要差别在于粒径。乳剂或微乳作为静脉注射给药载体，其靶向性能与其他微粒制剂相似，乳滴经巨噬细胞吞噬后，在肝、脾中高度浓集，实现靶向；而肌内、皮下或腹腔注射，具有淋巴靶向性。

6.3 主动靶向制剂

主动靶向制剂系指经过修饰，即改变了被动靶向制剂原有靶向性的一类制剂，包括修饰的药物载体和前体药物两大类。

6.3.1 修饰的药物载体

药物载体修饰后，若将疏水表面变为亲水表面，则可避免或减少单核-巨噬细胞系统的吞噬，有利于靶向定位肝脾以外的缺少单核-巨噬细胞系统的组织，又称为反向靶向。若利用抗体修饰，可制成定向于细胞表面抗原的免疫靶向制剂。这类载体包括免疫载体、配体介导的载体、PEG 修饰的载体等。

6.3.1.1 免疫载体

免疫载体是利用抗体-抗原反应，将连有（物理吸附或共价交联）抗体的载体，主动地靶向传递至具有与所连抗体相对应抗原的器官、组织和细胞的一类载体。随着单克隆抗体生产技术的建立和成熟，这类载体得到广泛研究。已见报道的研究包括：修饰脂质体、修饰纳米粒（囊）、修饰微球（囊）和修饰红细胞等。

6.3.1.2 PEG 修饰的载体

PEG 修饰载体的主要目的是，延长载体的体内循环时间，增大载体的寻靶机会，故而亦称为长循环载体（long circulation carriers）或 PEG 化载体（pegylated carriers）。至今已见报道的有：PEG 化脂质体、PEG 化乳剂、PEG 化毫微粒等，其中 PEG 化脂质体研究得较多。在脂质体双分子层中加入适量的 PEG 脂质衍生物后，可减少上述因素对脂质体的清除作用，延长脂质体在体内的循环时间，从而提高非网状内皮系统组织的靶向性。

6.3.1.3 配体介导的载体

目前研究较多的是转铁蛋白和半乳糖介导的靶向递药系统。正常细胞和肿瘤细胞表面均存在着转铁蛋白受体，但癌细胞表面的受体是正常细胞的 2～7 倍，癌细胞转铁蛋白受体与转铁蛋白的亲和力是正常细胞转铁蛋白受体的 10～100 倍，利用正常细胞和癌细胞表面转铁蛋白受体的差异，以转铁蛋白修饰药物载体（如脂质体），可使其具有导向癌细胞的靶向性。带双铁的转铁蛋白与其受体的亲和力最大，带单铁者次之，无铁转铁蛋白的亲和力最弱。

6.3.2 前体药物

前体药物（prodrug），是活性药物衍生而成的药理惰性物质，能在体内经化学反应或酶反应，使活性的母体再生而发挥其治疗作用。

机体存在着许多限制药物到达所期望的靶器官、靶组织、靶细胞、靶受体的屏障，前体药物经改变母药的理化性质及立体结构，从而使药物能通过特定的转运或作用方式更多地进入靶位，降低非靶组织的药量，实现主动靶向治疗目的。欲使前体药物具有靶向性，应满足如下条件：①对靶部位有一定亲和性前体药物能和药物受体充分接近；②靶部位有足够的酶或其他条件可降解前药，从而释放出母药；③释放出的母药能在靶部位滞留一定时间；④能选择性地穿越高灌注组织（指血液丰富的组织），如肝、肾等。

常用的前体药物类型及其再生方法见表 3-6-1。

表 3-6-1 药物修饰成前体药物的方法及再生方法

药 物	前 体 药 物	再 生 方 法
ROH（醇类和酚类）	烷酯和半酯	酶反应
	磷酸酯和硫酸酯	酶反应
	氨基甲酸酯	酶反应
	酰基氧烷基醚和硫醚	酶反应
RCOOH	烷酯和甘油酯	酶反应
	烷氧基羰氧烷基酯	酶反应
	酰胺和氨基酸衍生物	酶反应
RNH_2, R_2NH, R_3N	烯胺、Schiff 碱、Mannich 碱	化学反应
	酰胺和多肽	酶反应
	羟甲基衍生物	化学反应
	羟甲基酯	酶反应
	氨基甲酸酯	酶反应
RCHO，＞C＝O	烯醇酯	酶反应
	噻唑烷和噁唑烷类	化学反应
酰胺和酰亚胺	羟甲基衍生物	化学反应
	羟甲基酯（如乙酸酯、磷酸酯）	酶反应
	Mannich 碱	化学反应

有的前体药物由于稳定性不好或者在体内转运受到阻碍，可以进一步制备其前体衍生物，称为双重前体药物或前-前药（pro-prodrug）。

6.4 物理靶向制剂

6.4.1 磁性靶向制剂

磁性靶向制剂，系将药物与磁性物质共同包裹于高分子聚合物载体中，用于体内后，在体外磁场的作用下，引导药物在体内定向移动至靶区，使药物定位释放的一种新型技术。包括磁性微球、磁性毫微球（粒、囊）、磁性乳剂、磁性红细胞和磁性脂质体等。

6.4.1.1 磁性微球

由磁性材料、聚合物和药物三部分混合包裹成微球同时磁化而成。相对于普通（非磁性）微球制剂而言，磁性微球具有如下特点：①提高靶区药物浓度，提高疗效，减少用药剂量，降低毒副作用；②加速药物在靶区的聚集，达到速效目的；③微球在磁场附近聚集，与单个微球相比，药物的扩散路程变长，缓释性更大；④在磁场的作用下，小于血管的微球或微球碎片仍可以在靶部位滞留。

通常应用的磁性物质有纯铁粉、磁铁矿、铁钴合金等，尤以 Fe_3O_4 磁流体为磁性材料居多。制造磁流体的方法有物理法和化学法两种，其中化学法是将 $FeCl_2$、$FeCl_3$、$NaOH$ 等物质，在一定温度和搅拌速度下，反应生成超细的 Fe_3O_4。为了保证 Fe_3O_4 能分散均匀，常常在反应液中加入一些亲水高分子物质或表面活性剂。

6.4.1.2 磁性纳米囊

如治疗肾母细胞瘤的放线菌素 D 的磁性纳米囊在外加磁场的引导下，可以提高药物在肾中的分布。

6.4.2 栓塞靶向制剂

栓塞靶向制剂主要是指，以药剂学手段，制备一含药且质量可控的微球、微囊、脂质体等剂型，通过动脉插管，将其注入到靶区，并在靶区形成栓塞以阻断靶区的血流，从而阻断机体对肿瘤组织的营养供应，使靶区的肿瘤细胞"饿死"，同时可以更多地将药物滞留于靶区，减少血液循环中药量，降低药物对其他器官组织的毒副作用的一类靶向制剂。动脉栓塞在临床上已用多年。常见的栓塞靶向制剂为栓塞微球，栓塞复乳。为了避免微球中药物的突释效应，减少游离药物，降低药物在其他组织的分布，可以将微球分散在油中，或制成复乳。

6.4.3 热敏靶向制剂

热敏靶向制剂，是指利用病变部位与正常组织间的温度差异而设计靶向给药的一类制剂。由于制剂中药物的释放是受热控的，故而该类制剂从理论上讲可达到一种理想状态：可以随时进行，也可以根据肿瘤生长状况进行控制治疗。至今，热敏脂质体是一类被研究较多的热敏靶向制剂。在相变温度时，脂质体中的磷脂双分子层从凝胶态过渡到液晶态，从而大大增加脂质体膜的通透性，加速药物的释放。如将抗肿瘤药顺铂制成热敏脂质体，静脉给药后，对瘤区进行加热，结果肿瘤组织中检测出较其他组织更多的顺铂，提高顺铂的抗肿瘤作用。

6.4.4 pH 敏感脂质体

pH 敏感脂质体是利用病变部位与正常组织间的 pH 差异而设计靶向给药的一类制剂。目前所研究的 pH 敏感脂质体主要有两大系统：一种是应用 pH 敏感性类脂组成的系统；另一种是应用 pH 敏感性的聚电解质结合于脂质体表面而形成的系统。一般而言，肿瘤间质液的 pH 显著低于周围正常组织，故设计酸敏脂质体可达到靶向递药目的。

6.5 多功能靶向制剂

集两种或两种以上功能于一体的靶向制剂叫做多功能靶向制剂，如免疫磁性微球、免疫长循环脂质体、热敏磁性脂质体、光敏长循环脂质体、热敏长循环脂质体、免疫热敏长循环脂质体等。

7 透皮给药系统

7.1 概述

7.1.1 透皮给药系统的定义

透皮给药系统（transdermal drug delivery systems，TDDS）又称经皮治疗系统（transdermal therapeutic systems，TTS），是指经皮肤敷贴方式用药，药物经皮肤吸收并达到有效血药浓度，实现预防治疗疾病的剂型。自从 1981 年第一个透皮给药制剂东莨菪碱贴剂在美国上市以来，世界许多制药研究机构和公司相继开发了多种透皮给药制剂。近 10 多年来，TDDS 成为医药领域重要的研究开发内容。该类制剂为一些长期性疾病和慢性疾病的预防和治疗创造了一种简单、方便和行之有效的给药方式。目前市售的透皮给药系统就其控释机理而言有两种类型：其一是给药装置控制药物释放到皮肤的速度；其二是皮肤控制吸收速度。2005 年版《中国药典》的透皮贴剂包括了这两种作用的薄片层状制剂。在临床上，TDDS 药物经透皮吸收后主要是治疗全身性疾患，而治疗皮肤局部疾患，并不要求其具有全身性的药物吸收。

7.1.2 透皮给药系统的特点

透皮给药系统比之其他常用的药物制剂有以下特点：①避免了胃肠道及肝的首过效应，透皮给药比口服给药能更稳定地直接进入血流，提高了疗效和药物在体内的预见性；②保持恒定的血药浓度和生理效应，减少了胃肠道给药的副作用，是具有更好效能的药物制剂；③提高安全性，如有副作用，容易将贴剂移去，减少了口服或注射给药的危险性；④改善病人的顺应性，不必频繁给药，特别是对用药方案不熟悉或记不准的老年病人，显得特别重要。

透皮给药系统在应用上也具有一定的局限性：①不是所有的药物都适于制备透皮给药系统，特别是对皮肤具有强烈刺激性、致敏性的药物；②由于皮肤对药物的吸收率低，只有作用剧烈的药物，即用药剂量很小就能产生药效的药物才是制备透皮给药系统的理想候选药物；③要防止控制释放速度的薄膜破裂或损坏，否则会引起释放速度的剧烈增加，可能导致严重的后果。

7.1.3 透皮给药系统的组成与种类

透皮给药系统主要由以下三部分组成：①由聚合物、药物、赋形剂或渗透促进剂组成的贮库装置，必要时还有限速膜；②胶黏系统，常用压敏胶，起到把装置黏附到皮肤上的作用；③不透性薄膜构成的背衬层。

透皮给药系统有以下类型：

（1）含有限速膜的装置　一种类型为含有限速膜的贮库袋状装置，结构见图 3-7-1(a)。其由装有药物、赋形剂、渗透促进剂的袋状多层装置构成，其中含有背衬层、含药贮库、无孔的或微孔的聚合物限速膜、压敏胶层和防粘层等，是透皮给药系统开发早期的产品结构，工艺复杂精致，不易制备。

另一种类型为含有限速膜的多层结构装置，结构见图 3-7-1(b)。在这种系统中通常是三

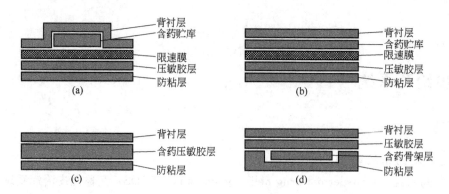

图 3-7-1 透皮给药系统的四种类型

（a）液态、填充及密封袋多层结构；（b）有限速膜的固态多层系统；

（c）固态整体单层结构；（d）外周胶黏层多层结构

种聚合物膜层合在一起，除无通透性的背衬层外，中央层是贮库层，含有大量已溶解并呈物理分散状态的药物，外层控制药物释放速度，通常是用比贮库膜更硬的聚合物膜做成，最外层是防粘层。

（2）黏胶分散型　黏胶分散型的药库及控释层均由压敏胶组成。药物分散（溶解或热熔）在压敏胶中成为药物贮库，均匀涂布在不渗透背衬层上，为了改善压敏胶与背衬层之间的黏结力，也可以先涂布一层与之亲和性强的不含药黏胶层。这一类型是控制药物释放最简单的和成本最低的生产方法，一般是把药物分散在压敏胶中进行混合，直至饱和，多余的药物仍然可以分散在其中，其结构见图 3-7-1(c)。

（3）不含限速膜的贮库装置（骨架扩散型）　包括中空纤维、多孔塑料、泡沫塑料和多孔或无孔的亲水性或疏水性聚合物骨架，有的可以形成外周胶黏层结构，其结构见图 3-7-1(d)。

近年来，由于生物制药技术的发展，多肽类药物应用于临床日益增多，由于这些药物稳定性差，生物半衰期短，分子量大，不能通过皮肤，传统的制备方法很难将其制成透皮给药制剂。目前已有一些改善药物经皮渗透性的新方法或新技术出现，包括离子导入法、电致孔法和超声波法等。应该说这些技术目前还处于萌芽阶段，其成熟的特殊装置的商品化和实际应用还有待于深入的研究。

7.2　透皮给药系统的设计

7.2.1　开发透皮吸收制剂要考虑的因素

对透皮吸收制剂来说，开发前要考虑一些重要的因素：

（1）总剂量　即可被利用于全身作用的总量［以应用剂量吸收率（％）表示］，这对临床医生是很重要的，对于透皮装置控释的产品来说，这就是透皮吸收后进入全身系统的总量，对于皮肤控释来说，释放总量不等于吸收总量，吸收总量与渗透总量密切相关，但难于准确确定。透皮吸收产品都有规定的释放总量，据报道，不同药厂生产的硝酸甘油透皮吸收贴剂的 24h 释放量不同。目前国外市售的一些硝酸甘油透皮贴剂，声称装置控释，但实际上是皮肤控释。

（2）表面积　表面积增大，透皮吸收的量增大，因此国外产品一般都有几种规格，但患者对产品的面积有一定的接受能力。实际经验表明，装置的总表面积以不超过 40cm² 为宜。（芬太尼有一种产品规格单剂面积为 40cm²，可以说达到极限了。）另外，在出行或旅游时，贴上一片很大面积的防晕贴片也很不美观。

（3）药物浓度　即单位面积的药物含量。皮肤的吸收有饱和性，以硝酸甘油贴片为例，浓度在一定范围内（$0.01 \sim 1.0 \text{mg/cm}^2$），表面积一定，剂量吸收率相当稳定（$36.6\% \sim 43.5\%$），当浓度超过这一范围（如 37.0mg/cm^2），则吸收率减少。因此，产品应有单位面积含药量的限制。

（4）环境的 pH 和药物的 pK_a　离子型药物一般不易透过角质层，而非解离型药物具有相对较高的渗透性。表皮内为弱酸性环境，而真皮内的 pH 为 7.4 左右，故可以根据药物的 pK_a 值来调节 TDDS 介质的 pH，使其离子型和非离子型的比例发生改变，提高渗透性。

（5）用药时间　在皮肤上用药时间越长，吸收率越大，用药时间间隔虽然由装置设计来决定，但时间过长，应用部位汗液的积累和细菌的繁殖限制了用药时间。市售产品一般是一日一次，少数也有七日一次。国外已上市的透皮吸收制剂的规格及用药方法见表 3-7-1。

表 3-7-1　国外已上市的透皮吸收制剂的规格及用药方法

产品名	投入市场时间	单剂量面积/cm^2	含药量/$\text{mg} \cdot \text{cm}^{-2}$	规定释放量	用药间隔/天	应用部位
Transderm-Scop	1981 年	2.5	1.5	0.5mg/3 天	3	耳后部
Transderm-Nitro	1981 年	5,10,20,30	2.5	2.5mg/天,5mg/天,10mg/天,15mg/天	1	胸前
Catapress-TTS	1985 年	3,5,7 及 10.5	2.5,5,7.5	0.1mg/天,0.2mg/天,0.3mg/天	7	上臂外侧
Estraderm-TTS	1986 年	5,10,20	0.4	25μg/天,50μg/天,100μg/天	3.5	臂部,腹部
Nicotinell	1990 年	10,20,30	1.75	0.7mg/天	1	体上身或上臂
Duragesic	1991 年	10,20,30 及 40	0.25	0.6mg/天,1.2mg/天,1.8mg/天,2.4mg/天	3	体上身
Testoderm	1995 年	40	0.25	4mg/天	1	阴囊
Androderm	1995 年	37	0.33	2.5mg/天	1	腹,上臂,背,大腿

7.2.2　透皮给药系统吸收的影响因素

药物经皮吸收主要影响因素有药物的性质、辅料的组成和性质、皮肤的条件和水分的存在等，具体内容包括以下各方面：

（1）药物的固有性质　用于透皮吸收的药物，要具有特殊的物理化学性质，包括水和类脂中的溶解度（应大于 1mg/ml），相对分子质量小于 400，熔点低于 93℃，饱和水溶液中的 pH 在 5～9 之间，较高的油水分配系数，使其有利于药物离开基质而进入皮肤，理想药物的辛醇/水分配系数的对数值（$\lg P_{辛醇/水}$）在 1～4 之间。此外，药物剂量不宜过大，一般每日剂量多于 10mg，要达到透过治疗量也是很困难的，最理想的每日剂量以不超过 5mg 为好。

（2）辅料的组成和性质　基质对药物透皮吸收有一定的影响，凡容易贴敷在皮肤的表面，使制剂与皮肤紧密接触，容易与皮肤相混合者都能增加药物的透皮吸收，但相对药物的理化性质来说，基质的影响是比较微小的。一般而言，油脂性基质是水蒸发的屏障，可增加皮肤的水化作用，从而有利于经皮吸收。

（3）皮肤的水化作用　皮肤的水化是经皮吸收重要的因素之一。角质层水化能增加物质进入皮肤的透过率，这可能是由于表皮组织软化，孔穴直径增大而导致"海绵"现象，从而有利于药物通过。若以水性物质为基质再加以绷带包封，则有利于角质层的水化作用，可以增加药物的经皮渗透率。

（4）应用的条件　贴剂与皮肤接触的时间越长，吸收率越高；药物在贴剂中应有足够的浓度，与皮肤接触的药物浓度越高，药物经皮吸收速率越大；贴敷的表面积越大，吸收量越大。

（5）皮肤的结构和扩散途径　皮肤的最上层称角质层，10～20μm厚，这层以下依次是：活性表皮，50～100μm厚；真皮，1～2mm；皮下组织，1～2mm厚。皮肤的表面积和体积庞大，说明它是人体最大的器官，成年人的皮肤总重约占体重的10%，皮肤虽有很多层次及众多的组成，只有角质层是经皮吸收的主要屏障。角质层组成主要是角质细胞，形状扁平多角，无细胞核，长约40μm，厚约0.5μm。扫描电镜观察显示，相邻的角质细胞有相当大的部分重叠，这有利于角质层叠合和形成弹性。角质细胞的大小因解剖学位置不同、年龄差异以及是否有增加表皮厚度的外部条件（如暴露在紫外线下）而有所不同。细胞间隙类脂由大约等摩尔浓度的胆固醇、长链游离脂肪酸（$n>22$）和神经酰胺组成。类脂不同于细胞膜或脂质体的双分子层结构，具有特殊的亚晶型结构，在65～70℃以上被破坏，其侧向移动速度很小。因此，角质细胞间类脂具有作为经皮吸收屏障的物理性质。

药物透皮吸收的主要途径是通过细胞间隙类脂，疏水的类脂是药物渗透的限速屏障。细胞间隙类脂的有序性和水的皮肤通透性显著相关，这表明，水通过角质层的主要途径也是细胞间隙类脂而不是毛孔。形态学的研究证明，在角质层内唯一的连续区域是细胞间类脂占据的空间。

尽管物质透过皮肤的主要途径已经确定，但是也有证据表明皮肤的附属器（毛囊、皮脂腺和汗腺）也可能起到一定的作用，不过依其数量而言，它并不是透皮吸收的重要途径。

7.3　透皮给药制剂的制备

7.3.1　透皮给药制剂的常用材料

7.3.1.1　透皮给药系统常用的压敏胶

胶黏（adhesion）是指借助于一种物质，使同种或不同种物体相黏合的现象。其借助的物质叫胶黏剂。压敏胶（pressure sensitive adhesive，PSA）是压敏性胶黏剂的简称，是指那些在轻微压力下即可实现黏合同时又容易剥离的一类胶黏材料，起着保证释药面与皮肤紧密接触以及药库、控释等作用。药用TDDS压敏胶应适合皮肤应用，符合无刺激性、不致敏、与药物相容、防水等要求。压敏胶的黏合兼有液体和固体两种性质，是一种黏弹体。胶黏的本质是分子间借助于范德华力的一种吸引力。这种力没有方向性和饱和性，作用力的范围约为几十纳米，要完成黏合胶接，必须使两个界面达到产生这种胶黏的距离，一般为30～50nm，所以重要的问题是如何使胶黏剂在涂布时保持理想的黏度，便于和界面接触，有良好的浸润（wetting）作用。

在透皮吸收给药系统的开发中需要多种材料以满足透皮给药的需要，其中压敏胶是关键的材料。透皮吸收给药系统应用的压敏胶有聚硅氧烷、丙烯酸酯和聚异丁烯等类型，现分别介绍如下：

（1）丙烯酸酯压敏胶（acrylic PAS）　可分为溶剂型和乳液型两类，关键组分的丙烯酸共聚物是由第一单体、第二单体和官能团单体三者共聚而成。第一单体是玻璃化转变温度（T_g）较低并具有柔性的丙烯酸酯类，用于提高压敏胶的黏附性；第二单体较少，但T_g较高，具有硬性，其作用是提高压敏胶的内聚力；官能团单体，用于化学交联以改进内聚力。表 3-7-2 是常用单体。丙烯酸酯压敏胶用作医用胶带已有 30 多年历史，由于以聚丙烯酯为基质制成的医用胶带本身对皮肤刺激较小，而且可以直接用作基质，不需加入增黏剂、抗氧化剂等，所以很少引起过敏。具有亲水性基团的聚丙烯酸酯还具有透湿性，因此此种胶带不必打孔。丙烯酸酯压敏胶具有良好的耐候性、耐热性、耐光性，性质稳定，无色透明，无公害。

表 3-7-2 丙烯酸酯压敏胶常用单体

单体种类	原料名称	比例/%	$T_g/℃$
第一单体	丙烯酸 2-乙基己酯	30～70	−70
	丙烯酸丁酯	10～20	−55
第二单体	醋酸乙烯	1～5	32
官能团单体	丙烯酸	1～6	106

近年来市场上又推出甲基丙烯酸共聚物、甲基丙烯酸酯共聚物压敏胶，经过合理配方，可制作粘接性、透过性、柔性、皮肤相容性很理想的压敏胶。

（2）聚异丁烯压敏胶（polyisobutylene PSA） 聚异丁烯（PIB）系无定形线性聚合物，是本身具有黏性的一类橡胶。本品非常稳定，具有很好的耐臭氧、耐候性、耐水性、耐热性及抗老化性，外观色浅透明。本品与植物油及动物油及化学试剂不起反应，故适用于医疗。本品溶于烃类有机试剂中，其对水的渗透性很低。聚异丁烯压敏胶胶液的组成，除基本材料聚异丁烯外，还含有以下一些组成成分：

① 增黏树脂 用于提高压敏胶的界面黏合强度和增塑性能。常用增黏树脂是一类天然或合成树脂，如环戊二烯、异戊二烯、低分子聚异丁烯树脂。这些树脂有较好的黏合力、内聚力、快粘力、压敏性和低温性。

② 软化剂 用于降低压敏胶的黏度，便于多成分的分散、加工，以改善浸润性能，同时可提高在低温时的快粘力和改善手感。常用的软化剂有润滑油脂、液体石蜡、增塑剂、低分子量聚异丁烯、羊毛脂等。

③ 防老剂 用于抑制压敏胶的老化，因为天然橡胶、增黏树脂都含有不饱和基团，长期暴露在空气中易老化。

④ 填充剂 为达到降低成本，增加内聚强度等目的而加入的惰性物。这些材料无毒，有防腐性，还能赋予产品白色等优越性能，一直是医药压敏胶的主要成分。常用的填充剂有：氧化锌、二氧化钛、硅胶、氢氧化铝等。

（3）聚硅氧烷压敏胶（silicone PSA） 是低分子量硅树脂与线性聚二甲基硅氧烷流体经缩合而成的聚合物，聚硅氧烷压敏胶为无结晶固体，无熔点，有耐寒、耐热性（在−73～250℃间稳定）及耐化学性，电绝缘性优良，具有良好的柔性，软化点接近皮肤温度，贴于皮肤后变软并粘贴于皮肤，经 30min 后具有足够黏附力。在其网状结构中有可供分子扩散的"自由体积"，故对水蒸气、气体及药物有良好的通透性。聚硅氧烷压敏胶可溶于戊烷、二氯甲烷、氟里昂 113、石油醚、乙烷、二氯乙烷、庚烷、甲苯及二甲苯等有机溶剂，见表 3-7-3。聚硅氧烷压敏胶的溶度参数为 $14.9～20.2MPa^{1/2}$。例如使用 Dow Corning 355 聚硅氧烷压敏胶时用的溶剂是低沸点的 Freon 113，则可以向其中加入高沸点的溶剂，从而避免在涂布加工过程中溶剂的大量挥发。

表 3-7-3　可在聚硅氧烷压敏胶中使用的有机溶剂

溶 剂	溶度参数/[(J/cm³)^1/2 或(MPa^1/2)]	溶 剂	溶度参数/[(J/cm³)^1/2 或(MPa^1/2)]	溶 剂	溶度参数/[(J/cm³)^1/2 或(MPa^1/2)]
戊烷	14.5	石油醚	14.8	庚烷	15.1
二氯甲烷	20.2	乙烷	14.9	甲苯	18.2
氟里昂 113	14.5	三氯乙烷	17.4	二甲苯	18.0

压敏胶层需要良好的防粘材料，曾开发出涂布有氟碳类的或氟硅酮类的防粘材料，可以供选择应用。

7.3.1.2　透皮给药系统的膜聚合物和骨架聚合物材料

膜聚合物和骨架聚合物材料在透皮给药系统中是最基本的构成材料，一般用作制剂的辅料和作为缓释、控释制剂的聚合物都可以应用于透皮吸收新剂型。常用于作透皮装置骨架和贮库的聚合物有聚乙烯、聚氯乙烯、聚酯、多孔聚丙烯、乙烯/醋酸乙烯共聚物、硅橡胶、医用醋酸纤维素超微孔膜、聚氨酯等，涉及面较为广泛，请参考聚合物材料学方面的书籍，本节不作介绍（见表 3-7-4）。

7.3.1.3　渗透促进剂

渗透促进剂（enhancer）是指能加速药物渗透，穿过皮肤，可逆地改变皮肤角质层的屏障功能，又不损伤任何活性细胞的化学物质。理想的渗透促进剂应无药理活性、无毒、无刺激性、无致敏性，与药物、基质和皮肤有良好的相容性，无臭无味。完全符合这些要求的渗透促进剂几乎是不存在的。10 余年来，已经研究和开发大量的皮肤渗透促进剂，初期上市的透皮贴剂，虽然并未标明含有渗透促进剂，实际上其基质中某些添加组分可能就具有经皮渗透作用。表 3-7-5 是迄今已研究的渗透促进剂。

7.3.2　透皮贴剂的生产工艺

前已介绍多层聚合物膜固态贮库透皮给药系统的基本结构，由一些高分子材料（如聚乙烯醇、乙烯-醋酸乙烯共聚物、聚氨酯、聚丙烯酸酯、硅橡胶）及其他天然和合成的凝胶类物质等构成的骨架膜贮库系统。1993 年，Cygnus 公司设计出新型的 7 天一贴的雌二醇系统，一改早期 Ciba-Geigy 药厂推出的 3.5 天的雌二醇液体填充密封系统，而采用第四型的结构。过去，Ciba-Geigy 生产的 3.5 天释放的系统中含有挥发性乙醇、控释膜和坚硬的背衬材料，所有这些在当时的技术条件下必须采用"液态填充密封"包装生产。因此，透皮贴剂的生产工艺与产品的设计特点有关，不限于某一种工艺。目前常用的生产工艺有以下几类：

7.3.2.1　连续性涂布层合生产工艺

在目前产品设计中黏胶分散型结构是很引人注目的技术，近些年来，市售产品中，越来越多地采用黏胶分散型的固体设计，把药物溶解在压敏胶，使压敏胶既起贮库作用，又起到粘贴皮肤的作用，这种系统称之为压敏胶膜贮库的透皮吸收系统（adhesive transdermal drug delivery，a-TDD）。很多市售的医用级硅橡胶压敏胶、丙烯酸酯压敏胶及聚异丁烯压敏胶，都很适宜作为这一系统的材料，市售的产品如日本山之内药厂生产的硝酸异山梨醇酯透皮贴剂是国外早期就开发应用的 a-TDD 系统。这些系统的生产工艺。几乎都离不开涂布工艺，这种工艺基本来源于绊创膏的生产和涂布工艺，其工艺流程如下：

（1）基质溶液（matrix solution）的制备　贮库有多层的或单层的，用作多层系统的贮库材料最好由相同的基本成分组成，其中可能包括聚合物、软化剂、增黏剂、填料。而药物一般是分别加入各层的贮库基质溶液，因为多层系统的多个层中的药物浓度和饱和度是不同

表 3-7-4 国外市售的透皮吸收制剂和构成组件

药物	制造厂名	商品名	构成类型	背衬层材料	储库或骨架材料	控释膜材料	胶黏剂	防粘层	包装
硝酸甘油	Alza/Ciba-Geigy	Transder-Nitro	贮库型药袋封闭	肉色的铝塑复合膜	硝酸甘油的硅油混悬液	乙烯/醋酸乙烯共聚物	硅橡胶	氟碳聚酯薄膜	铝箔
硝酸甘油	Key	Nitro-Dur I	整体型	铝箔-纸复合膜	聚维酮聚乙烯醇			铝箔及纸复合物	纸
硝酸甘油	Key	Nitro-Dur II	整体型					氟碳聚酯薄膜	
硝酸甘油	Pharma Schwarz	Deponit	整体型贮库	肉色的铝塑复合膜	含药的聚异丁烯压敏胶层骨架		聚异丁烯	硅化铝箔	铝箔
硝酸甘油	Searle	Nitrodisc	整体型贮库	铝箔及聚乙烯复合膜	交联硅橡胶骨架			铝箔及纸复合	
硝酸甘油	Health Chem Bolar		整体型	聚氯乙烯	塑化氟乙烯		丙烯酸酯压敏胶	纸	纸
二硝酸异山梨醇	Nitto Electric	Frandol Co.	整体型	聚酯	含药压敏胶		丙烯酸酯压敏胶	硅纸	铝箔
东莨菪碱	Alza/Ciba-Geigy	Transderm-Scop	贮库	肉色铝聚酯复合膜	液体石蜡聚异丁烯骨架	矿物油浸润的多孔聚丙烯	聚异丁烯压敏胶		铝箔
可乐定	Alza/Bochringer	Catapres-TTS	贮库	肉色聚酯	液体石蜡-微粉硅胶-聚异丁烯		聚异丁烯压敏胶	聚酯薄膜	铝箔
雌二醇	Alza/Ciba-Geigy	Estraderm	贮库	透明的聚酯聚乙烯复合膜	乙醇	乙烯醋酸乙烯共聚物	聚异丁烯压敏胶		铝箔
睾酮	Alza	Testoderm	整体	聚酯	乙烯/醋酸乙烯共聚物	乙烯/醋酸乙烯共聚物	丙烯酸酯		铝箔
睾酮	Smithkline-beechman	Androderm	贮库	铝箔	乙醇、卡波沐、单甘酯,月桂酸甲酯等	乙烯/醋酸乙烯共聚物	丙烯酸酯		铝箔

表 3-7-5　渗透促进剂一览表

类　型	举　例	药　物	作　用　机　制
亚砜类	二甲基亚砜,癸基甲基亚砜	氢化可的松,水杨酸,胡米溴铵,茶碱,氟芬那酸,曲安酰等	角质层细胞内蛋白质变性;破坏角质层细胞间脂质的有序排列;脱去角质层脂质和脂蛋白
吡咯酮类	2-吡咯酮,5-甲基-2-吡咯酮,1,5-二甲基-2-吡咯酮	咖啡因,正辛醇,苯甲酸倍他米松,甲芬那酸	低浓度分配进入角质白,高浓度影响角质层脂质流动性并促进药物在角质层的分配;增加角质层的水含量
月桂氮䓬酮及其类似物	月桂氮䓬酮	氯林可霉素磷酸酯,褐霉素钠,氟尿嘧啶,丙酮缩羟强的松龙,地塞米松,醋酸环戊酮缩去炎松	渗入皮肤角质层,降低细胞间脂质排列的有序性;脱去细胞间脂质形成孔道;增加角质层含水量;降低角质层脂质的相转变温度
脂肪酸及其酯	油酸,肉豆蔻酸异丙酯,丙二醇二壬酸酯,癸二酸二乙酯	水杨酸,雌二醇,芬太尼,硝酸甘油,肝素,吲哚美辛	渗入角质层脂质,影响其有序排列;降低角质层脂质双分子层的相转变温度;引进角质层脂质固-液相分离和晶型转变;增加药物在角质层的分配
表面活性剂	月桂醇硫酸钠,泊洛沙姆	氟灭酸,水杨酸	使角质层脂质排列无序化;乳化皮肤表面脂质,改善药物在角质层分配
醇类	乙醇,异丙醇,正十二醇,正辛醇	水杨酸,雌二醇,纳洛酮,左旋-18-甲基炔诺酮	作为溶剂增加药物在角质层的溶解度;脱去角质层脂质;渗入角质层脂质,影响其排列的有序性
多元醇类	丙二醇,丙三醇	水杨酸,5-氟尿嘧啶	使角蛋白溶剂化,占据蛋白质的氢键结合部位,减少药物-组织间结合;增加并用的其他渗透促进剂在角质层的分配
萜烯类	桉树脑,d-苧烯,橙花叔醇	普鲁卡因,吲哚美辛,5-氟尿嘧啶,肝素	促进药物在角质层的扩散;破坏角质层细胞间脂质屏障;提高组织电导率,打开角质层极性孔道;增加药物从基质向角质层的分配
胺类	尿素,十二烷基-N,N-二甲氨基乙酯	5-氟尿嘧啶	促进角质层水化,在角质层形成亲水性孔道;破坏角质层脂质结构
酰胺类	二甲基甲酰胺,二甲基乙酰胺	咖啡因,正辛醇,氢化可的松	低浓度时分配进入角蛋白区,高浓度时影响角质层脂质的流动性
环糊精类	环糊精,2-羟丙基-环糊精	Liavozolel	将药物形成包合物,提高溶解度,并可把药物分子传递到皮肤表面
氨基酸及其酯	L-异亮氨酸,十二烷基焦谷氨酸酯	雌二醇,左旋-18-甲基炔诺酮,茶碱	松弛皮肤的角蛋白,影响角质层脂质排列的有序性
大环化合物	十五烷酮	氢化可的松	增加药物在角质层中的溶解度
有机溶剂类	醋酸乙酯	水杨酸	破坏角质层脂质排列的密实性
磷脂类	卵磷脂,豆磷脂,磷脂酰甘油,磷脂酰乙醇胺	二氢麦角胺,异山梨醇硝酸酯,茶碱吲哚美辛	促进药物从基质中释放,增加药物在皮肤中的扩散;作用于角质层细胞膜脂质,改善其渗透性

的,其不同之处在于从表层到主体贮库层药物的含量是增加的。

① 设备　混料机,贮料罐及管道输送系统。

② 基质聚合物的预处理　每种基质液都有本身特殊的处方,这与多层贮库系统的设计方案有关。按照设计的处方,基质液由不同数量的聚合物原料液、增黏树脂、软化剂、防老剂、填充剂等组成。活性成分通常以溶液或晶体吸附在惰性的固体上,加入基质溶液中。基质液或混悬液的批量大小由所需涂布的厚度、材料的含量及用于涂布的胶层面积而定。

基质溶液的终产品应保持均匀、无色、洁净,如有可能应经过滤,在送到下一生产工艺时,应检查药物含量及黏性,如需制备多层系统,就需要多种基质液。

（2）涂布和层合工艺　涂布工序是在特殊设计的涂布机中完成，涂布机基本上由三个单位组成：涂布装置、干燥隧道和层合设备，此外还有卷绕机等辅助单元。涂布机工作原理见图 3-7-2。

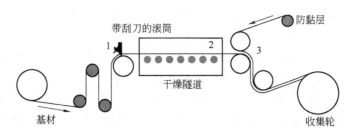

图 3-7-2　涂布机工作原理
1—涂布机构；2—隧道热空气干燥；3—层合设备

基质材料送入涂布车间前，先用压缩空气除灰尘，以防影响最终的产品质量。有的产品要涂一层单面底胶以增加胶液在基材上的黏结力，如果是卷筒型压敏胶产品，则在压敏胶面的基材另一面上涂布防粘剂。在涂布过程中，硅纸或类似有防粘剂处理的基材，被均匀地涂布上基质液或混悬液，在加热段，有机溶剂蒸发并用强力的引风机除去。在多层涂布时，一般从接触皮肤那层开始，随后的多层依次涂布在它上面。

涂布装置可直接采用刮刀（调厚器），更精密的可由精确运行的同向辊筒构成，见图 3-7-3。滚筒表面抛光，两个滚筒的直径不同，其中较大的主滚筒包绕着黏性的基材，较小的滚筒上装有刮刀，两个滚筒形成一个贮槽，槽底部具有一个可精确调节到 0.01mm 的开口，槽内盛基质溶液。主滚筒联轴与电机的传动同步，反向滚筒以同向

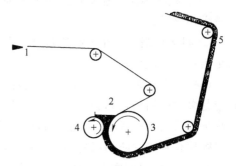

图 3-7-3　涂布工序
1—带防粘层的基材或纸材；2—基质溶液；
3—主辊筒；4—反向辊筒；
5—涂布好的胶层

但不同速的方式进行旋转，通过槽下方开口处把定量的基质溶液涂布在基底层上，基质液由于具有黏性，不会形成液滴，这样就可以得到一个均匀的薄层。如果涂布是从接触皮肤的那一层开始的话，其基底层就起到覆盖层作用，此时必须采用无黏性的硅纸或类似材料。

在实践中，对于基底层涂布量为 $300g/m^2$ 的系统而言，其涂布量误差应保持 $\pm 5g/m^2$。一般生产中每个涂层的量从 $20g/m^2$ 到 $200g/m^2$ 不等。制备不同的涂层，都必须重新调整涂布的槽液出口。在涂布时因有机溶剂蒸发，甚至有些药物具有挥发性，因此涂布基质液应适当封闭，涂布后的胶带在密闭环境下进入干燥单元。

骨架型的多层膜系统，一般是预先制好多层胶带（其包含周边的压敏胶及防粘层），把药物骨架用适当材料（如 PVA、甘油、水或硅橡胶）预先制成，背衬层放卷进入生产线，切割机将骨架切割后放在多层胶带的适当位置，另一层覆盖层放卷，复合上即成型。

（3）干燥工艺　经过涂布后的基质层要除去基质溶液中的有机溶剂，让已涂布基质的硅纸或基材通过干燥通道，经历一定长度的干燥隧道，就可能得到干燥。

实际应用的有多种不同的干燥隧道，最常见的是一种高效通气干燥系统，其工作原理如下：经空调机净化的空气通过空气喷口吹到刚制备的涂布均匀的基质表面，夹带有机溶剂的

空气随后被排除。为了避免有机溶剂污染环境，出口的空气用燃烧的方式净化。

要使基质层有最理想的干燥效果，使其黏性适合并含量准确，干燥隧道应分成几段以便能方便控制温度，干燥隧道应采用拱形结构，避免运转时涂层与机架接触。已被涂布的基材通过调整皮带轮使其拉紧，在此情况下转动通过干燥隧道。为了符合 GMP 的要求，隧道内部完全用不锈钢构成并易于一片片拆下清洗。

为保证质量，有一些重要的参数需要随时掌控，应记录的参数有：温度、气流速度、有机溶剂在空气中的百分比、转轮的速率和基材的张力。在干燥隧道的每一部分，最好用自动控制和记录装置系统进行监视。干燥过程中，室内空气的有机溶剂的含量不得超过 50%，以防止爆炸，且干燥隧道的温度要根据药物稳定性的不同而不同，如硝酸甘油贴剂一定不能超过 54℃，因其受热易挥发。

（4）收卷工艺　基材在一对辊筒间放卷后，经涂布和干燥隧道到达位于干燥隧道末端的卷绕架，然后被卷紧。因为基质是黏性的，所以必须特别小心收卷，以避免对基质的损害。

卷绕涂布好基质的胶带的方法有两种：

① 直接卷绕法　在基材的两个表面必须具有不同剥离力的防粘性，以防止基材反面粘上胶黏性物质。

② 间接卷绕法　在干燥的基材上覆盖一层防护性箔片，再进行卷绕。这种方法防粘效果更为可靠，但成本高。

（5）层合工艺　把各个层次复合在一起就形成多层的 TDDS。如果生产的固体层状给药系统是多层的结构，则必须有层合工艺。涂布工艺开始于接触皮肤的表层，一直涂布到防止药物被渗透的铝箔片上。表层上覆盖一层防粘片，这层片在层合刚开始时即被除去，此时第二层被层合到除去防粘层的第一层的表面，如此继续直至形成所需的多层。最后经两个滚筒（其中一个滚筒包有橡皮，另一滚筒为表面抛光的钢质滚筒）反向挤压。此时要调整线压力，如挤压压力太大就易破坏，反之如压力太小，层间将产生很弱的黏合力，这两种情况都应避免。

层合时，要使涂布机所有单元的转动速率协调统一，以免基底层的张力不一，最后完成收卷工序（见图 3-7-4）。

（6）切割工艺　多层膜结构的透皮给药系统的重量随其厚度的增加而增加，如重量过大，以圆筒形保存时重力可能将其损坏，故应切割成小圆筒保管。

（7）分剂量和包装　透皮治疗贴剂是从小卷筒上冲下来或切割下来的，这一生产工序中，要用到特殊工艺的冲割机，使冲割小片能保证精确的传递速度。有两种分剂量的方法：①直接在胶带上冲出一定大小；②分别将胶带及防粘层冲出一定大小，然后将两者覆盖。再将单个小片密封在内包装袋中，最后用中盒包装。

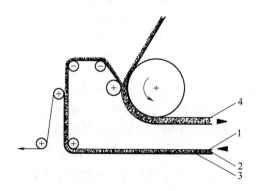

图 3-7-4　层合工序
1—多层系统的中间产品（已有部分涂上胶料，
其两侧有防粘基材，可撕开）；2—部分
成层胶带；3—可撕开分离的防粘
材料；4—层合成的产品

（8）多层膜系统生产的 GMP 要求　根据国家医用压敏贴膏生产的 GMP 要求，透皮吸收贴剂生产的 GMP 要求除与片剂等普通制剂生产的一般要求等同外，在以下几方面要作特殊考虑：①车间要装置安全和应急设施；②采用快速喷射自动清洗装置，涂布装置不留沉积物；③设备在有覆盖的条件下操作（包括清洗），避免灰尘；④胶液应低温特殊保管，避免污染。

7.3.2.2 填装密封袋生产工艺

针对药物的不同理化性质，如果透皮贴剂中的药物或添加成分易挥发或处方组成物为液体时，要制成单剂量的填装密封袋（form fill pouch）。这种袋状装置由背衬层和控速膜热合而成，有良好密封性和牢固性，以免内容物外泄，并具足够柔软性，可防止外界环境的影响而变质。此袋状装置从纵向切面观察，共有 5 层。有一种硝酸甘油护心贴片，袋外可印上标签，只含单剂量，类似产品现在我国医院已普遍应用于预防心绞痛。这种装置的生产过程如下：先将由背衬层和控速膜热合形成三边密封、一边开口的袋形贮库装置，用抽空鸭嘴器打开，将半固体药物贮库组成物用定量注射泵填充入内，再用电热片封口，密封后的贮库装置要通过脱气水、染料水或特殊气体，用特殊检测器检测密封性和泄漏性，然后涂布上压敏胶，覆盖上防粘层。

最后形成的膜控透皮装置一共有 5 层：①不透气性背衬层（由铝塑复合膜组成），因为硝酸甘油具有挥发性；②由吸附有硝酸甘油的乳糖、胶态二氧化硅和医用硅油组成贮库；③乙烯醋酸乙烯限速膜；④压敏胶层；⑤最外层防粘层，应用前要剥离去。

7.3.2.3 骨架贮库透皮给药系统生产工艺

这一类透皮给药系统类型大致可分以下几种：

（1）药物分散在聚合物骨架系统　此系统可以 Searle 公司开发的微封药物透皮给药系统为代表，本系统含有一圆盘硅橡胶骨架，其中含有大量微封小室。

它的实验室制法如下：药物与亲水溶液系统（含 PEG 400）、乳糖混合成均匀的膏状物，再加入适量脂溶性溶剂系统（异丙基棕榈酸酯）一同加入有机硅中。工艺条件为：在防爆容器中，在保持真空条件下，应用低切变力混合，其间加入催化剂，然后将新形成的黏性混合物倾于洁净干燥的不锈钢盘中，置气流干燥箱中 60℃干燥，固化 2h 后，脱模，分割成适当大小，把骨架粘在有黏性泡沫塑料垫的铝箔背衬层上，再覆盖上防粘层。

（2）水凝胶骨架系统　这一系统是药物以溶液或混悬液态分散于聚合物的网络中，聚合物与一种或多种液体以氢键结合，液体起增塑剂作用。凝胶类化合物如海藻酸、黄原酸、聚乙烯醇、聚乙烯吡咯烷酮固体可占整个重量的 30%～60%。为了提高黏性，也可以适当加入水乳型聚合物胶黏剂，室温下放置数小时即能形成凝胶，加热很容易提高凝胶化速度。具体工艺视药物性质不同而不同。

7.4 药物聚合物薄膜的通透性和经皮渗透性的实验方法

在开发药物 TDDS 之初，为了保证 TDDS 给药的有效性、安全性，并达到特定的控释目的，必须对药物的通透性和经皮渗透性进行全面的研究，从而为处方的设计、优化工作奠定基础。因此，渗透性研究已成为 TDDS 研制的先决条件。

在透皮给药系统中，剧烈作用药物的通透性和经皮渗透性实验是获得透皮吸收数据的唯一方法；可以通过控制实验条件改变药物渗透的影响因素，也可以模拟体内条件，预测药物分子经控释膜或经皮肤进入体内的动力学过程。因此，在处方筛选以及确定影响药物通透性和经皮吸收动力学参数（如时滞、流速、渗透系数及扩散系数）的过程中很有价值。

7.4.1 体外渗透性实验薄膜

7.4.1.1 聚合物薄膜

聚合物薄膜的稳定性好，批间均匀度高，使用方便，具有高度的应用价值。

多孔和微孔薄膜的屏障功能主要受分子大小、形状、静电作用等制约。相反，无孔薄膜对通透有一定的限速作用。

应用于透皮给药系统的聚合物薄膜可分成三种类型：

（1）大孔膜　聚合物的形态学方面的性质对药物的通透过程并不重要，通透过程主要取决于孔隙的大小、孔隙的分布以及多孔网络的曲折性。大孔膜的平均直径在 $0.1 \sim 1.0 \mu m$，孔道曲折。

（2）纳米微孔膜　平均直径在 $10 \sim 50 nm$，孔隙结构是影响药物的主要参数，但药物在孔隙壁上的吸收以及药物和孔隙的相对大小，是限制药物通透速度的主要因素。其膜孔大小视工艺要求而异。

（3）无孔膜　聚合物膜上孔隙的大小相当于分子大小，一般为 $1 \sim 10 nm$。目前在 TDDS 中曾经应用过两种无孔膜：一种是凝胶膜，在水中能够膨胀的聚合物网状结构；另一种是不存在任何膨胀剂的聚合物膜。聚合物的结构和形态在达到制剂生产所希望的控释速度方面至为重要。目前，国外产品多应用无孔膜。

对于透皮应用来说，除了物理打孔控制孔径大小外，聚合物结构对于药物的控制释放很重要。交联度、结晶度、膨胀度、晶粒大小以及聚合物的松弛程度，对药物通透性有很关键的作用。目前，商品的透皮给药系统主要选用的有矿物油浸润的聚丙烯、乙烯/醋酸乙烯共聚物。微孔滤膜对药物扩散不产生显著的屏障作用。

7.4.1.2 皮肤样品

人体皮肤是经皮给药研究的最理想皮肤样品，在 $-20℃$ 以下贮存的新鲜皮肤，使用时间可持续数月甚至一年。但人皮来源比较困难，也存在渗透性的个体差异，而供透皮吸收实验的药物作用都很剧烈，因此一般选择适当的动物模型来代替人皮实验。哺乳动物的皮肤性质与人皮性质不同，如角质层厚度、生化组成，尤其是汗腺和毛囊的数量密度、乳突血液供应及汗腺能力等随种属不同而各异，这些因素显然影响渗透的路径及阻力。研究结果表明：实验室常用动物（家兔、大鼠和豚鼠）的皮肤渗透性比人皮肤大，其角质层厚度大约为人皮肤的 $1/8 \sim 1/2$。小猪和猴的皮肤一般近似于人的皮肤。由于皮肤的上述特点，选择动物模型时应格外小心，应在所用的方法和动物种属的范围内，认真予以解释。皮肤样品如不需要立即用于实验，可真空密闭包装后置 $-20℃$ 保存，临用前取出，根据研究目的分别制取全皮、表皮、角质层等。

7.4.2 体外通透性及渗透性实验

在 TDDS 处方和工艺研究中主要利用各种透皮扩散池模拟药物在体表的渗透过程，用来测定药物的释药性质或经皮渗透性质、选择促进剂、筛选处方等。渗透扩散池应能保证整个渗透或扩散过程具有稳定的浓度梯度和温度，尽量减少溶剂扩散层的影响，方便实用等。

实验室常用的装置有水平式扩散池、直立式扩散池和流通扩散池。

7.4.2.1 水平式（两室）扩散池

两室扩散池的最普遍形式是使用两个固定容积的半池，池内充满液体介质，薄膜夹在两半池中间。膜的一侧加入被测化学物质（供给室），定时从另一池取样并补充同体积新鲜介质，以累积渗透量对时间作图。

两室扩散池最常见的形式为 Valia-Chien 扩散池（见图 3-7-5），它为全封闭状态，底部有平底凹陷安放搅拌子，温度由水浴夹层控制，其内容积为 3.5ml，有效扩散面积为 $0.64cm^2$。

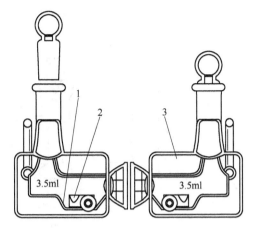

图 3-7-5　水平式静态扩散池——Valia-Chien 扩散池
1—搅拌平台；2—星形搅拌子；3—水浴夹层

两室扩散池法的另一种技术是：在不同时间间隔内重复交换供给池和接受池，并重复建立两者最初的条件。当接受池各个时间间隔内进入量相同且等于供给池耗去的量时，即近似为稳定的状态。这是一种较新的方法，当渗透速度正好保持在一个间隔末接受室的浓度是间隔开始时供给室浓度的 20%～25% 时，其效果最好，可以用这种方法核对供给池的减少量与接受池获得量是否正好相等。当膜中滞流大量扩散物质时，这一技术很有用处。对疏水性药物来说，药物在皮肤内的累积量相当大，等时间间隔技术最为理想。

7.4.2.2　立式（限量）扩散池

无限剂量技术作为预测人体情况的模型并不能反映现实情况，其中最主要的一点是关于水化问题，原实验中所用的皮肤膜经过了完全水化，而正常条件下，角质层是非浸润的，并非所有化合物都能透过。另外，外用制剂中的药物并非一直稳定，制剂中的溶剂挥发之后药物浓度将会增加，而扩散之后浓度则有所下降。此外，药物可能会被擦去、洗掉，或者随脱屑鳞片损失，患者也可能在同一块皮肤表面重复给药，所以 Franz 设计了限量扩散池。Franz 扩散池主要用于贴剂、软膏的体外渗透性的比较研究。透皮控释机制和药物释放研究过程中发现 Franz 扩散池原设计存在一些不足，它不能满足溶液流体动力学、混合效应、药物释放和透皮吸收的温度控制等要求。Keshary 和 Chien 改进了 Franz 扩散池，提出一种新的限定剂量的透皮吸收实验装置，将接受室直径由 12.5mm 增加到 20mm，高由 68.5mm 减小到 50mm，磁力搅拌棒改为星形搅拌子，以及其他如图 3-7-6 所示的改进。实验证明，Keshary-Chien 扩散池在流体动力学边界厚度、溶液温度动力学、皮肤温度动力学、溶液混合效应方面均有明显改进。

7.4.2.3　流动扩散池

此类扩散池系统的结构是用一个标准贮液半池作为供给室，接受池充分搅拌，定时更换全部接受液或连续大量冲洗使浓度保持为零，从而确保漏槽条件。其优点是模拟毛细血管的作用，从而可获得更好的透皮吸收机制评价。

此类扩散池存在的一个问题是，多次取样的重复性以及接受液的更换。采用连续性的流通池并且自动分部收集样品，便可避免这种烦琐的操作。

Rafenrath 设计了一种小容量流室，见图 3-7-7，流速为 0.9～1.0ml/h，有效渗透表面积 $0.785cm^2$，接受室容量 0.3ml，不必在接受池中应用电磁搅拌，且接受池的容量也只为一般高容量扩散池的 1/15，在试样很少及皮肤面积很小的情况下，能模拟人体的吸收。

7.4.3　体内渗透性的测定

TDDS 的开发最终要通过人体的考察，要想得到准确可靠的药动学、药效学参数，首先

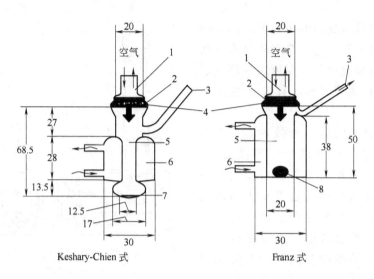

图 3-7-6　立式扩散池——Keshary-Chien 扩散池与 Franz 扩散池比较

1—顶盖；2—透皮系统；3—取样口；4—皮肤；5—接受室；

6—水浴；7—磁力搅拌棒；8—磁力星形搅拌子

（单位：mm）

必须建立精密的分析方法。

7.4.3.1　组织或体液的分析

（1）尿样分析　透皮吸收研究中经常采用尿样分析，许多研究者的工作充分证实了这种方法的实用价值。但是所有透皮吸收研究中被研究的药物应该缓慢静脉滴注同时测定血药浓度为对照，则可以考虑到药物吸收、分布、代谢、排泄各个环节所固有的药物动力学因素。这种综合性的方法是测定体内局部生物利用度的良好方法。尿样的分析在东莨菪碱透皮贴剂的研究中已被采用。

（2）血样分析　现代分析技术发展迅速，以补骨脂素和硝酸甘油为例，可以检测到纳克级浓度，透皮吸收的血样分析仍然面临着浓度低、提取及检出各种技术的困难。尽管如此，血浆药物浓度的检测法仍是主要的检测方法。

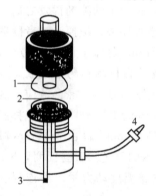

图 3-7-7　流通扩散池

1—供给室；2—接受室；

3—溶液入口；4—溶液出口

7.4.3.2　皮肤表面回收

化合物经皮渗透时，可以通过测定皮肤表面该化合物的损失量来确定透皮吸收率。透皮传递系统给药时，可以将整个装置从皮肤上移开，然后测定装置中的残余量。给药量与残余量的差值即为药物的吸收量。然而，皮肤渗透性通常很小，浓度减少甚微，这就要求分析技术十分精确，能够测定细微的变化。而所测得的浓度变化极有可能受到溶剂蒸发或表皮被汗液及水分稀释等因素影响而发生改变。另外，如此测出的任何一种药物的减少量只能是反映出分配进入皮肤表面的药量或与角质结合的药量，而不是渗透进入血液循环的量。

7.5　透皮给药制剂的评价

TDDS 的质量评价主要包括：释放速率、透皮速率和释放度、黏合性能、含量与生物利用度等项目的测定。

154

7.5.1 透皮贴剂释放速率、透皮速率和释放度测定法

释放速率是 TDDS 非常重要的质量指标，从理论上而言，释放速率应小于药物的透皮速率。相反，如果释放速率大于透皮速率，则 TDDS 在一定程度上将依赖皮肤作为控释因素。在 TDDS 的研究过程中，药物的释放速率和透皮速率可采用各种不同扩散装置来测定。用于控制生产的重现性和质量的指标是释放度。根据 2005 年版《中国药典》（二部）附录 ⅩD 第三法的规定，释放度所用的搅拌桨、容器按药典溶出度测定法（附录 ⅩC 第二法），但另用网碟组成桨碟装置，见图 3-7-8，此结构又称夹层贴剂支架法，这一装置避免了溶出杯底部死体积的存在。

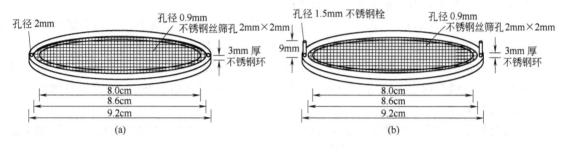

图 3-7-8　置贴剂的不锈钢网碟的结构

（1）测定操作方法　将释放介质加入溶出杯内，预温至（32±0.5）℃，将透皮贴剂固定于两层碟片的中央，释放面向上，再将网碟置于溶出杯内下部，并使贴剂与桨底旋转面平行，两者相距（25±2）mm，开始搅拌并定时取样，取样位置在介质液面与桨叶上端之间正中，离杯壁不得少于 1cm。取样后应补充等体积的空白释放介质。

（2）取样方法　至少采用三个时间取样，在规定取样时间点，吸取溶液适量，立即经不大于 0.8μm 的微孔滤膜滤过，自取样至滤过应在 30s 内完成，并及时补充所耗的溶剂。

TDDS 系统的释放度实验在透皮贴剂的研究中对不同透皮机理的贴剂释放度的意义不同，如果皮肤是药物透皮吸收的限速屏障，此参数仅仅是起到控制产品质量的一种间接作用。

USP 23 版已经收载了关于透皮制剂体外释放度的检查方法：①桨法；②柱筒法；③往复托盘法。研究表明，后两种方法不仅复杂、麻烦、重现性不好，而且释放仪需要新的配件，不利于推广使用。现在仅将 USP 23 版中的桨法介绍如下：

（3）取样时间　取样时间点一般为三个，用标示的给药时间间隔 D 来确定。取样时间的允许误差为 ±15min 或给定时间的 ±2%。

（4）仪器　释放仪同片剂溶出度检查桨法的装置，溶出杯底部位置有一个不锈钢托盘，用于支托 TDDS 系统。桨的底部与托盘表面的距离为（25±2）mm，并在释放过程中保持不变。溶出杯在实验过程中应加盖，以减少介质的蒸发。托盘的设计应尽量减少托盘与溶出杯底面的死体积。托盘可以使 TDDS 系统平展放置并且释药面与桨的底面平行。

7.5.2 黏贴性能的测定

为了保证透皮制剂使用时的确切可靠，需要进行黏性测定。

透皮吸收制剂首先必须具有足够的黏性，才能与皮肤表面紧密接触而释放药物。因此，黏性是透皮吸收制剂的重要性质之一。通常黏性胶带在使用过程中要测定下列四种力：初黏力、黏合力、内聚力和黏基力。这四种力应依次增加，如果相反，例如初黏力大于黏合力，

155

压敏胶就没有压敏性能；若黏合力大于内聚力，则移除制品时胶层就可能被破坏。黏合特性要根据 TDDS 的应用提出特殊要求。

下面作简单的介绍，作为参考。

7.5.2.1 快黏力的测定

快黏力（tacking strength）又叫初黏力，是指 TDDS 系统在较小压力下贴附在皮肤上的能力。TDDS 系统在应用时靠的是手指压力，因此快黏力是很重要的性质。测定快黏力的方法有多种：

（1）拇指试验（thumb tack test）　这是一种经验方法，可作定性检查。即用拇指压在胶黏层中，然后撕下，通过感觉来判断黏性的大小。

（2）滚球试验（rolling ball tack test）　将一不锈钢球从置于倾斜板上的供试品黏性面滚过，根据供试品黏性面能够粘住的最大球号钢球，评价其初黏力的大小。

（3）剥离快黏力试验（peel tack test）　根据 PSTC-5 法，将胶带（TDDS 系统）依靠自身重轻轻贴于不锈钢板上，以约 30mm/min 的速度拉开，剥离角为 90°。将胶带自钢板上剥离的力即为快黏力。

本法提供了一种良好比较胶带黏性的方法，但测定结果严重受背衬层的影响，因此测定 TDDS 系统时，背衬层应尽量与最后产品的一致。

7.5.2.2 黏附力（adhesive strength）的测定

黏附力指的是贴剂与皮肤或基材充分接触后产生的抵抗力，通常采用测定剥离力的方法，一般推荐使用剥离角度为 180°，即 PSTC-1 法（PSTC, pressure-sensitive tape council）。180°剥离试验可以得到压敏胶变形和破坏的一定状态，同时容易得到重现性良好的结果。但是，测定结果受基材的影响。

7.5.2.3 内聚力（cohesive strength）的测定

这是压敏胶本身分子间结合力的测定。如果 TDDS 系统中的压敏胶层具有足够的内聚力，那么用药后则不会滑动且撕去后不留任何残余物。测定剪切力广泛应用的方法如下：将药物系统揭去防粘层，一半贴于不锈钢板上，其下挂一定重量的砝码。记录其落下的时间或读取在一定时间内移下的距离。

7.5.2.4 黏基力的测定

黏基力系指压敏胶与基材之间的黏合力，在 180°剥离试验中发生胶层与基材脱离现象时的剥离强度即为黏基力。正常情况下，黏基力大于黏合力，故一般条件下不能测定。黏基力小才会出现脱胶现象。

7.5.3 透皮吸收贴剂含量与生物利用度的测定

相对于口服或注射相同量的药物，TDDS 很难做到与口服制剂或注射剂的生物利用度相等，因为 TDDS 是一类吸收不完全的制剂，即在规定用药时间内仅有部分药量由系统释放并吸收，而剩余的药物总是随 TDDS 系统在用药时间后被撕离丢弃。在 TDDS 系统中包含有过量的药物是为了保证用药时间内恒定的浓度梯度，以维持预先设计的释药速度。由此产生的生物利用度往往对 TDDS 的评价应更多地考虑其延长有效血药浓度的时间，减少剂量间的血药浓度波动性和副作用，以及增加患者用药的顺应性等方面。

确定透皮吸收贴剂的生物利用度的常用方法是对受试者的生物样品（如血样或尿样）进行分析。如果分析方法具有足够的灵敏度，可以用适宜的方法（如 HPLC，高压液相串联质谱法）直接测定血浆或尿中的原形药物的量，求出 AUC，按式（3-7-1）计算生物利用度：

$$\text{生物利用度} = \frac{AUC_{TDDS}/D_{TDDS}}{AUC_{iv}/D_{iv}} \tag{3-7-1}$$

由于透皮吸收的贴剂的候选药物大都是作用强烈的药物，剂量小，透皮给药后血药浓度很低，给药物原形的测定带来了许多困难。示踪法是解决上述困难的方法之一，所用标记原子通常为 ^{14}C 或氚。给药后测定由尿和粪便，或尿排出的放射性总量。留在体内的放射性量及呼吸或汗液排泄的放射性量无法测定，可由静脉注射给药后排泄的放射性总量来进行校正。生物利用度以式（3-7-2）计算：

$$\text{生物利用度} = \frac{\text{透皮吸收给药后排泄的总放射量}}{\text{静注给药后排泄的总放射量}} \tag{3-7-2}$$

确定体内经皮吸收的另一种方法是测定药物经皮吸收进入体内后减少的药量，但有的剂型用药后很难保证由皮肤全部回收，如溶液剂、凝胶剂和软膏剂。如果应用的是贴剂、膜剂或其他有一定的透皮吸收装置的剂型，则有可能把它整个地从皮肤上转移下来，测定其中药物的残留药量，就可以计算出被吸收的药物量。但前已述及，这一方法实际上有较大误差。

还有一种体内的测定方法是测定生物或药理反应，应用生物分析法计算吸收率。生物反应的明显缺点是它局限于那些能够产生生物反应的物质，而且此生物反应不能够精确地测定。这种方法定量的意义较小，更具定性的意义，且可能把药物吸收的差别和生物作用的差异互相混淆。

8   脉冲式给药系统

某些生理功能24h的变化，称为生理节奏，如体温、收缩压和舒张压、心率、肾功能以及各种激素的血浓变化。时辰生物学（chronobiology）主要研究生理功能的明显节律性变化。研究表明，某些疾病的发作显示出生理节奏的变化，如心绞痛、心肌梗死、关节炎等发病均有节律性，大多数药物的疗效、毒副反应及药代动力学过程也具有时间节律性，因而在临床用药时不应忽视。在给药时既要充分考虑疾病发作的生物节律性，又要考虑药物的时间药效、时间毒性、时辰药动学参数以及时间耐受性等，制定给药方案，要求给药能适应疾病发作的节律性特点，提供相应的节律性有效血药浓度，也就是说药物的释放应充分考虑时间因素。脉冲式或外调式给药系统又称外界控制给药系统、开环式给药系统，是根据时间药理学及时辰药代动力学原理，定时释放有效剂量药物的新剂型，属时间控制型制剂，又属智能给药系统。它是通过外界因素如磁场、超声、温度、电以及特定的化学物质等的变化调节药物释放。可以根据某些疾病的生物节律性特点，定时定量释药，以提高病人对治疗的顺应性。最近发展的"定时药理学"药物输送技术，通过控制给药时间、数量和释放顺序使血药水平接近疾病治疗所需要的程度，将是脉冲释药系统研究的新思路。

8.1   脉冲式给药系统的释药原理

对刺激敏感的聚合物可因外界的信号改变其结构和性质，从而使药物释放速率改变，用于给药系统的设计。采用物理和化学因素调节药物释放的原理见图3-8-1。

8.1.1   磁性触发式释药

乙烯醋酸乙烯共聚物（40％醋酸乙烯），简称为EVAc共聚物。研究发现，相对分子质量 M_r 大于300的分子不能透过聚合物，但将大分子物质与EVAc直接混合铸模，可使骨架

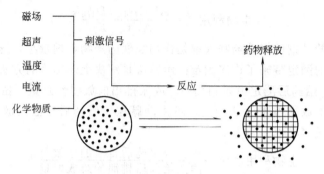

图 3-8-1　脉冲式或外调式给药系统药物释放调节

中形成许多弯曲、复杂的孔道，因此，影响水透入聚合物和药物透出聚合物的因素都影响药物的释放速率。对海藻酸盐的研究表明，胰岛素不能从高度交联的海藻酸盐中扩散出来，但在磁场存在的条件下，磁性粒子的位移甚至有可能使一些大分子链断裂，导致孔隙度增加，从而使释放速率增加。

埋有磁粒的 EVAc 骨架表面录像显示，在外磁场作用下，磁粒在骨架内移动，同时带动磁粒附近的聚合物和药物一起移动，从而使溶解的药物通过孔道挤出。

8.1.2　超声波触发式释药

实验证实，超声波的空穴作用是引起聚合物降解和药物释放的部分原因，超声引起的温度升高和振动混合对释放速率的影响不显著。对于超声波调节释药速率的机制，目前正在研究中。

8.1.3　温度控制释药

人的正常体温为 37℃，由于病原体和热原的存在，体温会发生改变。这一原理可用来设计由外部温度调节释药速率的给药系统，如胰岛素的释放可以通过温度对给药系统的作用来控制。另外，用热敏聚合物膜作为透皮给药系统的开关，也可获得从皮肤温度控制的脉冲式药物释放系统。

8.2　脉冲式给药系统的特点

脉冲给药制剂具有普通制剂或缓释制剂不可比拟的优点，它可以根据病人发病的节律性提前服药，使服药时间与释药时间有一个与生理周期相匹配的时间差，从而预防发病，降低药物的不良反应，且不易产生耐受性，提高病人治疗的顺应性，是现代药剂学研究的新模式。这种系统特别适用于夜间或醒后立刻需要有一个血药浓度峰值的疾病，如失眠、哮喘、关节炎、局部性缺血性心脏病等，同时也适用于在肠道较下部位处释放和吸收的疾病，如结肠癌、溃疡性结肠炎等。

8.3　脉冲式给药系统的类型

8.3.1　按用药途径分类

8.3.1.1　口服脉冲给药系统

口服脉冲给药系统多数开发成片剂、胶囊剂、微囊等。根据制备技术的不同，又可以分为渗透泵脉冲给药系统、包衣脉冲给药系统和定时脉冲塞胶囊等。

8.3.1.2　非口服脉冲给药系统

在注射、埋植、透皮和眼用等方面都有脉冲给药系统新剂型的开发。

8.3.2 按控制释药机理分类

8.3.2.1 温度控制型脉冲给药系统

由外部温度调节释药速率的脉冲式给药系统称为温度控制型脉冲式给药系统。随着体温的变化，药物的释放速率会发生改变。

（1）利用热敏脂质体控制脉冲释药 胰岛素的释放可以通过温度对给药系统的作用来控制，如 Soni 等将胰岛素制成热敏脂质体眼用制剂，并对家兔进行体内实验，发现胰岛素可以脉冲释药并降低血糖。这种给药途径简便有效，由于角膜与脂质体的电性吸附，使胰岛素的作用更持久，外加的热敷条件（如温度和时间）可以用来控制脉冲释药。

（2）利用热敏水凝胶控制脉冲释药 热敏水凝胶能随外界温度的变化发生可逆性的膨胀和收缩。给药系统中药物的释放与水凝胶的膨胀程度、转变温度和转变的速率等性质有关。转变温度即为使凝胶体积改变的温度，这种温度触发的体积变化可以是逐渐型的或急剧快速型的。

热敏水凝胶控制脉冲释药的机理有：

① 挤压作用 温度的变化可引起热敏水凝胶可逆的膨胀和收缩，从而控制水的吸收和释放。如果包含在水凝胶内的药物能随水的释放同时释放，则可通过温度控制药物的释放，这种现象是由于水凝胶机械的挤压作用所致，见图 3-8-2。

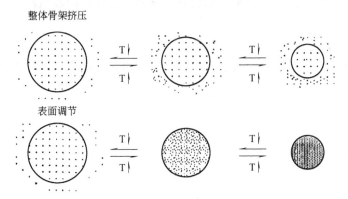

图 3-8-2 热敏水凝胶药物释放机制

② 开关作用 热敏水凝胶膜膨胀控制透过性变化的机制有两种，即Ⅰ型和Ⅱ型。Ⅰ型在非膨胀状态时，药物对膜的透过性较低，膨胀越大，透过性越大。Ⅱ型是由于物理化学力结合改变了膜的孔隙率，即当圆形膜外周大小限定时，收缩引起径向张力，使孔增大（膜大小不变），从而使药物对膜的透过性增加，见图 3-8-3。

Ⅰ型对溶质透过热敏水凝胶膜的控制可以认为是由于温度的波动引起水合程度的改变以及膨胀和收缩动力学改变所致。对此提出两种可能的调节方式：一种是逐渐性的调节；另一种是完全开关式的调节。Yoshida 等研究发现，由 IPAAm（isopropyl acrylamide）及甲基丙烯酸酯（BMA）组成热敏性聚合物能够根据外界皮肤的变化控制药物释放，机制是温度升高时皮肤的结构会发生变化，可通过调节甲基丙烯酸酯的侧链长度控制皮肤表面的收缩。用热敏水凝胶膜作为透皮给药系统的开关，也可获得从皮肤温度控制的脉冲式药物释放系统。

8.3.2.2 超声波控制型脉冲给药系统

超声波控制型脉冲给药系统中的药物释放可以通过改变超声波的密度、频率和负载周期

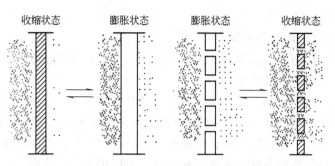

収缩状态　　　膨胀状态　　　膨胀状态　　　收缩状态

图 3-8-3　可逆型膜膨胀控制药物透过的两种可能机制

进行调节。

8.3.2.3　光控制型脉冲给药系统

光控制型脉冲给药系统是通过光和物质之间的相互作用调节药物的释放。

8.3.2.4　电化学控制脉冲给药系统

Kagatani 等制备的胰岛素埋植用脉冲给药系统是一个通过外部电场刺激的电感应聚合物，胰岛素包裹在电感应性凝胶 PDMAPAA 7 内，将该凝胶植入大鼠皮下则会形成一个药物贮库，该凝胶在 1.0mA 电流刺激下出现脉冲式释药峰。另外一种制剂是通过一个埋植于体内的固体硅片实现单种药物或多种药物的脉冲释药，该硅片内有药物、凝胶微型贮库、阳极薄膜及电气化学溶液。

8.3.2.5　磁性触发式脉冲给药系统

磁性触发式脉冲给药系统由分散于聚合物骨架的药物和磁粒组成，药物的释放速率由外界振荡磁场控制。

参 考 文 献

1 朱盛山主编．药物新剂型．北京：化学工业出版社．2003

2 Hisakadzu Sunada，et al. Powder Technology，2000，122：188

3 罗云等．现代应用药学，1996，13（3）：34

4 龙晓英等．中国药学杂志，1994，29（9）：536

5 张强主编．药剂学．北京：中央广播电视大学出版社，2002

6 陆彬主编．药物新剂型与新技术．北京：人民卫生出版社，1998

7 屠锡德等主编．药剂学．北京：人民卫生出版社，2002

8 崔福德主编．药剂学．北京：中国医药科技出版社，2002

9 砂因久一，夺四胜英，山本惠和．物理药剂学．第4版．东京：广川书店，1999

10 殷恭宽．物理药学．第1版，北京：北京医科大学中国协和医科大学联合出版社，1993

11 毕殿洲主编．药剂学．第4版．北京：人民卫生出版社，1999.448

12 郑俊民．透皮给药新剂型．北京：人民卫生出版社，1997

13 梁秉文．透皮给药制剂．北京：中国医药科技出版社，1992

14 郑俊民．药物透皮吸收新剂型．北京：科学出版社，1990

15 翟红莲，平其能，张立江等．药用聚硅氧烷压敏胶的研究．中国药科大学学报．1992，23：93～95

16 平其能主编．药剂学实验与指导．北京：中国医药科技出版社，1992.164

17 郑俊民．药用高分子材料学．北京：中国医药科技出版社，1984

全国医药高职高专教材可供书目

	书 名	书 号	主 编		主 审		定 价
1	化学制药技术（第二版）	15947	陶 杰		李健雄		32.00
2	生物与化学制药设备	7330	路振山		苏怀德		29.00
3	实用药理基础	5884	张 虹		苏怀德		35.00
4	实用药物化学	5806	王质明		张 雪		32.00
5	实用药物商品知识（第二版）	07508	杨群华		陈一岳		45.00
6	无机化学	5826	许 虹		李文希		25.00
7	现代仪器分析技术	5883	郭景文		林瑞超		28.00
8	中药炮制技术（第二版）	15936	李松涛		孙秀梅		35.00
9	药材商品鉴定技术（第二版）	16324	林 静		李 峰		48.00
10	药品生物检定技术（第二版）	09258	李榆梅		张晓光		28.00
11	药品市场营销学	5897	严 振		林建宁		28.00
12	药品质量管理技术	7151	负亚明		刘铁城		29.00
13	药品质量检测技术综合实训教程	6926	张 虹		苏 勤		30.00
14	中药制药技术综合实训教程	6927	蔡翠芳		朱树民	张能荣	27.00
15	药品营销综合实训教程	6925	周晓明	邱秀荣	张李锁		23.00
16	药物制剂技术	7331	张 劲		刘立津		45.00
17	药物制剂设备（上册）	7208	谢淑俊		路振山		27.00
18	药物制剂设备（下册）	7209	谢淑俊		刘立津		36.00
19	药学微生物基础技术（第二版）	5827	李榆梅		刘德容		28.00
20	药学信息检索技术	8063	周淑琴		苏怀德		20.00
21	药用基础化学（第二版）	15089	戴静波		许莉勇		38.00
22	药用有机化学	7968	陈任宏		伍焜贤		33.00
23	药用植物学（第二版）	15992	徐世义	堰榜琴			39.00
24	医药会计基础与实务（第二版）	08577	邱秀荣		李端生		25.00
25	有机化学	5795	田厚伦		史达清		38.00
26	中药材 GAP 概论	5880	王书林		苏怀德	刘先齐	45.00
27	中药材 GAP 技术	5885	王书林		苏怀德	刘先齐	60.00
28	中药化学实用技术	5800	杨 红		裴妙荣		23.00
29	中药制剂技术（第二版）	16409	张 杰		金兆祥		36.00
30	中医药基础	5886	王满恩		高学敏	钟赣生	40.00
31	实用经济法教程	8355	王静波		潘嘉玮		29.00
32	健身体育	7942	尹士优		张安民		36.00
33	医院与药店药品管理技能（第二版）	19237	杜明华				28.00
34	医药药品经营与管理	9141	孙丽冰		杨自亮		19.00
35	药物新剂型与新技术	9111	刘素梅		王质明		21.00
36	药物制剂知识与技能教材	9075	刘 一		王质明		34.00
37	现代中药制剂检验技术	6085	梁延寿		屠鹏飞		32.00
38	生物制药综合应用技术	07294	李榆梅		张 虹		19.00
39	药物制剂设备（第二版）	15963	路振山		王竞阳		39.80

欲订购上述教材，请联系我社发行部：010-64519689，64518888；责任编辑 陈燕杰 64519363
如果您需要了解详细的信息，欢迎登录我社网站：www.cip.com.cn